动脉粥样硬化与翻译后修饰的蛋白质组学研究进展

姜怡邓　著

吉林大学出版社

·长 春·

图书在版编目（ＣＩＰ）数据

动脉粥样硬化与翻译后修饰的蛋白质组学研究进展／
姜怡邓著.—长春：吉林大学出版社，2021.10
ISBN 978-7-5692-9153-7

Ⅰ.①动…　Ⅱ.①姜…　Ⅲ.①动脉粥样硬化—蛋白质
—基因组—研究　Ⅳ.①R543.5

中国版本图书馆CIP数据核字（2021）第213582号

书　　名　动脉粥样硬化与翻译后修饰的蛋白质组学研究进展
　　　　　DONGMAI ZHOUYANG YINGHUA YU FANYIHOU XIUSHI DE
　　　　　DANBAIZHIZUXUE YANJIU JINZHAN

作　　者　姜怡邓　著
策划编辑　张文涛
责任编辑　姜瑾秋
责任校对　刘守秀
装帧设计　马静静
出版发行　吉林大学出版社
社　　址　长春市人民大街4059号
邮政编码　130021
发行电话　0431-89580028/29/21
网　　址　http://www.jlup.com.cn
电子邮箱　jldxcbs@sina.com
印　　刷　三河市德贤 弘印务有限公司
开　　本　787mm×1092mm　1/16
印　　张　21.5
字　　数　390千字
版　　次　2022年3月　第1版
印　　次　2022年3月　第1次
书　　号　ISBN 978-7-5692-9153-7
定　　价　168.00元

前　言

动脉粥样硬化是心血管系统疾病中最常见的疾病，是冠心病、脑血管病和血栓栓塞性疾病等缺血性心脑血管病的主要病理基础，严重危害人类健康。尽管人们已经从不同层面和不同角度对动脉粥样硬化的病理生理致病机制等多个方面进行过很多研究，但是目前对该疾病的临床治疗却仍然是针对传统的危险因素，如高脂血症和高血压等。在分子水平，动脉粥样硬化是由数百个胞内和胞外蛋白组装后共同改变细胞进程以及重塑血管环境，最终这些蛋白质的变化导致心血管损伤性疾病的发生。由于动脉粥样硬化生物标志物和心血管疾病明显相关，针对动脉粥样硬化生物标志物的研究对心血管疾病的早期预警、早期诊断和个体化治疗具有重要的科学意义。因此，发现动脉粥样硬化疾病新的危险因子，探索该病新的诊断治疗分子靶点，是临床上的迫切需要和亟待解决的重要问题。

近年来研究发现，表观遗传学修饰、细胞周期或分化过程中特异性基因的表达以及蛋白质翻译后修饰等与动脉粥样硬化的发生发展密切相关。蛋白质翻译后修饰是指通过不同的化学基团（如甲基化、磷酸化等）共价加到氨基酸残基上的化学修饰，使蛋白质类型增多，结构更复杂、调控更精确、作用更专一、功能更完善，具有多位点、多种类和可逆性等特点，是蛋白质空间构象、维持活性和稳定性的重要方式。研究证实，蛋白质翻译后修饰对机体生理和病理方面有广泛的调节作用，在病理情况下，蛋白质翻译后修饰靶位点的改变直接与疾病相关。综上所述，如能从动脉粥样硬化患者血清或粥样斑块中寻找出发生蛋白质翻译后修饰靶位点突变的蛋白质作为动脉粥样硬化生物标志物，找到有效的早期风险评估和干预手段，将为动脉粥样硬化的靶向性治疗及潜在的干预靶点提供理论依据。

本书共分为四篇，主要内容涵盖动脉粥样硬化和蛋白质翻译后修饰的研究进展，蛋白质翻译后修饰在动脉粥样硬化中的作用机制研究，以及翻译后修饰蛋白质组研究方法及关键技术。在主要阐述蛋白质翻译后修饰和动脉粥样硬化的基本知识的基础上，结合国内外最新的科研成果，从蛋白质翻译后修饰角度探讨了动脉粥样硬化的发生机制、发展、诊断和治疗等相关工作，为动脉粥样硬化的早期临床诊断、治疗及靶向药物开发提供新思路。本书是在国家卫生健康委员会代谢性心血管疾病研究重点实验室和宁夏血管损伤与修复研究重点实验室完成的，是国家自然科学基金（81870225、81960094、81760139、81960063、81760095和82060090）、宁夏科技厅项目（2020BFH02003、2018BEG02004、2021BEG02033和2021BEG03091）和宁夏自然科学基金（2021AAC02012）的成果，由宁夏医科大学学术著作支持计划资助。

编写团队多年来一直从事心血管疾病的科学研究工作，特别是在动脉粥样硬化的发病机制等工作中具有一定的见解。本书在编写时，我们围绕动脉粥样硬化这一导致心血管疾病的基础性病变，阐述多个蛋白质翻译后修饰在其发病机制中的作用研究，有利于发现不同修饰间的交互影响，阐明翻译后修饰相关的病理生理机制。希望本书的出版能对蛋白质翻译后修饰在动脉粥样硬化中的联合影响和相关机制的科学研究和临床实践带来新启示。

由于作者水平有限，本书难免存在不足之处，敬请广大读者给予指正。

姜怡邓

2021年8月

目　录

第一篇　动脉粥样硬化的研究进展

第一章　动脉粥样硬化的发生与发展　　　5

　　第一节　动脉粥样硬化与细胞外脂质积累　　　5
　　第二节　动脉粥样硬化与免疫细胞聚集　　　7
　　第三节　动脉粥样硬化与血流动力学　　　13
　　第四节　动脉粥样硬化与平滑肌细胞　　　15
　　第五节　动脉粥样硬化与细胞外基质　　　19
　　第六节　动脉粥样硬化与斑块形成　　　24

第二章　影响动脉粥样硬化的分子生物学因素　　　29

　　第一节　同型半胱氨酸　　　29
　　第二节　白细胞介素　　　34
　　第三节　细胞黏附分子　　　39
　　第四节　Toll样受体　　　40
　　第五节　血清高敏C反应蛋白　　　45
　　第六节　血管紧张素Ⅱ　　　47
　　第七节　内皮素-1　　　53

第三章　动脉粥样硬化的防治　　　57

　　第一节　抗动脉粥样硬化治疗的发展　　　57

第二节　防治动脉粥样硬化进展的药物　　　　　　　　　　62

第三节　动脉粥样硬化的疫苗防治策略　　　　　　　　　　70

第四节　基因芯片在防治动脉粥样硬化中的应用　　　　　　76

参考文献　　　　　　　　　　　　　　　　　　　　　　79

第二篇　蛋白质翻译后修饰研究进展

第一章　蛋白质翻译后修饰概论　　　　　　　　　　　89

第一节　蛋白质组学简介　　　　　　　　　　　　　　　　90

第二节　蛋白质翻译后修饰简介　　　　　　　　　　　　　91

第三节　蛋白翻译后修饰的作用　　　　　　　　　　　　　94

第二章　常见的蛋白质翻译后修饰类型及其生物学功能　99

第一节　组蛋白甲基化修饰及其生物学功能　　　　　　　　99

第二节　磷酸化修饰及其生物学功能　　　　　　　　　　　103

第三节　泛素化修饰及其生物学功能　　　　　　　　　　　110

第四节　糖基化修饰及其生物学功能　　　　　　　　　　　117

第五节　亚硝基化修饰及其生物学功能　　　　　　　　　　121

第六节　SUMO化修饰及其生物学功能　　　　　　　　　　125

第七节　琥珀酰化修饰及其生物学功能　　　　　　　　　　128

第八节　其他蛋白质翻译后修饰及其生物学功能　　　　　　129

第三章　翻译后修饰的展望　　　　　　　　　　　　　133

参考文献　　　　　　　　　　　　　　　　　　　　　　137

第三篇　蛋白质翻译后修饰与动脉粥样硬化

第一章　蛋白质SUMO化修饰在动脉粥样硬化中的作用与机制　**145**

第一节　SUMO化修饰　145

第二节　SUMO化修饰在动脉粥样硬化中的作用　148

第三节　SUMO化修饰在治疗动脉粥样硬化中的前景　158

第二章　蛋白质泛素化修饰在动脉粥样硬化中的作用与机制　**161**

第一节　泛素化系统　161

第二节　泛素化修饰在动脉粥样硬化中的作用　162

第三节　泛素化修饰在治疗动脉粥样硬化中的前景　170

第三章　蛋白质磷酸化修饰在动脉粥样硬化中的作用与机制　**171**

第一节　磷酸化修饰　171

第二节　磷酸化酶在动脉粥样硬化中的作用　173

第四章　蛋白质糖基化修饰在动脉粥样硬化中的作用与机制　**199**

第一节　糖基化修饰　199

第二节　糖基化终产物在动脉粥样硬化形成中的作用　208

第三节　抗糖基化终产物疗法的发展和未来展望　213

第五章　S-亚硝基化在动脉粥样硬化中的作用与机制　**217**

第一节　亚硝基化修饰与一氧化氮的关系　218

第二节　亚硝基化修饰在动脉粥样硬化形成中的作用　221

第三节　亚硝基化在动脉粥样硬化中的应用前景　229

第六章 组蛋白甲基化在动脉粥样硬化中的作用与机制 231

第一节 组蛋白甲基化在动脉粥样硬化中的作用 231

第二节 组蛋白甲基化在治疗动脉粥样硬化中的作用 238

第三节 组蛋白甲基化在动脉粥样硬化中的应用前景 240

第七章 组蛋白乙酰化在动脉粥样硬化中的作用与机制 243

第一节 组蛋白乙酰化 243

第二节 组蛋白乙酰化与动脉粥样硬化 244

第三节 组蛋白乙酰化在动脉粥样硬化中的应用前景 249

参考文献 253

第四篇 翻译后修饰蛋白质组研究方法及关键技术

第一章 生物信息学 271

第一节 生物信息学的发展 271

第二节 蛋白质生物信息学数据库和资源 273

第三节 生物信息学的开发和应用 278

第二章 质 谱 285

第一节 概 述 285

第二节 质谱与蛋白质分析 295

第三节 质谱的应用 299

第三章　色　谱　301

第一节　色谱的概念　302
第二节　平面色谱　303
第三节　色谱的分离技术　305

第四章　分子荧光标记法　307

第一节　概　述　307
第二节　分子荧光的选择　312
第三节　展　望　315

第五章　凝集素标记法　319

第一节　凝集素的概念　319
第二节　凝集素微阵列　321

第六章　免疫沉淀法　325

第一节　免疫沉淀技术　325
第二节　染色质免疫沉淀　326

参考文献　329

第一篇

动脉粥样硬化的研究进展

　　心血管疾病是全球人类死亡的主要原因。在我国，随着社会的高速进步和发展，心血管疾病的患病率与死亡率逐年上升，其中，最常见和最严重的是冠状动脉疾病和脑血管疾病。心血管病不仅给个人健康带来了重大的影响，也造成了严重的经济负担。除了高死亡率外，心血管疾病患者往往需要进行长期的药物治疗或者住院治疗，这在一定程度上导致了高昂的医疗成本。近年来，为了更好地了解心血管疾病背后的确切病理生理机制，人们进行了大量的研究。目前，动脉粥样硬化（atherosclerosis，AS）是一种以内膜增厚和斑块形成为特征并主要影响大中型动脉的慢性炎症性疾病，已被确定为心血管疾病的主要潜在病因。

　　我国从开始研究AS的进展到现在已有90多年的历史，最早可以追溯到清朝的中晚期，中国建立了第一所现代意义上的西医医院——博济医院，开启了对AS研究探索的先河。在近代中国，第一次关于AS真正有意义的研究是由Oppenheim F博士完成的，当时尸检在中国还未被广泛接受，他在上海同济医学院病理研究所和宝龙医院对100余例尸检报告进行分析和总结后，于1925年在*The China Medical Journal*杂志上发表了文章《Review of one hundred autopsies of Shanghai Chinese》。1934年，中国AS研究之父林振纲教授在《心冠动脉之硬变及梅毒之病理》和《心梗塞之形成及临床上的意义》的论文中相对系统地阐述了冠状动脉粥样硬化的病因、发病机制、病理分型及临床后果，这是我国学者关于该病最早的认识和研究论文。

　　新中国成立后，中国医学教育与AS的研究迈入新的发展阶段。1957年，胡正详和王德修教授报道了885例中国人群AS的病理研究结果；李健斋教授等开始研究中国人群中AS发病与血液胆固醇之间的关系；王振义教授等开始了对中国AS实验学基础的研究；学者们详细地记录与介绍了苏联科学家关于AS研究的成果，并为其在中国的研究和发展打下了坚实的基础。1958年，新中国第一代临床生化领域和血脂研究的开拓者和奠基人李健斋教授，利用自己建立的方法测定了131例"正常"人和20例AS病人（分为2个亚组：11例冠状动脉病性心脏病组，9例高血压病合并AS组）的血清胆固醇和磷脂含量，分析脂蛋白中的血清胆固醇和磷脂含量分布，并发表了《正常人及动脉硬化患者血清胆固醇与磷脂含量及其在脂蛋白中的分布》，这是第一次关于中国人群血脂水平与AS相关性的研究报告。1959年12月18日到26日，全国心血管疾病学术报告会议在西安召开，这是新中国心血管防治领域的第一次会议。

　　如果说20世纪50年代，中国的AS研究还是星星之火，那么在进入20世纪60

年代后，AS的研究在临床、病理、实验研究和中医学四个方面已有燎原之势。1978年，在北京召开了全国科学大会，中国科技界迎来了春天，AS研究的这棵幼苗，经过新中国成立后30年的风雨，终于茁壮成长起来了。1979年，以中国医学科学院心血管病研究所（阜外医院）吴英恺教授为首，组建成了AS病理普查协作组，进行了较大范围的冠状动脉和主AS病理普查，为掌握中国人群AS的发病状况，提供AS自然分布概况和配合冠心病临床及流行病学人群防治研究的工作，作出了巨大贡献。这也是迄今为止，中国AS研究领域最大的一次科研协作，为全国性学术组织成立和全国性学术会议召开奠定了基础。

进入快速发展的21世纪，AS与其他生命科学领域的研究全面进入了细胞和分子生物学的新发展阶段。无论是基础还是临床，AS的研究在中国都成了热点领域，相关的论文呈现出井喷式的增长。AS在中国的研究呈现出蓬勃发展之势，该领域几乎涉及所有的发病机制学说，如脂质代谢紊乱、炎症反应以及血流动力学异常等，研究层次上从人体试验和动物整体，到细胞和分子，AS的基础和临床研究已成为心血管病研究领域的热点之一。尽管对于AS的研究取得了长足的进步，但是动脉粥样硬化的治疗和预防仍然是对现代医学的挑战。

第一章

动脉粥样硬化的发生与发展

AS是以动脉内膜病变（常发生在动脉壁）为特征，伴有动脉血管壁脂质沉积、单核/巨噬细胞浸润形成血栓的一种慢性炎性疾病，其病因复杂且与吸烟、高胆固醇饮食、高血压、高血糖和高血脂等因素相关，最终导致动脉闭塞、动脉瘤、破裂和钙化等并发症。AS主要累及身体内的大中型动脉（如主动脉、冠状动脉、颈动脉、脑动脉、肾动脉和股动脉等）。正常动脉壁具有外膜、中膜和内膜三层结构。其中，血管壁中层由弹性结缔组织和血管平滑肌细胞组成，其作用是维持动脉壁的弹性和稳定性。血管壁外膜主要由富含神经和小血管的纤维结缔组织构成，其作用是为大动脉提供营养和神经信号。由于血管平滑肌细胞的增殖、中层钙化和结缔组织的堆积，导致血管腔的狭窄、动脉壁的增厚和硬化，最终在内膜中形成AS斑块。探究AS形成的相关机制及影响因素，有助于进一步理解AS，为临床诊疗进一步提供理论基础。

第一节　动脉粥样硬化与细胞外脂质积累

目前，关于AS的起始机制尚未完全阐明，但是随着近年来国内外的研究进展，人们逐渐认识到血脂代谢异常和氧化炎症等状态下导致的动脉内膜下泡沫细胞的形成和聚集，是AS斑块形成的中心环节。

一、动脉粥样硬化与脂蛋白

基质硬度和氧化低密度脂蛋白（ox-LDL）通过调节细胞行为在AS中发挥着重要的作用。低密度脂蛋白（low density lipoprotein，LDL）是人体内主要胆固醇的载体，在这种甾醇脂质的转移和代谢中起着关键作用。LDL胆固醇和载脂蛋白B100（ApoB100，LDL的主要结构蛋白）水平升高与AS心血管事件风险直接相关。引发炎症反应和促进AS发展的关键起始事件是含有脂蛋白的载脂蛋白在动脉壁浸润和保留。动脉损伤后导致内皮功能障碍，促进载脂蛋白B（ApoB）的修饰和单核细胞浸润到内皮下间隙。巨噬细胞内化含有脂蛋白的载脂蛋白，促进泡沫细胞的形成，这是AS脂肪条纹期的标志。巨噬细胞炎症导致氧化应激和细胞因子/趋化因子分泌增强，导致更多的LDL/残余氧化、内皮细胞激活、单核细胞招募和泡沫细胞形成。高密度脂蛋白和内源性载脂蛋白E（ApoE）可预防炎症和氧化应激，并促进胆固醇外流以减少病变的形成。巨噬细胞炎性趋化剂刺激平滑肌细胞的浸润和增殖。平滑肌细胞产生细胞外基质，在斑块、血栓形成因子和血小板之间提供稳定的纤维屏障。未解决的炎症导致易损斑块的形成，其特征为巨噬细胞凋亡增强和凋亡细胞的泡沫化缺陷，导致平滑肌细胞死亡增加，细胞外基质产生减少。令人惊讶的是，天然LDL在体外不会被巨噬细胞吞噬，必须经过修饰才能促进泡沫细胞的形成。氧化修饰将LDL转化为引发炎症反应的致AS颗粒。巨噬细胞摄取和积累氧化修饰LDL（ox-LDL）可启动多种生物活性，可能推动AS病变的发展。

所有含有脂蛋白的载脂蛋白均可致AS，富含甘油三酯的残余脂蛋白可促进AS血栓形成。血栓形成的最初原因是血脂水平升高会直接引起血液黏度和凝血度的增加，打破血管中血液层流的状态，小分子和颗粒易沉积在血管内壁造成内皮细胞的损伤。在高脂条件下，红细胞膜硬度增加，流动能力下降，变形能力减弱，携带和脱氧的能力相对降低，从而使血液黏度增强，导致血液和组织之间的氧交换不足。以上因素的相互作用造成内皮细胞功能损害，使内皮细胞分泌的多种调节因子紊乱，其中内皮素（endothelin，ET）分泌增多和一氧化氮（nitric oxide，NO）分泌减少是内皮细胞功能受损后的主要表现，加剧了脂质过氧化进程。

二、动脉粥样硬化与三磷酸腺苷结合盒转运蛋白A1

　　肝脏的三磷酸腺苷结合盒转运蛋白A1（ATP-binding cassette transporter A1，ABCA1）将脂质转移到脂质缺乏的载脂蛋白A1（lipoprotein A1，ApoA1），在细胞内胆固醇的逆转运（reverse cholesterol transport，RCT）中起着关键作用。在肝脏内，肝外细胞的第一步是用甘油磷脂和胆固醇对ApoA1进行ABCA1脂质化，得到具有确定大小和组成的稳定新生高密度脂蛋白颗粒。这些富含脂质的高密度脂蛋白（high density lipoprotein，HDL）是球状的，含有超过40%的总脂质作为游离胆固醇。据报道，三磷酸腺苷结合盒转运蛋白G1可使HDL脂质化，并有助于成熟高密度脂蛋白颗粒的重塑。肝脏参与了最后一个步骤，在大多数组织表面发现的清道夫受体B1类（scavenger receptor class B1，SCARB1）去除了血浆HDL中的胆固醇，并将其进行分解代谢和排泄。

第二节　　动脉粥样硬化与免疫细胞聚集

　　AS是心血管疾病的主要病因，其机制是脂质和免疫细胞在动脉内膜（动脉内皮层和内弹力层之间）长期积聚，形成斑块，最终斑块破裂的病理过程。天然免疫细胞存在于健康动脉壁上。动脉粥样硬化斑块大量形成时，固有免疫细胞将会越来越多，此时炎症反应也越来越强。虽然T细胞不如天然免疫细胞丰富，但它们也能进入动脉内膜，调节天然免疫细胞、内皮细胞和平滑肌细胞的功能。在白细胞不断形成的介质作用下，介质中的平滑肌细胞可向内膜迁移，导致炎症部位的肿胀，最终形成了AS斑块。

一、动脉粥样硬化与白细胞

在AS发生初期，大量巨噬细胞和T细胞通过内皮层进入血管壁，这个过程包括白细胞的黏附及迁移两个过程。

在白细胞黏附及迁移的过程中，促炎因子激活存在于内皮细胞中的核因子（nuclear factor κB，NF-κB），使得内皮细胞分泌和表达大量白细胞黏附因子，最终导致白细胞与内皮细胞的黏附为第一过程。内皮细胞表达的主要黏附分子包括E-选择素和免疫球蛋白样黏附因子，例如细胞间黏附因子-1（ICAM-1）和血管细胞黏附分子-1（VCAM-1）。此外，其他促炎分子（如溶血卵磷脂及一些氧化磷脂等）也可以诱导白细胞与内皮细胞的黏附。高胆固醇血症可以促进动脉中VCAM-1的表达，原因是高血压引起血流紊乱，激活ICAM-1的反应元件，进而使得ICAM-1表达升高。因此，ICAM-1和VCAM-1可以被当作是形成AS的主要危险因素，其功能主要是促进白细胞的黏附过程。第二个过程主要是产生于内膜下层的趋化因子促进白细胞由内皮层向内膜下迁移。

二、动脉粥样硬化与单核细胞/巨噬细胞

在AS发生发展过程中存在各种免疫细胞，其中最重要的免疫细胞是单核细胞/巨噬细胞，其主要通过促进炎症、脂质沉积和斑块破裂在AS的发生和发展中发挥重要作用。在AS的早期病变中，单核细胞被募集到局部组织，然后立即分化为巨噬细胞，巨噬细胞可以在许多方面促进AS病变的进展。

一般认为斑块中有两种来源的巨噬细胞。第一种是血管原位巨噬细胞，连同血管原位树突状细胞——DC细胞，称为吞噬细胞，形成第一层血管防御系统，防御病原体入侵和非自身物质的摄入。第二类是来源于Ly6chi单核细胞的巨噬细胞，在内皮损伤和炎症发生后，由一系列释放的细胞因子募集而来。这两种细胞（血管原位和单核分化）都可以吞噬低密度脂蛋白胆固醇，从而形成富含胞内脂滴的泡沫细胞，但后者也有一些无泡沫的CCR2$^+$巨噬细胞，可表达白细胞介素-1β（interleukin-1β，IL-1β）等促炎因子参与炎症反应。除了ox-LDL外，巨噬细胞还有清除细胞碎片的功能，当巨噬细胞识别到特异性"自噬"信号将会吞

噬凋亡细胞，也称为细胞掩埋。当凋亡细胞被清除之后，巨噬细胞会呈现抗炎表型。许多研究也证实，如果缺乏识别凋亡细胞的受体，如MerTK、C1qA和T细胞免疫球蛋白黏蛋白-3，血管斑块更容易发生，而输注凋亡细胞或含有磷脂酰丝氨酸的脂质体将延缓疾病的进展。巨噬细胞除了参与脂质代谢和清除动脉壁细胞碎片外，还参与局部免疫反应的调节。巨噬细胞可以产生大量的模式识别受体，这些受体会识别斑块中与病原体相关和损伤相关的分子，然后巨噬细胞被激活并产生促炎因子（如TLR4等），这是由于ox-LDL的识别引起的。在同一斑块区域，巨噬细胞的表型明显不同。促炎巨噬细胞主要分布于斑块易破裂和坏死的脂肪核部位，抗炎巨噬细胞主要分布于动脉外膜。近年来，单细胞RNA测序或流式细胞术可以更好地了解AS斑块中巨噬细胞的异质性。最近的两项研究发现，动脉粥样硬化斑块中有11～13种不同的白细胞群。发现AS病变中存在两组不同的巨噬细胞，它们是否表达淋巴管内皮透明质酸受体（LYVE-1）是不同的。研究还发现，第三组不同于原位巨噬细胞和炎性巨噬细胞的巨噬细胞高度表达髓样激活受体2（TREM2）。TREM2与清除有害组织碎片和识别脂蛋白有关。TREM2hi巨噬细胞也高表达与脂质代谢相关的基因，推测TREM2功能的丧失可能加重动脉粥样硬化的进展。

此外，近期有关AS病变的巨噬细胞增殖和动力学的研究表明，除单核细胞的募集外，巨噬细胞的增殖也对AS病变的进展有重要影响。有关巨噬细胞增殖在AS病变中的证据，以前在人类和兔子AS病变晚期中已经观察到，但事实上，这一过程开始于早期病变，并且可以增加单核细胞的募集。为证实巨噬细胞增殖相对于单核细胞内流的重要性，通过皮下植入渗透泵，使循环细胞进入伴侣组织，并在体内连续输送胸腺嘧啶核苷类似物BrdU的parabiosis程序，证明在晚期AS中，巨噬细胞的周转主要取决于局部巨噬细胞的增殖，而不是循环单核细胞的募集。相反，在早期病变（主要由富含脂质的巨噬细胞组成）中，单核细胞的募集和巨噬细胞的增殖都有助于AS病变的发展。这些数据突出了AS慢性炎症的复杂性，并表明在AS的形成过程中，单核细胞停止分化，而巨噬细胞进行增殖。

随着时间的推移，AS斑块的面积增加，但是主动脉根部的巨噬细胞并没有明显的增加，这表明导致细胞丢失的过程抵消了巨噬细胞的增殖过程。与早期病变不同，内膜巨噬细胞的丰度随着时间的推移而增加，在晚期病变中，巨噬细胞的数量保持不变，甚至减少。晚期病变主要是由于基质的增加而生长，有坏死细胞碎片和营养不良钙化的沉积和脱细胞区域。在高脂高胆固醇膳食后，也可以在人类体内发现含有细胞质脂滴的单核细胞，但细胞内脂质的程度相对于小鼠要低得多。高脂血症对循环单核细胞的全身作用，可促进单核细胞向AS病变的募集。其他全身效应，如生长因子和细胞因子的生成，可能会影响到病变中巨噬细胞的增殖、存活和极化。

三、动脉粥样硬化与T淋巴细胞

AS发展过程中产生泡沫细胞的来源有很多，如树突状细胞和巨噬细胞等。但只有非泡沫DC和共刺激分子表达主要的组织相容性复合体Ⅱ和共刺激分子。巨噬细胞具有抗原递呈功能，递呈的抗原通过激活T细胞，触发炎症级联反应。因此，T淋巴细胞通过促进慢性炎症环境和介导免疫损伤参与AS纤维帽和斑块的形成和主动脉瓣钙化。

具体来说，T细胞可分为四个亚群，其中Th是主要的T细胞类型，而Th2、Th17和调节性T细胞（Treg）的数量相对较少，但Treg可见于斑块发育的各个阶段。这些不同类型的T细胞分泌不同类别的细胞因子，从而将会产生不同的生物学效应，最终形成斑块发生发展的复杂调控机制。在AS病变发展的早期，T淋巴细胞可以通过巨噬细胞和（或）平滑肌细胞，分泌促炎因子；活化的内皮细胞可以上调黏附分子的表达，如凝集素、VCAM-1和ICAM-1，通过这些黏附分子，T淋巴细胞黏附到内皮细胞并渗透到血管组织中。在晚期病变进展中，T淋巴细胞向斑块组织的浸润随着新血管生成而增加，细胞毒性T细胞诱导靶细胞凋亡，支持组织重塑和不稳定。然而，激活不同类型T细胞所需的细胞类型和微环境因素有待进一步研究。

四、动脉粥样硬化与嗜中性粒细胞

嗜中性粒细胞活化和血小板–嗜中性粒细胞在AS中的相互作用，嗜中性粒细胞在AS的不同病理生理过程中起作用。它们支持早期AS病变的发展，但也与斑块破裂的特征有关。斑块破裂时，嗜中性粒细胞与血小板一起在损伤部位迅速积聚，并可诱导和增强血小板活化和凝血。值得注意的是，中性粒细胞也是心肌梗死患者动脉血栓中最丰富的白细胞亚群。中性粒细胞受到炎症细胞因子，如IL-1β或肿瘤坏死因子-α（tumor necrosis factor-α，TNF-α）的刺激，AS在血浆中升高。活化的中性粒细胞在其表面表达黏附分子，促进与血小板和内皮的结合。反之，活化的血小板在其表面膜上也表达黏附分子，如P-选择素，其主要作用是介导与中性粒细胞的相互作用。因此，嗜中性粒细胞激活以及中性粒细胞与血小板的连续相互作用机制有助于血栓炎症和动脉血栓形成，因此，提出了一个潜在的治疗靶点。黏附分子（如P-选择素和P-选择素糖蛋白配体1以及糖蛋白Ⅰb和巨噬细胞-1抗原）通过介导细胞相互作用和细胞内信号转导影响血小板与中性粒细胞相互作用。可溶性介质的释放以及血小板和中性粒细胞之间的直接信号传导促进它们的相互激活作用，中性粒细胞释放组织因子和趋化因子，进而在AS血栓形成中发挥血栓前作用。同时，研究表明，嗜中性粒细胞扫描活化的血小板，并促进它们募集到发炎或受损的血管壁，从而引发和促进炎症。因此，循环血小板-中性粒细胞聚集物代AS血栓事件的独立预测因子并不令人惊讶。然而，尚不清楚这些聚集物是否为AS病变发展过程中全身炎症的结果。在分子水平上，血小板-中性粒细胞相互作用导致相互激活。几项研究描述了血小板如何影响白细胞功能和募集。血小板具有一系列细胞因子和趋化因子，如CCL5（RANTES）和CXCL7，它们储存在颗粒（主要是α-颗粒）中，不仅能够募集，而且能够激活中性粒细胞。此外，血小板衍生的微粒和胞外囊泡可以运输和提供中性粒细胞激活分子。在缺血再灌注损伤后，死亡的血小板碎片促进了中性粒细胞的聚集。急性动脉粥样硬化性血栓形成中的抗血小板治疗有效地抑制了血小板聚集，并且抑制血小板活化减少了中性粒细胞活化物质从α-颗粒中的释放。在急性肺损伤的小鼠模型中，血小板-中性粒细胞相互作用起着关键的作用，血小板减少以及阿司匹林治疗减少了中性粒细胞的浸润并提供了保护作用。最近在急性呼吸窘迫综合征的人类模型中证实了这一方面。由于上述相互作用，中性粒细胞对血小板的影响较小。活化的中性粒细胞可以通过胞吐作用释放抗菌分子、吞噬微生物（在细胞内被活性氧和抗菌蛋白破坏）和形成中性粒细胞胞外陷阱（NETs）来对抗微生物。这些机制可以影响AS血栓形成的不同方面，包括血小板功能。白细胞来源的血小板激活剂可能是特异性靶向治疗动脉粥样硬化血栓形成的一种替代方法，并可能减少出血等不良反应。

五、树突状细胞

树突状细胞也是AS早期斑块形成过程中泡沫细胞的来源之一。与巨噬细胞相似，有两种DC参与动脉粥样硬化的进展。首先是对Flt3的经典依赖，对$CD103^+CD11b^-$树突状细胞的研究发现，这些细胞具有限制炎症和动脉粥样硬化进展的能力，这些细胞可能属于血管原位DC，并参与泡沫细胞的形成。其次是$CD14^+$、$CD11b^+$和$DCSIGN^+$树突状细胞，它依赖于单核细胞分化产生的M-CSF，这种DC在AS过程中数量较多，可能与促进AS有关。在未来，更多的特异性标记物（如经典的树突状细胞特异性转录因子Zbtb46）和新技术将帮助研究人员在AS斑块中发现更多的树突状细胞和巨噬细胞亚群。

六、其他免疫细胞

在AS斑块中可以发现B细胞，完全敲除B细胞可导致斑块的进展，但后来发现不同的B细胞亚群对斑块的形成有不同的影响。斑块中的B细胞主要分为三种亚型，其中，B1a细胞通过分泌IgM阻断血管壁脂质核的形成，调节性B细胞（Breg）分泌IL-10和TGF-β，将会抑制动脉粥样硬化的发展，B2细胞通过介导对氧化型低密度脂蛋白胆固醇的抗体反应和激活T细胞，将会在AS的发展中发挥作用。在AS中，中性粒细胞、自然杀伤细胞和肥大细胞等其他天然免疫细胞较少见，它们的作用是不同的，例如，肥大细胞与纤维帽变薄有关，与自然杀伤细胞不同的是，自然杀伤T细胞具有双向作用。在病变早期可能起到促进AS的作用，而在病变后期分泌IL-10可限制AS的发展。

第三节　动脉粥样硬化与血流动力学

研究表明，在血流分流处的部分动脉近端易出现AS。同时，在心脏病以及细胞老化的血管壁中也观察到层流中湍流的形成和AS斑块的聚集，这可能是细胞对机械应力的复杂和自我持续反应的最终结果。

一、血管内皮细胞的形态、功能与血流剪切应力

血管内皮细胞的形态、功能受到血流剪切应力的作用，使内皮损伤和修复失衡，从而诱发AS斑块。内皮细胞在AS好发部位同时承受层流和湍流，产生相对降低的剪切应力。内皮细胞可通过不同的机制对剪切应力的变化进行反应，将力传递至皮质细胞骨架，并可能调节离子通道或G蛋白偶联受体，产生基因表达的变化。体外实验表明，层流剪切应力可以增强抗AS基因的表达，包括超氧化物歧化酶（SOD）和一氧化氮合酶（NOS）的形成。

内皮细胞将血流的摩擦力（流体剪切力）转化为生化信号，通过特殊的机制和途径调节基因表达和细胞行为。这些途径在发育过程中以及出生后和成年生活中塑造血管系统，以优化向组织的流动。但是，同样的途径也会导致AS和血管畸形。相比之下，即使在控制条件下，平均剪切应力较低且易发生复杂方向变化的动脉区域也表现出较低的慢性炎症，例如在未发生AS的野生型小鼠中就曾观察到这样的现象。这种与低流量、受干扰的血流相关的"灌注"状态不是严重炎症，而是使内皮更容易受到高低密度脂蛋白胆固醇和高血糖等风险因素的影响。这些效应已经在许多体外研究中得到证实，表明低或振荡剪切应力不能诱导内皮细胞在流动方向上排列，并适度激活多种炎症事件，包括通透性增加、活性氧产生、NF-κB活性以及募集白细胞的受体和细胞因子的表达。

二、低剪切应力或振荡剪切应力的炎症效应

平均剪切应力较低且易发生复杂方向变化的动脉区域表现出较低的慢性炎症，这种预先存在的状态使内皮细胞对其他炎症介质的作用敏感。这些结果与表明体内疾病风险与低流量区域和各种流量干扰指标相关的研究一致，对AS的易感性也与内皮细胞不能沿流向排列相关，这一发现通常归因于低剪切和（或）振荡剪切。然而，最近有学者提出，在动物模型中，横向流动（即与血管轴成90°方向的流动）在一系列条件下显示出与斑块形成的最佳相关性。这一体内结果与一项体外研究非常吻合，该研究表明垂直于内皮细胞形态和细胞骨架轴的流动激活了炎症途径，而平行的流动是抗炎的。低剪切应力或振荡剪切应力的炎症效应可以通过细胞在这些条件下不能排列来合理化说明，因此，即使单向流动也将对一小部分细胞群产生横向分量。这个想法很好地符合了单向层流剪切最初激活炎症途径的观察，但是这些途径在后来随着细胞排列和抗炎途径占主导地位而被渐渐忽视。目前，关于这些效应的机制尚不清楚，但研究者发现，NADPH氧化酶复合物响应流动产生活性氧需要血管内皮钙黏蛋白（VE-Ca）通过极性蛋白PAR3与氧化酶复合物结合来实现。细胞体内排列和AS之间的联系在关于$CCl_4^{-/-}$小鼠的研究结果中得到了支持，表明内皮细胞在流动中不能排列；并且，在高胆固醇血症的背景下，这些小鼠通常受到保护的层流区域显示损伤，AS的发病率增加。此外，最近的一项研究表明，在这个过程中有多个微小核糖核酸的参与，流动模式、微小核糖核酸和脂质代谢之间的联系来自对胆固醇调节转录因子甾醇调节元件结合蛋白2（SREBP2）的研究。血流紊乱激活SREBP2（细胞胆固醇含量无变化），后者介导NRLP3炎症体的激活。该途径的激活导致白介素-1β（IL-1β）的产生，IL-1β作为AS的重要促成因素，目前在临床试验中得到了广泛的关注。

正常的内皮基底膜主要由层粘连蛋白、Ⅳ型胶原和其他蛋白聚糖和糖蛋白组成。流量依赖性重塑和萌芽血管生成都需要这种细胞外基质的蛋白水解和纤维连接蛋白基质的组装。纤维连接蛋白也在正常成年小鼠AS区域的内皮下积聚，与炎症共定位标记，例如，ICAM-1或VCAM-1。体外机制研究表明，纤连蛋白控制多种炎症介质对血流紊乱的反应以及氧化低密度脂蛋白（AS中另一种重要的炎症介质）的激活。动物研究证实了纤连蛋白在AS中的重要性，表明减少血管壁纤连蛋白的基因操作减少了斑块负荷。因此，AS可能被视为一种永不消退的流量依赖性重塑（见图1-1）。

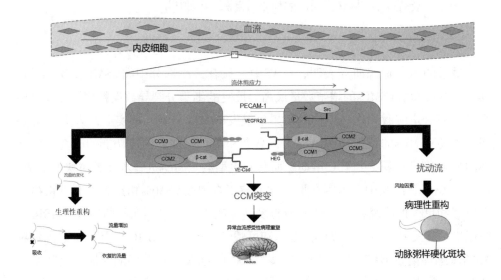

图1-1　生理和病理血管重构中的流体剪应力传感

　　注：流体剪切应力（FSS）作用于机械传感器，包括由PECAM-1、VEGFRs和VE-cadherin（VE-Cad）组成的动力感觉传导复合物，后者也与CCM复合物（包括CCM1、CCM2和CCM3）相连；左：由于生长或运动引起的流量变化，导致与设定点的持续偏差，导致流量依赖通路的激活状态发生变化，从而介导生理重塑以恢复正常的剪应力水平；中：CCM基因的突变导致异常的血流传感和病理重塑，随后形成异常的低流量血管；右：扰动流的区域，存在系统性危险因素，导致病理性重塑形成动脉粥样硬化斑块。

第四节　动脉粥样硬化与平滑肌细胞

　　血管平滑肌细胞（vascular smooth muscle cells，VSMCs）是AS斑块的主要细胞成分，主要通过从收缩表型到合成表型的表型转换在内膜中积累，随后从介质中迁移和增殖参与AS的发生发展。

一、AS病变中VSMCs的起源和可塑性

最近的谱系追踪研究表明，在AS中，只有一小部分中间VSMCs广泛增殖，其中，纤维帽状VSMCs的增殖数量最高。反复的细胞分裂导致端粒缩短和复制性衰老，而氧化应激和DNA损伤的积累也触发VSMCs衰老。事实上，人类晚期AS病变中的VSMCs的特征是DNA损伤、衰老和凋亡增加。内皮功能的改变、白细胞的募集和积累多发生于AS早期，而胚胎表型的VSMCs进一步促进斑块的形成、加重。AS血管内膜中VSMCs在形态学上与正常内膜VSMCs相比，含有更粗糙的内质网和更少的收缩纤维。随着细胞复制和凋亡，VSMCs在不断增长的AS斑块中积累。有关AS病变中VSMCs的起源和可塑性观点中，VSMCs的胚胎学起源及对AS的敏感性谱系追踪研究已经被证实，VSMCs起源于几个多能前体，冠状血管平滑肌细胞由心外膜产生，而降主动脉主要来源于体细胞前体。

不同VSMCs起源之间的这些差异会影响血管疾病的发展，包括AS。基于胚胎起源，VSMCs对系统性风险因素的易感性可能存在基础差异，尽管局部血管血流动力学和结构因素似乎仍可能在确定斑块发展的精确模式中起主要作用。例如，高脂喂养ApoE的动脉粥样硬化抵抗胸主动脉与AS倾向的主动脉弓相比，小鼠具有更高的一系列同源盒（Hox）基因的表达，HoxA9与核因子κB之间具有相互抑制作用。由此，我们从产生的NF-κB活动中，定义了一个可能的调节机制，然而这一关键的炎症调节剂却在AS。在体外人胚胎干细胞衍生模型中，研究者发现Hox基因表达也存在差异，HoxA9存在于胸主动脉相对应的近轴中胚层VSMCs中，它的表达较高，在与其相对应的神经外胚层VSMCs中表达较低。因此，AS的敏感性或抵抗力似乎在一定程度上与发育规划有关。

目前的挑战是进一步确定VSMCs的特性区域，如何通过转录和表观遗传的机制，以确定哪些发育特征保存在成人血管中，以及这些机制如何定义位置同一性可能调节AS的发展。

Sirtuin 6（SIRT6）是第三类组蛋白去乙酰化酶Sirtuin家族的成员，也是少数主要位于细胞核的Sirtuin之一。Sirtuins具有导致全局转录改变的染色质重塑活性，但也可以直接修饰非组蛋白底物。SIRT6主要通过去乙酰化其靶基因启动子区的组蛋白来发挥作用，包括那些调节DNA损伤、端粒维持、凋亡、炎症、衰老和葡萄糖以及脂质代谢的途径，所有这些都是AS形成过程中调节的关键途径。SIRT6多态性也与AS的增加有关，但是SIRT6对AS的任何保护作用的潜在机制，

以及VSMCs中SIRT6的表达或功能是否对人类AS进行破坏尚不清楚。因此，人们开始研究VSMCs中SIRT6的表达、作用、调节和下游结果，VSMCs特异性过度表达的SIRT6对小鼠AS的影响，以及它们对其脱乙酰酶活性的依赖性。研究者发现了一种新的未被认识的作用，即通过防止端粒损伤来保护VSMCs免受衰老，而端粒损伤需要其脱乙酰酶功能，这突出了SIRT6在AS中的治疗潜力。SIRT6蛋白表达在人和小鼠AS的VSMCs中以及复制和棕榈酸诱导的衰老中降低。总之，研究结果阐明了SIRT6在VSMCs衰老和AS中的一个新的、重要的和未被认识的作用，并确定SIRT6是其关键的调节因子，其表达在AS斑块中的VSMCs中也降低。SIRT6的脱乙酰酶活性对其抗衰老和端粒维持功能至关重要。在VSMCs中恢复SIRT6水平可防止AS、斑块细胞衰老和炎症，并保持斑块稳定性，揭示了SIRT6在AS中的治疗潜力。

二、血管平滑肌细胞在动脉介质中的表型切换过程

在AS发生过程中，VSMCs在正常动脉介质中的表型切换过程中表达一系列平滑肌细胞标记，长期以来，这种表型转换被认为是AS发生的重要特征，它产生一种促AS的VSMCs表型。然而，目前仍然缺乏直接防止表型转换的介入研究。最新研究表明，VSMCs特异性条件敲除Krüppel样因子4（Krüppel-like factor 4，KLF4），不能阻止VSMCs表型的切换，但随着纤维帽面积的不断增加，斑块明显缩小，这可作为斑块稳定性增加的评价指标。更有趣的是，KLF4基因的敲除并没有改变VSMCs的总体数量，反而减少了VSMCs衍生的巨噬细胞样细胞和间充质干细胞样细胞的数量，这表明KLF4有调节向巨噬细胞表型转变的潜能（见图1-2）。

VSMCs在胆固醇暴露时去分化并启动巨噬细胞标记物的表达，这种表型转换依赖于KLF4。研究胆固醇诱导VSMCs表型转换的分子途径发现，接触游离胆固醇后，VSMCs降低收缩标记物的表达，激活KLF4，并上调巨噬细胞和成纤维细胞标记物的亚群，这是VSMCs在AS斑块形成时的重要特征。这些表型变化与内质网展开非折叠蛋白反应（unfolded protein response，UPR）、蛋白激酶R样内质网激酶（protein kinase R–like ER kinase，PERK）、肌醇需要酶1α（inositol–requiring enzyme 1α，IRE1α）和激活转录因子（recombinant activating transcription fator，

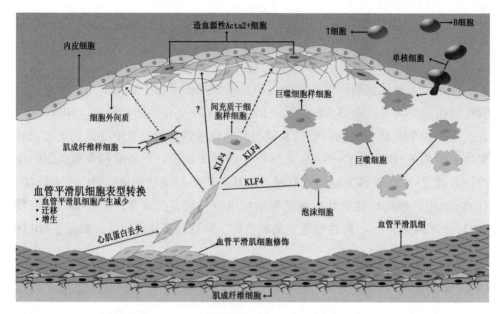

图1-2　血管平滑肌细胞、巨噬细胞等细胞在晚期动脉粥样硬化病变中的

衍生物的身份和起源的示意图

注：实线说明了已知的导致病变细胞的途径，而带"？"的虚线表示动物模型或人类尚未直接验证的假定途径；KLF4表示Krüppel样因子4。

ATF）3个通路的激活有关。阻断胆固醇从质膜到内质网的移动可以阻止游离胆固醇诱导的UPR、KLF4的激活以及大多数巨噬细胞和成纤维细胞标记物的上调。胆固醇诱导的表型转换也可以通过整体UPR抑制或特异性抑制PERK信号来阻止。暴露于化学UPR诱剂、衣霉素和内质网应激诱导剂（thapsigargin），足以诱导这些相同的表型转变。最后，对高脂血症小鼠AS斑块形成过程中发表的单细胞RNA测序数据进行分析，进一步提供了UPR激活在被调节的VSMCs作用中的初步体内证据。实验数据表明，UPR对于驱动VSMCs向类似于AS斑块中被调节的VSMCs的细胞表型转换是必要和充分的。在高脂血症小鼠中，阻止UPR可减轻AS斑块形成，数据表明，阻止VSMCs向表达巨噬细胞和成纤维细胞标记物的去分化细胞过渡有助于减轻AS斑块形成。

虽然目前只关注到VSMCs中调节表型的信号切换，但VSMCs可在定义的细胞-细胞接触处合成并嵌入相互分离的细胞外基质（extracellular matrix，ECM）中。传统观点认为，ECM可抑制表型的切换，使VSMCs处于收缩的状态，对有丝分裂原反应影响较小。相反，ECM、弹性蛋白或胶原的分解，例如巨噬细胞和

VSMCs释放的基质金属蛋白酶的分解，可促进表型转换和细胞增殖、迁移。然而，ECM对VSMCs的实际影响可能更加复杂。

第五节 动脉粥样硬化与细胞外基质

细胞外基质（extracellular matrix，ECM）是人体的重要组成部分，负责各种器官的正常功能。ECM的改变与多种心血管疾病的发病机制有关，包括AS、再狭窄和心力衰竭。基质成分，如胶原和非胶原蛋白，影响血管细胞的功能和活性，特别是VSMCs和巨噬细胞。基质蛋白已被证明与AS并发症的发展有关，如斑块破裂、动脉瘤形成和钙化。

AS引起血管及各血管层的ECM的改变，ECM稳态的改变对炎症反应、VSMCs的增殖和迁移、新内膜的形成和动脉粥样硬化中的血管纤维化具有显著的调节作用。在AS斑块中，ECM占有大部分体积。AS斑块聚集的ECM大分子包括间质胶原Ⅰ型和Ⅲ型（ColⅠ、ColⅢ）以及蛋白多糖。血小板衍生生长因子（PDGF）、TGF-β（血小板颗粒的成分）刺激VSMCs产生过量胶原。ECM分子生物在合成同时被催化分解，如基质金属蛋白酶（MMPs）。VSMCs通过致密的ECM渗入内膜，ECM大分子的溶解有助于VSMCs的迁移。ECM分解也可能在与病变同时发生的动脉重塑中起作用，尤其是Ⅰ型和Ⅲ型胶原增生显著。氨基多糖是以1个及以上葡糖胺聚糖链共价结合在多肽链上为特征，主要调节细胞的生长、分化与胶原的形成，又称为"葡糖胺聚糖"，它包含透明质酸、硫酸乙酰肝素和硫酸软骨素等。动脉壁硫酸软骨素蛋白多糖（CSPG）含量与结构的变化是AS的基础之一，CSPG在动脉壁的聚集及其与脂蛋白的结合是导致脂质在动脉内沉积并促进早期AS形成的重要因素。弹性纤维是由弹性蛋白构成的，具有维持血管韧性、介导VSMCs迁移和调控细胞质内游离Ca^{2+}浓度的功能。在AS过程中，弹力蛋白可能通过特定的蛋白水解酶被分解，分解后引起血管机械特性的改变和血管壁的重构，这是形成AS的关键。

随着年龄的增长，内膜结构发生变化，VSMCs从中膜向内膜迁移，形成多层膜。在这个阶段，VSMCs的迁移和增殖不会引起内膜的病理改变。血管内膜的多层化被认为是AS发展过程中的一个重要阶段，但实际上AS斑块的形成只是局部性的，这是由于各种过程的相互作用，包括炎性细胞和侵袭性炎症细胞。中膜由产生ECM的多层平滑肌细胞组成，这层细胞通常不包含微血管。在AS的发展过程中，来自外膜或管腔的微血管可穿透增厚的中膜提供营养和氧合。一些理论认为，这些营养血管的内皮功能障碍可能是导致冠状AS的重要原因。外膜包含成纤维细胞、祖细胞、免疫细胞、微血管和肾上腺素能神经。炎症细胞浸润到外膜的程度，可导致三级淋巴器官的形成，与AS斑块的严重程度相关。冠状动脉被血管周围的脂肪组织包围，这些脂肪组织也参与AS过程。

一、基质金属蛋白酶与细胞外基质

ECM蛋白通过向基质金属蛋白酶（matrix metalloproteinases，MMPs）反馈信号控制ECM重构，而MMPs是正常和病理条件下ECM重构的关键角色。MMPs的产生与炎症反应的发生密切相关，并在AS的不同阶段发生显著变化。事实上，血液循环中MMPs的水平可能有助于评估AS炎症活动和预测心血管风险。ECM的变化与几种心血管疾病的发病机制有关，包括AS、再狭窄和心力衰竭。MMPs是正常和病理条件下ECM重塑的关键因素。例如，MMPs在梗死后心肌修复中具有重要作用，而炎症诱导的MMPs过度激活有助于AS的发病机制。最近对MMPs作用的研究证明，它们在ECM重塑过程中非常重要，并有可能作为诊断和治疗的工具。

MMPs是超过25种潜在的锌和钙依赖性酶的家族，MMPs被激活时，会在许多疾病中负责ECM的降解。MMPs对多种ECM成分表现出重叠活性。MMPs可分为六类：胶原酶（即MMP-1、MMP-8和MMP-13）、明胶酶（MMP-2和MMP-9）、基质溶解素/基质分解素（如MMP-3和MMP-7）、膜型金属蛋白酶（如MMP-14、MMP-15、MMP-16和MMP-17）以及锌和钙依赖性内肽酶（如MMP-20）。通常，它们作为非活性酶原从细胞中分泌。一个酶原分子可以分成三个基本结构域：分子的氮末端前肽、催化域和碳末端部分。MPs的潜伏期由半胱氨酸键连接的前肽结构域维持，锌-半胱氨酸的水解释放前肽并暴露母体基质金属蛋白酶分子上的酶位点。MMPs的活性可以被内源性组织抑制剂（TIMPs）抑制，这是调节正常结缔组织代谢所必需的。TIMP-1由包括系膜细胞和巨噬细胞在内的大多数结缔组织细胞合成。TIMP-2与TIMP-1仅有42%的氨基酸同源性，但具有相似的MMPs抑制活性。TIMP-1可被细胞因子和生长因子高度诱导，而TIMP-2的表达与MMP-2的表达模式非常相似。TIMP-3与TIMP-1仅具有37%的序列同源性，主要定位于细胞外基质。TIMP-4是心脏中的主要TIMP，在心肌梗死、心力衰竭和心肌病等过程中起重要作用。TIMP-3与众不同，它对几种adamalysin金属蛋白酶（ADAMs）也有显著的亲和力，并与细胞外基质有强结合，可将其定位于细胞周围区域。单个MMP不是单独作用，而是与其他细胞外和细胞表面蛋白酶协同作用。例如，丝氨酸蛋白酶、纤溶酶可以激活许多分泌型MMPs的前体，而MMP-2的激活选择性地涉及膜型MMPs。

MMPs活性的调节涉及多种机制，其表达也受多种因素控制，如TGF-β、糖皮质激素和视黄酸等。如果组织在生理或病理条件下被重塑，MMPs的基因表达受到刺激。基因表达也受到细胞外基质-细胞和细胞-细胞相互作用的影响。例如，一种刺激MMPs产生的糖蛋白细胞外基质金属蛋白酶诱导剂首次在人肿瘤细胞表面被发现。应该提到的是，在细胞外空间中有一定储备的非活性基质金属蛋白酶与细胞外基质的各种成分结合。例如，MMP-2结合到含有弹性蛋白的ECM结构上；MMP-3结合到基底膜上，偶尔结合到胶原纤维上；MMP-13结合到蛋白聚糖、胶原和弹性蛋白上。膜型MMPs通过跨膜域或糖磷酸肌醇锚直接附着，而间接机制将其他MMPs限制在细胞周域上，包括MMP-1结合到α2整合素亚单位或细胞外基质金属蛋白酶诱导剂上，以及活性基质金属蛋白酶-2结合到αvβ3整合素前体上。

二、细胞因子对细胞外基质的影响

细胞因子和生长因子激活信号转导级联，触发细胞骨架的重塑并促进细胞对ECM的黏附。在AS形成过程中，VSMCs从介质向动脉内膜的迁移及其增殖受可溶性生长因子/化学诱导剂和与ECM的相互作用的调节，如IL-1β、TNF-α和干扰素-γ（IFN-γ）刺激表面VSMCs受体α和β整合素的表达，该整合素结合纤维连接蛋白（一种基质成分）。VSMCs的细胞因子激活可以增加MMPs从非活性酶原向活性酶的转化。组成型和细胞因子诱导的MMPs都能消化血管ECM的所有主要成分。此外，因为细胞因子增加MMPs的产生，而不会明显影响MMPs的合成，所以局部分泌的细胞因子可能会打破MMPs活性的区域平衡，有利于细胞外基质的降解。对AS动物模型的研究表明，AS斑块内的MMPs活性增加。Galis等用IL-1（或TNF-α）和血小板衍生因子BB（PDGF-BB）处理培养的兔VSMCs，模拟AS斑块的体内环境。这导致能够降解所有基质成分的VSMCs对MMP-1、MMP-3和MMP-9的合成增强。白介素-13（IL-13）是一种促炎细胞因子，是MMP-2、MMP-9、MMP-12、MMP-13和MMP-14产生的有效刺激因子。在与血管壁细胞因子局部释放相关的病理条件下，血管MMPs的局部表达增强可能有助于血管MMPs的迁移以及斑块破裂的基质的弱化。炎症刺激，如CD40-CD40配体相互作用也刺激VSMCs产生MMPs。

AS被广泛认为是由T细胞驱动的动脉壁慢性炎症疾病。在AS斑块中，免疫反应偏向TH1型反应，而TH1型反应不仅通过产生促炎细胞因子，而且通过调节B细胞功能和抗体产生来影响AS的发展。细胞因子诱导的MMPs表达的调节可能是复杂的。例如，TH1和TH2细胞因子，如IFN-γ和IL-4都可以根据实验条件诱导或抑制特定MMPs的表达。IFN-γ诱导人黑色素瘤细胞释放MMP-9，但抑制鼠和人巨噬细胞产生MMP-9和MMP-12。此外，TH2细胞因子，如白细胞介素-4（IL-4）和白细胞介素-10（IL-10）抑制人巨噬细胞产生MMP-1、MMP-2和MMP-9，而IL-4诱导鼠巨噬细胞表达MMP-12。早期AS的特征是白细胞募集和促炎细胞因子的表达。先天细胞因子，如IL-1β或TNF-α可激活内皮细胞、VSMCs、单核细胞/巨噬细胞、淋巴细胞、树突细胞和肥大细胞。这些血管细胞可以通过产生细胞因子或引发对细胞因子的反应来积极促进血管壁中的炎性细胞因子依赖性反应，或者可以参与细胞因子介导的与入侵细胞，如单核细胞、T细胞或肥大细胞的相互作用。这些途径的激活导致细胞的积累和低密度脂蛋白和细胞外基质的积累增加，这可能有助于随后的侵袭。因此，血管细胞有助于参与AS发展和加速的炎症途径。

三、动脉粥样硬化中的调节性T细胞和细胞外基质

动脉壁ECM对低密度脂蛋白的保留和随后的低密度脂蛋白氧化是AS疾病的关键步骤。低密度脂蛋白氧化与脂肪酸的分解有关，导致活性醛的形成，如丙二醛和4-羟基壬烯醛。释放活性醛可以修饰周围的ECM蛋白，进而针对斑块的

ECM产生免疫反应。低密度脂蛋白氧化导致AS斑块中丙二醛修饰的纤连蛋白的形成。用丙二醛纤连蛋白免疫ApoE缺陷小鼠导致斑块大小显著减小，并与调节性T细胞（Tregs）的诱导有关。Tregs是T淋巴细胞的一个特定亚群，具有免疫抑制特性，有助于保持对自身抗原的免疫耐受。通过抑制促炎效应T细胞和抗原呈递细胞，Tregs在AS中发挥抗AS斑块形成的作用。事实上，在ApoE缺陷小鼠中，丙二醛修饰的纤连蛋白对AS的保护作用至少部分可以通过激活诱导型抗原特异性Tregs亚群来解释，该亚群抑制针对修饰的纤连蛋白的促炎TH1反应，并将免疫反应转向与产生抗丙二醛纤连蛋白抗体和稳定斑块表型相关的TH2反应。有趣的是，用丙二醛修饰层粘连蛋白免疫ApoE$^{-/-}$小鼠具有相反的效果，通过增加促炎性Th17效应细胞和减少Foxp3阳性Tregs而导致AS加速。为什么用丙二醛修饰层粘连蛋白导致促炎性免疫反应增加，进而促进AS的形成仍有待完全理解。然而，用丙二醛纤维连接蛋白免疫诱导抗AS调节性T细胞免疫反应。纤连蛋白几乎存在于每一个组织中，并且可能在除AS病变之外的位置也被氧化。识别丙二醛纤维连接蛋白的免疫反应可能比针对丙二醛层粘连蛋白的免疫反应具有更大的不利影响，丙二醛层粘连蛋白的分布更受限制。因此，Tregs控制针对丙二醛-纤连蛋白的自身免疫反应可能更为关键。

在患有AS性腹主动脉瘤的患者中，与正常对照组相比，观察到CD4$^+$CD31$^+$Tregs的平均数量减少了1.5倍。该Tregs群体的AS保护作用导致CD8$^+$T细胞对VSMCs的细胞毒性作用的抑制和巨噬细胞对促动脉粥样硬化性MMP-9产生的下调。巨噬细胞和活化的T淋巴细胞之间的接触可以诱导巨噬细胞依赖的胶原酶（MMP-1）和明胶酶（MMP-9）的分泌。因此，通过抑制效应T细胞和抗原呈递成熟树突细胞，Tregs能够影响巨噬细胞产生MMPs。在梗死的心肌中，与炎症增加和MMP-2及MMP-9产生增加相关的不利基质重塑可通过具有抗炎特性的趋化因子受体5阳性Tregs来减少甚至预防。这一观察结果表明，趋化因子受体5信号在梗死后的心脏重塑中起保护作用，并对AS斑块破裂的脆弱性起稳定作用，这是由于缺乏这种趋化因子受体与趋化因子受体5小鼠促炎因子的表达显著增强，同时，CD4$^+$Foxp3$^+$Tregs募集受损。目前，随着我们对AS发病分子机制的理解越来越深入，这也将成为AS和梗死后心脏重塑的治疗中发现未来治疗干预的新的有希望的靶点。

第六节　动脉粥样硬化与斑块形成

由于内皮迁移和复制，AS斑块在其生长时会形成自身的微循环。微血管的形成与在AS进展过程中产生的血管生成肽、制瘤素（M）、胎盘生长因子（PLGF）和成纤维细胞的生长因子（VEGF）相关。斑块内微血管为白细胞的迁移提供了相对大的表面积，促进斑块的生长。AS的斑块基本可被分成软斑块、混合斑块、钙化斑块以及纤维斑块。混合斑块与软斑块容易导致不稳定性心绞痛，钙化斑块可导致稳定性心绞痛。

一、易损斑块的概念

易损斑块，是指导致血栓的形成，具有破裂倾向和（或）进展迅速等特点，与"易损斑块"意义相近的概念，包括高危斑块、不稳定斑块和危险斑块。美国心脏学会根据斑块的病理学特征（斑块的形态、成分和含量等）将其分为不同的类型，诊断的依据为含有脂质的坏死核心、大量炎症细胞的浸润、斑块内出血和纤维帽的形成，其中，富含脂质的坏死核心有 IV–V 型和 VI 型，被称为易损斑块。近年研究指出，斑块的构成成分及其结构与管腔狭窄程度相比更能决定斑块易损性，可以更有效地预测卒中的发生和发展。

二、蛋白质与斑块易损性

蛋白质是以氨基酸为基本单位的生物高分子有机化合物，对调节机体生理功能、维持新陈代谢有着重要的作用。研究结果表明，蛋白质的活性、种类及其表达（上调或下调）通过影响血管内皮功能、ECM的重塑和降解、脂质和炎症细胞的积累等过程影响AS斑块的易损性。

与血管内皮功能有关的蛋白质可以影响AS斑块的易损性，血管内皮具有天然的屏障作用，可以合成和释放多种内皮衍生血管活性的因子，从而影响AS的发生与发展。AS发生时，内皮细胞皱缩导致细胞间的连接中断，使细胞质内的嗜锇物增多，ATP和糖原减少，改变细胞的结构与形态，导致内皮的保护屏障受损，阻碍动脉分支处的血流，刺激VSMCs增殖与迁移，提高脂蛋白的通透性，破坏内皮细胞的连续修复，驱动巨噬细胞聚集。当巨噬细胞超荷负载大量脂蛋白，并且无法清除脂蛋白时，巨噬细胞便凋亡形成富含脂质的坏死核心，增加斑块的易损性。因此，内皮细胞功能障碍不仅是AS发生的始动因素，对晚期斑块的易损性也有重要影响。血管内皮钙黏蛋白、骨桥蛋白（OPN）主要通过影响血管内皮功能发挥其生物活性，进而影响斑块的易损性。血管内皮细胞钙粘连蛋白（VE-cadherin）是血管内皮细胞黏附的主要分子，具有钙离子依赖性和内皮特异性，主要在内皮细胞中表达，对维持血管的完整性起重要作用，细胞膜结合的VE-cadherin减少将导致血管屏障功能丧失。VE-cadherin胞外结构域可以和贻贝黏蛋白融合并相互作用，有效增强内皮细胞黏附，提高内皮细胞中紧密连接蛋白水平，促进血管内皮化。研究发现，VE-cadherin磷酸化和内皮化可以提高内皮细胞的通透性并破坏屏障功能，表明当VE-cadherin结构受损时，易损斑块更容易发生破裂。有学者通过超声测量急性脑卒中患者的颈动脉内-中膜厚度，以及有无粥样硬化斑块形成，并检测其血清VE-cadherin水平，结果显示：与颈动脉内-中膜厚度正常和增厚的患者相比，颈动脉粥样硬化斑块患者血清VE-cadherin水平更高。其原因可能是血管内皮损伤后，大量的VE-cadherin进入血液，破坏血管内皮细胞，进而加速AS斑块的形成。OPN是一种酸性糖蛋白，是小整合素结合n连接糖蛋白家族的成员，在巨噬细胞、VSMCs与内皮细胞中表达。OPN可以通过促进VSMCs的钙化、迁移与增殖，加速内皮细胞损伤，促进新生内膜形成并增加管腔的狭窄程度，加速AS的进展。有学者采用qRT-PCR检测人颈动脉稳定斑块和易损斑块中OPN水平，并研究细胞外调节蛋白激酶（ERK）和蛋白激酶C（PKC）信号传导通路，发现易损斑块中OPN水平较低，而两种信号传导通路水平显著升高，提示激活ERK和PKC通路可能降低OPN水平，增加斑块的易损性。

ECM的相关蛋白也可以影响AS斑块的易损性，ECM主要由吞噬泡沫细胞的VSMCs构成，在维持纤维帽的强度中起重要作用。在AS的发生和发展过程中，

ECM降解与重塑平衡发生异常，破坏纤维帽的功能和完整性，促进VSMCs迁移，从而触发凝血级联反应，导致血栓的形成，增加斑块易损性。MMPs、白细胞分化抗原147（CD147）、组织蛋白酶（Cat）主要影响ECM的降解与重塑，对增加斑块的易损性发挥重要作用。MMPs属于钙依赖性含锌蛋白酶超家族，由巨噬细胞合成和分泌，在动脉壁中普遍存在，对维持ECM的平衡起重要作用。易损斑块的潜在生物学标志物的MMP-9，在缺血性脑血管病中的预防、诊断与治疗等方面具有重要的临床意义。CD147是一种Ⅰ型跨膜糖蛋白，为免疫球蛋白超级家族成员，被称为细胞外MMPs诱导因子，可作为MMPs的直接细胞外诱导剂，促进单核细胞向血管壁的迁移，并且调节MMPs的活性，降解ECM，参与易损斑块的发生与发展。人易损斑块中VSMCs产生并释放大量可溶性CD147，导致VSMCs不断分泌MMPs，加快斑块内部基质成分的降解，增加斑块的易损性。Cat是一组内溶酶体蛋白酶，可以调节所有的有核细胞中半胱氨酸蛋白酶的活性，并且维持ECM的产生与降解平衡。Cat有多种亚型，其中，CatK、S和V三种亚型可使ECM降解。研究者根据AS斑块的性质将其分成稳定斑块组和易损斑块两组，检测两组患者血清中CatK和胱抑素C的表达，发现CatK因具有胶原酶、弹性蛋白酶活性的作用在易损斑块中表达上调，而胱抑素C因为是CatK的重要内源性抑制剂而在易损斑块中表达下调，两者可共同降解ECM，增加斑块的易损性。MMPs在AS斑块中的异常表达和调节可导致不稳定，这可能导致斑块破裂，产生有害的临床后果，如血栓形成、梗阻和心肌梗死或中风。

三、斑块钙化

NF-κB受体激活剂配体（RANKL）通过骨形态发生蛋白4依赖性途径促进VSMCs矿物质形成。骨保护素（osteoprotegerin，OPG）可通过抑制RANKL信号传导来拮抗斑块钙化。OPG缺失增加了小鼠AS的钙化程度，并且可由外源性OPG抑制。全基因组关联研究（GWAS）在AS中发现分拣蛋白1（sortilin 1，Sort-1）介导碱性磷酸酶装载于细胞外囊泡中，促进斑块钙化。

在主动脉瓣膜钙化中，瓣膜间质细胞产生基质矿物沉积，部分是通过释放可能作为钙化初始部位的细胞外囊泡。疾病病理学范围从轻度的瓣膜增厚（称为主动脉硬化）到严重损坏瓣叶运动的大钙化沉积物（又称为主动脉瓣狭窄）。患有二尖瓣的个体，与机械应力改变相关的病症，发生主动脉瓣狭窄的频率远高于正常瓣膜的个体。

心血管钙化机制认为，几种分子和细胞过程与细胞外囊泡介导的钙化有关。接受透析的患者的钙化由细胞外囊泡介导。在这种情况下，血浆钙和磷酸盐水平的变化导致血管内局部钙水平升高，减少VSMCs衍生的矿化抑制剂的释放，并加强VSMCs的成骨和软骨分化。钙化后的囊泡释放的细胞外钙离子浓度升高诱导鞘磷脂磷酸二酯酶3的表达和VSMCs中钙化囊泡的释放，细胞外钙水平的降低减弱钙化。有研究者的实验确定了SORT1在将组织特异性碱性磷酸酶（磷酸盐代谢的关键调节剂）加载到人类细胞和小鼠的细胞外囊泡中的作用，SORT1磷酸化并且可能是二聚化参与囊泡有关的转运活动。当被细胞释放时，细胞外囊泡成核羟基磷灰石形成微钙化。一项临床研究进一步表明，血清SORT1水平与主动脉钙化的严重程度和男性患心血管疾病的风险相关。值得注意的是，在患有AS的雌性小鼠中，SORT1缺乏会降低胆固醇的吸收和肥胖。自噬是调节细胞蛋白稳态的主要细胞途径，研究表明，自噬与细胞外囊泡介导的钙化有关，通过上调细胞释放的囊泡中的碱性磷酸酶活性抑制牛主动脉平滑肌细胞中的自噬来增加钙化水平有效地说明了这一观点。除了VSMCs，研究者还证明了促炎性巨噬细胞可以释放出细胞外的囊泡，细胞外羟基磷灰石成核可以通过磷脂酰丝氨酸-膜联蛋白A5-S100A9膜复合物来促进。囊泡膜尚未建立对健康和钙化人组织样品中细胞外囊泡蛋白，RNA（包括microRNA）和代谢物含量的完整分析。基于AI的分析发现，获得这些信息可以改善钙化疾病的诊断和机制。这种方法在2018年发表的一项研究中被记载，其中，使用RNA测序通过在胰腺癌小鼠模型中分析细胞外囊泡衍生的microRNA来分类不同的癌症阶段。钙化VSMCs产生富含Ⅰ型胶原蛋白的细胞外基质，暴露于Ⅰ型胶原蛋白可刺激细胞钙化，而Ⅳ型胶原蛋白则具有抑制作用。在人类主动脉中，Ⅱ型胶原蛋白的水平，即软骨形成和骨形成的组成部分，在钙沉积附近增加。通过提供微环境证明了胶原蛋白在心血管钙化中的作用，其中，细胞外囊泡可以形成微钙化，从而威胁斑块稳定性。胶原受体盘状结构域受体1调节小鼠中钙化细胞外囊泡和胶原沉积的释放。在猪瓣膜器官培养物中通过胶原酶处理破坏胶原完整性增加了瓣膜间质细胞增殖和凋亡以及α平滑肌肌动蛋白（α-SMA）、骨钙素和碱性磷酸酶的水平，以及钙化增加的胶原蛋白和其他基质成分，可以通过调节基质的硬度来机械地控制瓣膜钙化。在诸如基质的僵硬的狭窄组织上培养的猪主动脉瓣间质细胞分化成肌成纤维细胞，并形成含有凋亡细胞的钙化聚集体。

第二章

影响动脉粥样硬化的分子生物学因素

AS是心脑血管疾病和外周血管疾病的共同病理基础，其典型的危险因素包括高血压、高脂血症、糖尿病等，但对于AS在单个或者多个危险因素作用下发生发展涉及的具体下游机制及相关反应十分复杂，目前研究仍是管中窥豹，尚不确切，后续工作依然艰巨。AS发生发展机制不仅包括脂质的积累、白细胞聚集、平滑肌细胞及细胞外基质等相关生理、病理过程的参与，而且还受到理化因素、炎症反应及多种细胞因子的调控。因此，理清AS形成的相关机制及影响因素，有助于进一步理解AS，为临床诊疗进一步提供理论基础。

第一节　同型半胱氨酸

尽管对AS的病因的认知有了长足的进步，但已知的危险因素并不能完全解释AS的发生，并且大约30%的心血管疾病不能用传统的危险因素来解释。虽然已有大量研究表明，同型半胱氨酸（homocysteine，Hcy）是心血管疾病的一个重要和独立的危险因素，高同型半胱氨酸血症（hyperhomocysteinemia，HHcy）的发生可以加速AS的发展，并且有文献报道，Hcy通过刺激VSMCs和抑制内皮细胞生长来促进AS，但Hcy导致AS的机制还不完全清楚，需要进一步研究。

一、同型半胱氨酸代谢

Hcy是一种非必需的含硫氨基酸，由蛋氨酸（蛋氨酸是一种从膳食蛋白质中提取的必需氨基酸）去甲基化而产生。虽然推荐的膳食蛋氨酸摄入量为0.9 g，但美国成年人一般每天摄入的蛋氨酸超过2.0 g。Hcy是通过一系列步骤形成的，第一步是蛋氨酸代谢成S–腺苷甲硫氨酸，然后S–腺苷甲硫氨酸被脱甲基化和水解形成Hcy。Hcy形成后，进入转硫化或再甲基化途径。在蛋氨酸过量的情况下，通过上调维生素B6依赖的酶，即胱硫醚β–合成酶和下调再甲基化途径，转硫途径是有利的。如果胱硫醚β–合成酶缺乏，Hcy就会异常积聚。再甲基化途径利用维生素B12作为基本辅因子，通过两步过程将Hcy循环为蛋氨酸。在蛋氨酸相对缺乏的情况下，这种途径是有利的。

通过转硫化和再甲基化途径，Hcy的增加或代谢减少是通过从细胞输出Hcy来管理的。相反，Hcy的减少会导致细胞输出降低。Hcy代谢途径的完整性和细胞内浓度可以通过血浆Hcy浓度来确定。在血浆中，Hcy通过二硫键和肽键广泛地与各种血浆蛋白结合。血浆中几乎没有发现游离的Hcy，目前，Hcy浓度是以血浆总浓度来测量的。

二、影响同型半胱氨酸的因素

（一）营养缺乏

Hcy代谢所需的维生素辅因子缺乏可导致HHcy。这些辅因子包括叶酸、维生素B6和维生素B12。对Hcy浓度影响最大的营养因素可能是叶酸缺乏。叶酸的还原形式甲基四氢叶酸是Hcy重新甲基化为蛋氨酸所必需的。血浆叶酸浓度与Hcy浓度呈负相关。血液中的叶酸浓度在正常或不足范围内与Hcy浓度有关。数据表明，以前推荐的叶酸膳食摄入量（200 µg/d）不足以预防HHcy。然而，1986年8月出版的关于维生素B和胆碱的饮食参考摄入量系列将叶酸400 µg/d设定为预防普通人群HHcy的保护浓度。

食品及药物管理局（FDA）认识到在日常饮食中摄入足够的叶酸对预防先

天性神经管缺陷的重要性。自1998年1月1日起，FDA要求所有以小麦为原料的产品或谷类制品必须添加叶酸，含量为每100 g谷类产品含140 μg叶酸。由于叶酸已被证明可以降低血浆Hcy浓度，所以强化叶酸可以降低血浆Hcy浓度的假设得到了验证。在健康志愿者中进行了一项随机、双盲、安慰剂对照的交叉研究，评估了每天分别添加127 μg、499 μg和665 μg叶酸的早餐谷类食品的效果。与安慰剂对照组相比，接受叶酸127 μg/d治疗的患者的叶酸浓度增加了30.8%。然而，这些患者的Hcy浓度仅下降了3.7%。相比之下，与对照组相比，每天接受499 μg和665 μg强化治疗的患者叶酸浓度分别增加了64.8%和105.7%。更重要的是，血浆Hcy浓度分别降低了11%和14%。这些结果表明，当前强化谷物（叶酸140 μg/100 g谷物）对降低血浆同型半胱氨酸浓度的作用很小，为有效降低Hcy，可能需要增加谷物强化。虽然叶酸在绿叶蔬菜、黄色蔬菜、肉类、家禽和富含谷物等食物中分布良好，但在各种情况下，叶酸的可获得性都会降低。

叶酸缺乏在酗酒者、吸烟者和饮食不良的老年人、新生儿对维生素有需求的孕妇和使同型半胱氨酸代谢受到干扰的口服避孕药使用者中最为突出。

虽然叶酸是与Hcy浓度升高最相关的维生素辅因子，但各种研究表明，Hcy浓度与维生素B6和B12浓度之间存在非线性关系。随着Hcy浓度的增加，维生素B6和维生素B12浓度没有相应程度的下降。维生素B12是Hcy重新甲基化为蛋氨酸的重要辅因子。或者，Hcy可以在维生素B6催化的反应中代谢成半胱氨酸（转硫途径）。一般来说，只有低或缺乏维生素血浆浓度才会增加患者的Hcy浓度。然而，一些研究支持在正常人中维生素B6和Hcy浓度之间的相关性，而在AS患者中不支持。

（二）遗传学

纯合型HHcy通常是由胱硫醚β-合成酶缺乏引起的。这种遗传性疾病的发病率约为每1 000人中就有一例。它与Hcy浓度高达200 μmol/L有关，患者经常出现AS并发症。患者通常表现为早期的临床表现症状，包括智力低下、骨骼紊乱、皮肤和关节囊弹性降低、头发花白和血栓栓塞性疾病。与纯合子患者不同，杂合子患者通常没有症状，仅表现为Hcy轻度升高或空腹症状正常。杂合性HHcy的发病率是每70个人中就有一个。杂合性HHcy是由胱硫醚β-合成酶、甲基转移酶、亚甲基四氢叶酸还原酶、叶酸、钴胺、甜菜碱或胆碱缺乏引起的。不同研究同卵双胞胎和异卵双胞胎之间的遗传力比较表明，这两种类型的HHcy都有很强的遗传影响。硫黄转导途径缺陷会导致胱硫醚β-合成酶缺陷。然而,有缺陷的再甲基化途径会导致亚甲基四氢叶酸还原酶(MTHFR)缺陷。缺乏一种或两种酶会导致Hcy代谢失败,导到血浆Hcy浓度升高和尿液离子排泄增加。

研究表明,大约每200个病人中就有一个胱硫醚β-合成酶缺乏,这种频率不能解释所有HHcy的病例,即使考虑到营养缺乏和钴胺素代谢缺陷。对于不能归因于胱硫醚β-合成酶或营养缺乏或钴胺素代谢缺陷的病例,一个可能的解释可能是919G-a突变,这与在70%的Hcy等位基因中发现的半胱氨酸基因(21号染色体)上的亚甲基四氢叶酸还原酶有关,并导致Hcy浓度增加。

(三)药　物

某些药物与Hcy升高有关。如抗惊厥药物苯妥英和卡马西平会干扰叶酸代谢,而一氧化二氮则会使依赖维生素B12的蛋氨酸合成酶失活。氨甲蝶呤耗尽5-甲基-四氢叶酸还原酶,茶碱可能通过拮抗维生素B6的合成而增加Hcy的浓度。降脂剂,如胆碱胺通过减少叶酸吸收来增加Hcy的浓度,而烟酸则削弱Hcy代谢所需的甲基的可用性。这是由于过度使用甲基进行烟酸甲基化所致。使用这些药物治疗胆固醇浓度升高的好处应与Hcy浓度升高可能带来的长期风险进行权衡。

(四)疾病状态

Hcy浓度升高与牛皮癣、恶性贫血、甲状腺功能减退、各种癌症(乳腺癌、卵巢癌、胰腺癌)、糖尿病和慢性肾功能衰竭有关。接受组织移植的患者也显示Hcy浓度显著升高,HHcy最常见的疾病状态是慢性肾功能衰竭。HHcy在慢性肾功能衰竭的早期阶段显著升高,并伴随着肾功能衰竭的进展而增加。透析后Hcy浓度降低,但目前尚不清楚Hcy浓度升高是由于新陈代谢受损还是排泄减少。在终末期肾病(ESRD)患者中,Hcy浓度升高与AS加速之间的关系尚需进一步研究。

乳腺癌、卵巢癌和胰腺癌患者由于恶性细胞中蛋氨酸代谢的改变而导致Hcy浓度升高。增殖中的肿瘤细胞不能代谢内源性Hcy,因此导致Hcy浓度升高。

三、血管疾病的发病机制与同型半胱氨酸的关系

Hcy浓度升高可损伤内皮细胞，改变血小板活性，抑制血管舒张功能，或导致血栓形成，继而导致AS。Hcy氧化异常可导致Hcy代谢障碍，通常Hcy的自动氧化发生在Hcy浓度较高时，这一过程发生在血浆中，产生超氧阴离子和过氧化氢，这两种物质都能引起内皮毒性并损害细胞的氧化防御机制。此外，Hcy代谢的某些副产物，如同型半胱氨酸硫内酯，与低密度脂蛋白反应形成聚集体，被巨噬细胞摄取从而形成AS早期斑块中的泡沫细胞。同型半胱氨酸硫内酯掺入后使蛋白质酰化从而增强血管壁的氧化，促进血管平滑肌细胞的DNA合成和增殖，抑制内皮细胞的DNA合成，从而进一步加速AS斑块的发展。

在同型半胱氨酸硫内酯直接作用于平滑肌增殖和内皮细胞变性的同时，其代谢副产物也参与了AS过程。硫酸盐和磷酸腺苷可引起硫酸化蛋白氨基聚糖的过度积聚。这些蛋白多糖促进过度的平滑肌细胞增殖和细胞外结缔组织大分子的合成，这些大分子沉积在AS斑块中，通过抑制NO来损害正常的血管舒张。已证实，与健康对照组相比，Hcy浓度升高的患者的血管舒张功能显著受损。其他几种可能导致内皮细胞变性和平滑肌细胞增殖的机制包括影响胰岛素样生长因子、血小板衍生生长因子和细胞周期蛋白的形成。HHcy致AS的主要因素是内皮细胞损伤，同时也涉及血小板的病理改变。这种现象在给予大鼠Hcy处理后，大鼠表现为血小板存活受损的实验中得到了证实。此外，当Hcy加入胱硫醚β-合成酶缺陷患者的血液中时，观察到血小板黏附性增加。

蛋白C、血栓调节蛋白的抑制以及Hcy浓度升高导致脂蛋白与纤维蛋白结合的增加可能是血栓形成和AS之间的潜在联系。此外，高血管性血友病因子浓度增强血小板黏附和凝血，并可能解释血栓的病因。最后，血栓形成可能与因子V和Ⅷ的浓度有关，当Hcy浓度升高时，这两种因子的浓度会增加。

四、高同型半胱氨酸与心血管疾病

Hcy是一种高活性的巯基氨基酸，是蛋氨酸代谢的中间产物。蛋氨酸形成S-腺苷甲硫氨酸（SAM），它是细胞甲基化的主要供体。通过为细胞甲基化提供一

个甲基来转化为S-腺苷同型半胱氨酸（SAH），然后转化为Hcy。Hcy的进一步代谢通过两条途径进行，以降低细胞和血液中的总Hcy浓度：依赖维生素B6的胱硫醚β-合成酶催化硫化为半胱氨酸；蛋氨酸合成酶或亚甲基四氢叶酸还原酶催化甜菜碱或亚甲基四氢叶酸还原酶中的甲基再甲基化为甲硫氨酸。维生素B12和叶酸是重新甲基化的重要辅酶，与Hcy代谢相互作用的多种因素共同决定了其血药浓度。参与反式硫化和再甲基化途径的酶的遗传缺陷和辅因子（叶酸、维生素B6和B12）的饮食缺陷会损害Hcy的清除并增加血浆Hcy水平。

在健康人中，血浆Hcy水平在5～10 μmol/L之间。严重HHcy的一个原因是胱硫醚β-合成酶缺乏，它将Hcy转化为胱硫醚。胱硫醚β-合成酶纯合子缺乏会导致严重的HHcy，Hcy水平高达100～500 μmol/L，这是一种罕见的疾病，在普通人群，每75 000人中就有1例发生。重度HHcy患者通常在30岁左右出现神经系统异常、过早动脉硬化、脑血栓形成或心肌梗死。1969年，McCully博士首次提出Hcy水平升高是HHcy婴儿广泛血管病变的原因，而中度HHcy可能是心血管疾病的潜在原因。这一假设多年来一直被忽视，直到后来，前瞻性研究报告承认Hcy是普通人群中心肌梗死和中风的独立危险因素。现在人们认识到，Hcy是心血管疾病的常见危险因素，与吸烟和高脂血症等危险因素相似，尽管对于中度Hcy是致病因素还是仅为心血管疾病的标志仍存在争议。

第二节　白细胞介素

由抗原提呈细胞和T细胞亚型对各种自身抗原（LDL、ox-LDL、apo B100、HSP60和β-微球蛋白）协调的适应性免疫反应可以引发炎症反应，从而促进AS的形成。T细胞极化成Th-1和Th-17表型，还会分泌干扰素γ、TNF-α和IL-17等炎症细胞因子，促进AS发生。相反，调节性T细胞与抑制AS发生有关，其机制是反应的激活与通过分泌抗炎细胞因子IL-10和TGFβ。在人类AS中，先前的研究在AS斑块中发现了ox-LDL反应性T细胞，这表明对脂质抗原的适应性免疫反应也可能在人类AS形成中发挥作用。辅助性T细胞可以产生两类细胞因子：Ⅰ型细胞因子（Th1）、Ⅱ型细胞因子（Th2）。除此之外，在各种免疫疾病的发病机制中，Th17

细胞和调节性T细胞起着重要作用。

一、Ⅰ型细胞因子

Ⅰ型细胞因子由Th1细胞（CD4$^+$T细胞）产生，包括干扰素γ和肿瘤坏死因子α（TNF-α）。脑血管病患者血液中干扰素γ水平升高。干扰素γ的产生在AS斑块中尤其明显，在AS中干扰素γ产生于CD4$^+$细胞、CD8$^+$细胞、NK细胞等细胞。作为AS的致病因子，干扰素γ通过激活巨噬细胞、NK细胞、VSMCs来促进炎症反应；特别是干扰素γ可以使巨噬细胞上清道夫受体A高表达，从而促进ox-LDL的积累和泡沫细胞的形成。基因敲除干扰素γ受体或干扰素γ被认为可以抑制炎症，增加斑块中的胶原含量。同时，AS的发展受到外源性干扰素γ的影响。TNF-α产生于CD4$^+$T细胞和髓样细胞，是一种促炎细胞因子，它的增加将会促进炎症反应，在AS中具有关键作用。

二、Ⅱ型细胞因子

Th2细胞、先天淋巴样细胞（innate lymphoid cells，ILCs）和嗜酸性粒细胞可以产生Ⅱ型细胞因子。Th2细胞在AS中的作用是Ⅱ型细胞因子的主要制造者，且已有研究表明，B细胞在IL-4和IL-5的调节下会产生抗体参与AS的进展。Th2细胞的活动取代了Th1细胞在AS中的作用，所以认为它是一种抗炎细胞。然而，许多研究表明，这些细胞产生的细胞因子可能起致病作用。

（一）白细胞介素4

白细胞介素4（IL-4）通过STAT6调节Th2细胞分化，STAT6激活GATA3转录因子，促进T细胞分化为可以产生IL-4、IL-5和IL-13的Th2细胞。在抗AS的小鼠模型中，细胞因子的产生向Ⅱ型转移，表明这些分子具有保护作用。内皮细胞接受来自IL-4的作用并增加各种促炎介质的表达从而触发炎症的发生，IL-4还可以诱导内皮细胞凋亡，导致内皮细胞功能障碍。

（二）白细胞介素5/白细胞介素13

白细胞介素5（IL-5）和白细胞介素13（IL-13）具有抗AS作用。IL-13和IL-4通过相同的信号通路（IL4Rα/IL13Rα1和STAT6）发挥作用，因此具有相似的功能，都可以调节B细胞、树突状细胞等。

（三）Th17类细胞因子

尽管在过去的几年里，白细胞介素17A（IL-17A）在AS中的作用已经引起了相当大的关注，但是这个细胞因子的功能仍然不清楚。AS进展过程中主动脉壁中存在产生IL-17A的细胞。

IL-17A属于IL-17细胞因子家族，由Th17细胞、γδ T细胞和3型ILC产生。Th17淋巴细胞合成IL-17（或IL17A）、IL-17F和IL-17C。此外，Th17淋巴细胞还可以产生IL-21和IL-22，从而对巨噬细胞和中性粒细胞的聚集有着重要的作用。IL-22参与肠道屏障功能和微生物群活动的调节。产生IL-17的细胞（Th17细胞和3型ILC）的激活以及随后产生Th17细胞因子依赖于RoRγτ转录因子，并受髓系细胞和上皮细胞产生的IL-23、IL-6和IL-1β的调节。

（四）白细胞介素22

白细胞介素22（IL-22）是由活化的T细胞（Th17细胞）和ILCs产生的。它参与组织再生、新陈代谢调节和维持肠道内环境平衡，IL-22在AS中的作用研究较少。IL-22可促进平滑肌细胞从主动脉中层向内膜的迁移，从而促进斑块的发展。

（五）白细胞介素6

白细胞介素6（IL-6）/白细胞介素12（IL-12）细胞因子超家族是一种二聚体分子。发挥作用是通过二聚体受体复合物传递信号。Gp130受体链参与这个超家族的一些受体复合体的形成。IL-6受体是由IL-6R和Gp130组成的异源二聚体。

配体结合激活STAT1和STAT3转录因子。IL-6在各种自身免疫性疾病的发病机制中既有促炎作用，也有抗炎作用。因此，IL-6可以激活IL-1受体的表达和sTNF-α受体的释放，而sTNF-α受体则分别抑制IL-1和TNF-α的mRNA的活性。IL-6在AS中的作用取决于疾病的阶段，既可以是致病的，也可以是保护性的。最近的研究表明，IL-6不仅通过经典的细胞表面IL-6受体传递信号，而且还通过其可溶性形式（sIL-6R）传递信号。IL-6/sIL-6R复合物直接与Gp130结合，Gp130存在于生物体中几乎所有细胞的表面，并激活促炎反应，这个过程被称为反式信号传递。另一方面，这种细胞因子的组织再生和抗炎活性是由经典的IL-6R信号通路介导的。

（六）白细胞介素12/白细胞介素23

p35和p40亚基组成白细胞介素12（IL-12）是Th1细胞的重要调节因子，而白细胞介素23（IL-23）由p19和p40亚基组成控制Th17细胞和3型IL-C的分化和功能。心血管疾病与患者血液中IL-12和IL-23水平呈正相关，提示这些细胞因子具有加速AS发生的作用。

（七）白细胞介素27/白细胞介素35

白细胞介素27（IL-27）是一种抗炎细胞因子，具有广泛的活性，可影响多种细胞类型。IL-27抑制CD4$^+$T细胞的激活，因为IL-27受体缺陷的小鼠表现出主动脉中Th1和Th17 CD4$^+$T细胞的聚集和激活，以及IL-17A和IL-17A调节的趋化因子（如MCP1）的产生增加，随后不同类型的髓系细胞聚集。IL-27可以被巨噬细胞中的脂质堆积，进一步抑制泡沫细胞的形成。白细胞介素35（IL-35）是由Treg产生的异源二聚体，其对抗炎细胞因子具有调节作用，IL-35还可以促进树突状细胞的发育，还具有抑制炎症反应等作用。在AS的主动脉中发现了EBI3和p35亚基，EBI3亚基基因的缺失促进了AS小鼠模型的患病。IL-35可以抑制内皮细胞，其机制是MAPK信号通路失活引起的VCAM1的表达来抑制脂多糖（LPS）诱导的急性血管壁炎症。因此，IL-27和IL-35具有明显的抗AS作用，有望作为抗AS药物。

（八）白细胞介素18

白细胞介素18（IL-18）在AS斑块中表达增加。在心肌梗死和糖尿病患者中，IL-18的产生也增加。在ApoE$^{-/-}$小鼠中给予IL-18会加速AS，而IL-18的内源性抑制因子IL-18结合蛋白的过表达则抑制AS的发生，提示IL-18的致AS作用是由干扰素γ介导的，因为干扰素γ缺陷的ApoE$^{-/-}$小鼠的AS进程被减缓。在ApoE$^{-/-}$小鼠体内注射重组IL-18可上调病变中干扰素γ的产生，推动疾病的进展。

（九）白细胞介素33

白细胞介素33（IL-33）具有很强的免疫调节特性。它调节Th2细胞、2型ILCs和嗜酸性粒细胞产生Th2细胞因子（IL-4、IL-5和IL-13）。重组人IL-33上调免疫球蛋白A、E和G1，以及IL-4、IL-5和IL-13的产生，同时抑制干扰素γ，从而刺激保护性反应和抑制AS的发展。此外，IL-33是一种有效的ox-LDL摄取和泡沫细胞形成的抑制剂。

（十）白细胞介素10细胞因子家族

白细胞介素10（IL-10）细胞因子家族包括IL-10、IL-28A、IL-28B、IL-29，以及由IL-19、IL-20、IL-22、IL-24和IL-26组成的所谓IL-20亚家族。这些细胞因子刺激各种保护性免疫机制，对维持组织内环境平衡至关重要。IL-10通过激活B细胞会产生抗体，并且抑制Th1细胞，从而在免疫反应中发挥重要作用。IL-10由髓样细胞和Treg细胞产生。在小鼠模型中的实验表明，IL-10的基因失活会加速AS，进而使AS病变中炎性细胞的浸润增加和促炎细胞因子大量产生。因此，IL-10是AS发病机制中的关键促炎细胞因子。

（十一）白细胞介素19/白细胞介素20（IL-20）

白细胞介素19（IL-19）属于IL-19家族中的白细胞介素20（IL-20）亚家族。IL-19通过IL20R1和IL20R2亚基组成的受体复合物发挥作用。单核细胞、成纤维细胞和CD8$^+$T细胞等都可以产生IL-19。Th2依赖的免疫反应可被IL-19调节，控制平滑肌细胞的功能，减少血管壁炎症中内膜的增生。IL-19缺乏导致血管平滑肌细胞活化和促炎分子的产生，包括IL-1β、TNF-α和单核细胞趋化蛋白1。除了VSMCs的激活，IL-19还控制内皮细胞的激活，因为在AS小鼠中发现黏附分子表达升高。综上所述，IL-19是一种有效的AS发展的抑制因子，它控制着VSMCs的迁移、增殖和促炎分子的表达。

第三节　细胞黏附分子

细胞黏附分子（Cell adhesion molecules，CAM）是典型的跨膜受体，由三个结构域组成：胞内区、跨膜区和胞外区。CAM分布广泛，其中选择素、免疫球蛋白和整合素都与AS有关。CAM介导细胞之间的黏附，其中，白细胞与内皮细胞的黏附是由血管内皮细胞上的CAM介导的。在免疫反应、高血压、高脂血症、氧化损伤和糖尿病等各种情况下，CAM的高表达和激活主要增强白细胞募集和AS的过程。研究发现，CAM存在于AS斑块中，血中可溶性CAM水平的升高反映了细胞产生/释放分子的增加，与AS的活动性和严重程度一致。

有几种细胞黏附分子被发现在AS的发展中起关键作用，它们通过从血流中招募炎症细胞进入血管内膜。细胞间黏附分子-1（intercellular adhesion molecule-1，ICAM-1）和血管内皮细胞黏附分子-1（vascular cell adhesion molecule-1，VCAM-1）介导白细胞与内皮细胞的黏附。在正常内皮细胞中ICAM-1的表达水平较低，并且在正常动脉段中可见，而VCAM-1表达仅在炎症中发生并且存在于微血管中。

一、细胞黏附分子在系统性红斑狼疮中的作用

CAM作为系统性红斑狼疮患者肾炎、损害和加速AS的潜在生物标志物。这些分子也被释放到循环中，并可能作为内皮激活和功能障碍的标志。已发现系统性红斑狼疮（SLE）患者VCAM-1和E-选择素水平升高。VCAM-1在活动性肾炎中水平升高。E-选择素水平在有皮肤症状的患者中升高。在普通人群中，CAM

的水平也被发现可以预测心血管事件，并与高血压相关。在SLE中，心血管疾病是主要的死亡原因。

二、细胞黏附分子-1促进动脉粥样硬化

血管细胞ICAM-1是由动脉内皮细胞对主动脉内膜胆固醇积聚的反应而诱导产生。在TNF治疗人脐静脉内皮细胞之后，VCAM-1的mRNA水平和细胞表面VCAM-1的表达增加，随后导致单核细胞与内皮细胞的黏附性增强。此外，加速AS发生的饮食也能在体外和体内快速诱导主动脉内皮细胞中VCAM-1表达上调，同时促进AS的因子，如ox-LDL和载脂蛋白CⅢ也可以通过激活PKC和NF-κB上调内皮细胞中VCAM-1的表达。

第四节　Toll样受体

当病原体入侵宿主体内时，Toll样受体（Toll-like receptor，TLR）具有中枢识别和信号受体的功能。TLR的发现使AS中先天免疫信号的研究成为可能，并随后在AS领域引起了人们极大的研究兴趣。

一、Toll样受体在动脉粥样硬化中的作用

AS是一种慢性炎症性疾病，巨噬细胞、成纤维细胞、内皮细胞等之间的相互作用与AS的形成有密切的关系。在高脂血症条件下，低密度脂蛋白（LDL）会在血管壁最内侧被氧化。ox-LDL刺激内皮细胞、平滑肌细胞产生单核细胞成熟因子，从而促进单核细胞分化为巨噬细胞。ox-LDL先被巨噬细胞摄取，然后在

胞浆中储存大量的脂质，最后在清道夫受体的激活下转化为泡沫细胞。此外，内皮细胞损伤导致CAM的高表达，包括ICAM-1和VCAM-1等，从而促进单核细胞黏附和迁移。以平滑肌细胞增殖和蛋白多糖沉积为特征的内膜垫是人类AS的先兆，随后以泡沫细胞和平滑肌细胞为主的脂肪条纹的发展被认为是早期AS。

AS的发病过程中有许多参与者，包括内皮细胞、单核细胞、氧自由基、黏附分子、单核细胞成熟因子和泡沫细胞等。为了有效地抑制AS的进展，应该对相关的信号通路和促进AS发展的参与者发挥抑制作用，如对NF-κB信号通路的抑制作用将会减弱AS的发展。此外，在AS斑块中发现TLR的高表达，AS斑块的稳定性可能受到TLR的调节。TLR通路在AS斑块的形成中发挥着作用，而炎症的激活是这一过程中不可或缺的一步（见图1-3）。

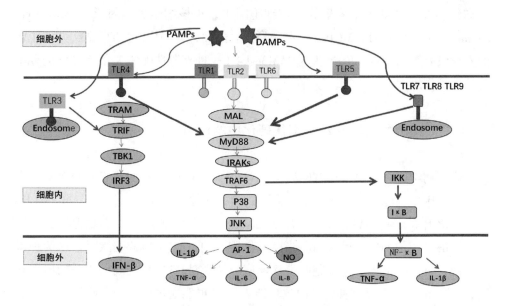

图1-3　NF-κB和AP-1的激活导致下游信号通路炎症因子的
分泌造成慢性炎性浸润加剧AS疾病的发展

（一）Toll样受体1在动脉粥样硬化中的作用

Toll样受体1（TLR1）位于质膜上，一般通过与TLR2结合介导生物信号。在ApoE$^{-/-}$小鼠中TLR1基因敲除将会增强其AS斑块的稳定性，并且当TLR2基因同时被敲除时，这一作用也会加强。然而，研究表明，TLR1基因的缺失对高脂饮食导致的AS斑块的形成不具有任何缓解作用。在TLR1和TLR2的二聚体形成后，

TLR1的缺失将减轻外源性配体刺激引起的AS的严重程度。TLR1通过形成TLR1和TLR4的二聚体来抑制TLR4信号转导。

（二）Toll样受体2在动脉粥样硬化中的作用

Toll样受体2（TLR2）在巨噬细胞活化以及泡沫细胞形成中的作用很明显。TLR2通过激活巨噬细胞NF-κB途径下调胆固醇流出，可能成为AS的潜在治疗靶点。ATP结合盒转运蛋白A1（ABCA1）是一种膜结合蛋白，其功能是排泄过量胆固醇，抑制炎症引起的心血管疾病。TLR2特异性激动剂PAM3csk4显著增加巨噬细胞ABCA1的mRNA和蛋白的表达。此外，TLR2缺乏导致脂质聚集减少，巨噬细胞在主动脉窦中募集的巨噬细胞减少，单核细胞趋化因子1（Monocyte chemotactic protein-1，MCP-1）水平降低。然而，即使内源性TLR2激动剂对AS的发病没有影响，TLR2的缺失对PAM3csk4（一种外源性配体）介导的AS仍有显著的保护作用。

（三）Toll样受体3在动脉粥样硬化中的作用

流行病学研究表明，Toll样受体3（TLR3）和TLR4是冠心病患者心血管危险的潜在临床生物标志物。在高脂饮食下，腹主动脉AS比胸主动脉AS严重，TLR3水平显著升高。ABCA1和ATP结合盒亚家族G成员1（ABCG1）都是促进巨噬细胞胆固醇外流的ABC转运蛋白。当巨噬细胞受到TLR3配体的刺激时，这两种蛋白的缺乏可能会增强巨噬细胞的炎症反应。关于TLR3和AS之间的关系的研究表明，TLR3的缺乏可以改善血管内皮功能。TLR3可能通过预防AS的动脉损伤而起到保护作用，而TLR3的不足则加剧了这种情况，原因可能是TLR3只通过TRIF信号通路传递信号。

（四）Toll样受体4在动脉粥样硬化中的作用

抑制Toll样受体4（TLR4）通路对AS的发病有抑制作用，缺乏TLR4可以逆转AS的进展。与TLR2相比，TLR4在AS的形成中可能有更重要的作用。除了抗炎作用外，抑制TLR4通路可以降低脂肪分化相关蛋白和脂肪细胞脂结合蛋白（ALBP/AP2）的表达，这是脂滴形成所必需的。TLR4参与巨噬细胞和血管内皮细胞的激活。

（五）其他Toll样受体在动脉粥样硬化中的作用

Toll样受体5（TLR5）、Toll样受体7（TLR7）、Toll样受体8（TLR8）和Toll样受体9（TLR9）的缺失可以降低AS的发病率。TLR7在AS斑块中高表达，但TLR7是否对AS有益存在争议。Salagianni等人发现TLR7可以降低AS的发生频率，并假设TLR7可以通过抑制巨噬细胞的激活和炎症因子的产生来缓解疾病。TLR9缺乏使高脂饲料喂养的ApoE$^{-/-}$小鼠病情加重。然而，TLR9的激活可以增加AS斑块的形成。与其他TLR不同，TLR3、TLR7和TLR9位于细胞内。对TLR的研究有一个新的视角，认为TLR的相反作用可能是由于它们不同的亚细胞定位所致。

（六）其他类固醇受体在血管退行性变和血管老化中的作用

血管变性是AS引起的心肌梗死、卒中、视网膜色素变性等疾病的重要病理过程。在TLR4或TLR2缺失的情况下，有益于保护视网膜血管免受高氧条件下的损伤。此外，TLR4的缺失可以保护血管免受大肠杆菌感染。TLR2、TLR3、TLR4、TLR5和TLR9的激活可以破坏位于血浆和血管之间的内皮细胞的功能。随着身体年龄的增长，对病原微生物感染的抵抗力减弱。TLR可识别衰老引起的感染和无菌炎症所产生的信号。在衰老方面，TLR的治疗作用主要针对无菌炎症。TLR4信号通路可以介导衰老引起的不孕不育性炎症，导致血管损伤和AS的高风险。

二、Toll样受体在动脉粥样硬化病变中的表达

TLR4可导致对革兰阴性菌炎症反应的差异，该基因的特定多态性Asp299Gly与革兰阴性病原体的炎症反应减弱有关，与野生型等位基因的患者相比，Asp299Gly多态性携带着各种炎症标志物水平，如CRP、CAM和IL-6均较低，并且颈AS的发生率低。

特别是TLR1、TLR2和TLR4已被发现在人和小鼠的AS病变中都有表达，其表达主要定位于病变的内皮细胞和巨噬细胞中。关于TLR4在单核细胞表达增加

提出的一个问题是，TLR激活是否在循环炎症细胞或常驻血管细胞中促进AS，或者两者都有。与抗原提呈细胞相比，内皮细胞缺乏TRAM适配分子，从而将内皮细胞中的TLR4信号限制在MyD88依赖的途径。这表明在内皮细胞参与TLR4介导的AS中，TRIF和TRAM依赖的基因没有作用。此外，在小鼠骨髓移植实验中，TLR2的表达在骨髓来源的细胞中缺乏，对AS的发展没有影响，而非骨髓来源的细胞（血管细胞）中的TLR2的表达促进了病变的进展。因此，TLR依赖性AS的作用可能主要依赖于内皮TLR的激活。

三、Toll样受体基因多态性与动脉粥样硬化

TLR4基因多态性与AS风险降低和急性冠状动脉事件相关。然而，研究也未能显示相同的多态性与颈AS和中风之间的关联，这种多态性甚至与心肌梗死风险的增加有关。在其他TLR基因多态性中，TLR2的Arg753Gln多态性导致受体不起作用，已被发现与支架植入后再狭窄增加有关，而TLR4 Asp299Gly多态性与再狭窄之间没有关联。同样，两个TLR9启动子多态性与增加的再狭窄和AS之间没有发现关联。

四、Toll样受体配体在动脉粥样硬化中的作用

（一）外源性Toll样受体配体在动脉粥样硬化中的作用

病原体在AS的发展中发挥着一定的作用，如在AS的小鼠模型中感染巨细胞病毒、肺炎衣原体和牙龈卟啉单胞菌会导致AS病变范围增大。人类血清流行病学研究已经发现肺炎衣原体、巨细胞病毒和丙型肝炎感染与AS相关的证据，也有报道称AS病变中存在几种这样的病原体。虽然病原体可以促进AS的进展，但如果不涉及其他危险因素，如血脂水平升高，还没有明确的证据表明单一的特定病原体可引起AS，更有可能是总的"感染负担"导致TLR频繁激活和炎症，从而促进AS的发生发展。

（二）动脉粥样硬化中的内源性Toll样受体配体

促进无菌炎症的内源性TLR配体包括纤维蛋白原、纤维连接蛋白的额外A结构域及可溶性透明质酸。内源性TLR配体激活TLR2和TLR4，TLR2和TLR4也识别细菌细胞壁成分，因此需要格外小心地消除细菌污染和对数据的误解。TLR可能已经进化为识别内源性配体，例如在应激或组织损伤期间主动产生的配体。或者，内源分子的某些错误修饰可能通过分子模仿致病相关的分子模式来激活TLR。

五、动脉粥样硬化进展中的Toll样受体信号和获得性免疫受获得性免疫反应的调节

先天免疫和TLR在引导和控制适应性免疫反应方面起着核心作用。TLR的激活与T辅助细胞一起控制B细胞的反应。TLR的激活也通过阻断调节性T细胞的抑制来控制CD4$^+$T细胞的激活。用氧化型低密度脂蛋白免疫小鼠可减少AS，这一发现为新型抗AS疫苗疗法打开了大门。

第五节 血清高敏C反应蛋白

高敏C反应蛋白（hs-CRP）是下游炎症标志物之一，与AS心血管疾病的风险增加相关，是鉴别血管炎症反应上调的有用标记。hs-CRP在AS病变处的局部浸润有确切的促炎作用，同时hs-CRP可与LDL结合，促进巨噬细胞对LDL的吸收。长期以来，hs-CRP一直被认为是多种疾病，特别是与冠心病相关的疾病中具有高度敏感性的炎性生物标志物之一。hs-CRP水平与颈AS有关，并已被认为是预测AS进程加速的有用标记物，血清hs-CRP与AS严重程度之间可能有联系。在AS的启动和进展中，炎症反应具有重要的作用，hs-CRP反映着全身炎症反应，

对心血管事件具有预测功能。

一、C反应蛋白在动脉粥样硬化中的作用

C反应蛋白（CRP）在肝细胞和一些肝外组织中合成，是一种众所周知的人类急性时相蛋白。CRP有五个相同的单体，在急性期时，它的血浆浓度在几个小时内就能增加到基线的1 000倍以上。CRP受多种细胞因子的影响，包括IL-6和IL-1。它的合成速度取决于驱动它的病理的强度。CRP的浓度每8 h翻一番，在36～50 h内达到峰值，半衰期约为19 h，主要由肝脏介导消除。基础浓度似乎取决于年龄、性别、激素状况、吸烟状况、肥胖、并发症、基因多态性等。在健康人中，血药浓度通常不超过10 mg/L。

二、C反应蛋白的作用途径

CRP首先与C1q结合并与Fcγ受体结合，随后巨噬细胞的配体将会受到调节。在人类AS病变中发现，CRP补体片段和巨噬细胞在一起时可能导致慢性炎症。它和多种形式的LDL结合，并可能通过两种途径（Fcγ依赖途径和Fcγ非依赖途径）参与AS中泡沫细胞的形成，其机制可能是被巨噬细胞摄取。

三、高敏C反应蛋白对心血管疾病的预测作用

在对近15 000名健康男性的研究中，hsCRP水平越高，患中风、心肌梗死和外周动脉疾病的风险越高。随后对健康人群进行的一项研究表明，与Hcy相比，hs-CRP可能是更好的预后因子。与动脉血压或胆固醇浓度升高相比，hs-CRP是更准确的心血管疾病预后因子。

第六节　血管紧张素Ⅱ

血管紧张素Ⅱ（AngⅡ）由血管紧张素Ⅰ（AngⅠ）产生，是肾素–血管紧张素–醛固酮系统（RAS）的重要组成部分，可促进AS的发展。血管紧张素转换酶2（ACE2）是血管紧张素转换酶（ACE）的同系物。ACE2可降解促AS的血管紧张素Ⅱ，并产生抗AS的血管紧张素1-7。RAS在包括血压调节在内的许多过程中发挥着重要作用。血管紧张素原首先在肾素的作用下水解成AngⅠ，随后AngⅠ在血管紧张素转换酶作用下代谢成AngⅡ。AngⅡ可与血管紧张素Ⅱ1型受体（AT1R）和2型受体（AT2R）相互作用，其大部分作用是通过AT1R介导的。AngⅡ/AT1R轴一直被认为是RAS的主要途径，该通路参与了许多生理过程，包括血压控制、心血管功能、免疫功能和衰老，抑制RAS的不同部分，如肾素、ACE和AT1R可以分别在动物模型和人类中限制AS的发展和并发症。

2000年发现了ACE2，ACE2可将AngⅠ和AngⅡ分别降解为可能的保护肽血管紧张素1e9（Ang1e9）和血管紧张素1e7（Ang1e7）。由于血管紧张素Ⅱ能够增加氧化应激和炎症反应，因此可以促进AS的发展。ACE2可降低组织和血液中AngⅡ的浓度，增加抗AS肽Ang1-7的浓度。

一、血管紧张素转换酶2的功能

ACE2基因在人类和啮齿动物中都定位在X染色体上，该酶是一种锌金属蛋白酶。人血管紧张素转换酶2（ACE2）被预测为Ⅰ型完整膜蛋白。该蛋白由一个大的胞外区、一个带有HEXXH基序的锌结合位点、一个跨膜区和一个由42个氨基酸组成的细胞质尾巴组成。ACE2能够将AngⅠ和AngⅡ分别切割成Ang1-9和Ang1-7。Ang1-9可以进一步转换为Ang1-7。相比于AngⅠ，AngⅡ被ACE2代谢的效率是Ang I 的几百倍，将Ang II 转化为Ang1-7是ACE2的主要生理功能。Ang1-7 是mas受体的内源性配体，在心血管系统中，Mas受体高度表达，其是一种细胞表面受体。ACE2/Ang1-7/Mas通路的特征是抗炎和抗氧化应激等，因此，Ang1-7可能具有抗动脉粥样硬化的特性。

ACE2也以可溶性形式存在，ACE2的胞外活性区域可以被切割并释放到循环中。ACE2的裂解由TNF-α转换酶介导。在过度表达ACE2的HEK293细胞和内源性表达ACE2的Huh7细胞中，ADAM17的药物或遗传抑制了ACE2的切割，而ADAM17的过表达促进了ACE2的切割。健康人血浆中可溶性ACE2活性较低，可能是由于存在一种不明的内源性抑制物。可溶性ACE2可能参与调节循环内ACE2表达和Ang II 水平。

组织Ang II 水平不受ACE控制，因为ACE/小鼠心脏、肺和肾脏中的Ang II 水平与野生型小鼠相似。组织中Ang II 的产生被认为是由糜蛋白酶控制的。ACE2在调节全身和局部RAS方面起着重要作用，因为缺乏ACE2会导致血浆Ang II 增加130%（野生型从111 pg/mL增加到ACE2基因敲除小鼠的270 pg/mL），组织Ang II 增加110%（从野生型的12 pg/mg蛋白增加到ACE2基因敲除小鼠的26 pg/mg蛋白）。ACE2在控制Ang1-7水平方面也很重要。ACE2缺乏导致Ang1-7的组织水平下降，而ACE2的过表达增加了Ang1-7的组织浓度。

DX600是一种有效的ACE2抑制剂，其抑制常数为2.8 nmol/L，在浓度达100 mmol/L时不抑制ACE活性。DX600与ACE2活性位点相邻的区域结合，从而干扰底物结合。人类ACE2对DX600比啮齿动物更敏感，这可能是由于该酶的蛋白质序列存在物种差异。另一种名为MLN-4760的ACE2抑制剂目前还没有商业化。XNT是一种特殊的ACE2激活剂，其EC_{50}值（实现50%活性增强的浓度）为20.1 mmol/L。XNT在剂量达到200 mg/kg时对啮齿动物没有明显毒性。

二、血管紧张素转换酶2在实验动物动脉粥样硬化中的作用

ACE2在实验动物的AS斑块中表达，对ACE2在AS中细胞分布的研究表明，ACE2主要表达于内皮细胞和巨噬细胞等。在兔AS模型中，当ACE2基因在损伤四周后，通过基因转移过表达ACE2可以减缓AS病变的进展。ACE2的保护作用也

在小鼠研究中得到支持。ACE2的过表达使APoE^{-/-}小鼠主动脉窦内AS病变的大小减少。

LDLR^{-/-}遗传背景小鼠的ACE2缺乏增加了主动脉弓和窦部AS的发展。ACE2的保护作用并不是LDLR^{-/-}小鼠所特有的，因为ACE2缺乏在APoE^{-/-}遗传背景小鼠中也会增加AS的发展。

ACE2也与AS斑块稳定性有关。ACE2过表达时，组织中Ang1-7的表达增加而AngⅡ减少。在AS中，ACE2的过表达可导致MCP-1的表达减少，巨噬细胞浸润减少，脂质沉积减少，基质金属蛋白酶3（MMP-3）和基质金属蛋白酶9（MMP-9）的活性降低，增加斑块中的胶原含量。

三、血管紧张素转换酶2在人动脉粥样硬化中的作用

ACE2在所有类型的人颈AS病变中都有表达，包括早期、晚期稳定病变和含有血栓的复杂病变。细胞分布研究表明，在人颈AS的内皮细胞、巨噬细胞中，ACE2的mRNA和蛋白均有所表达。对7 251例高血压患者和3 800例血压正常的人做对照研究的荟萃分析表明，ACE2基因G8790A多态性可能是汉族男性和女性不同种族人群中原发性高血压的遗传危险因素。然而，这种多态性是否会导致AS的风险还有待研究。

AngⅡ由ACE产生，是一种强有力的促AS内源性化合物。它增加炎症并刺激MCP-1的表达，MCP-1与其受体趋化因子（CEC基序）受体2（CCR2）结合，诱导巨噬细胞聚集。ACE2通过其产物Ang1-7在体内表现出一些抗AS的特性，如减少氧化应激、炎症和减弱炎症细胞的浸润。与野生型小鼠相比，ACE2缺陷小鼠表现出AngⅡ诱导的活性氧（ROS）形成增加。在兔AS模型中，ACE2的过表达导致斑块中MCP-1的表达减少。通过增殖细胞核抗原（PCNA）染色和单个细胞类型的双重染色评估，将ACE2基因转移减弱AS病变中血管平滑肌细胞和巨噬细胞的增殖。ACE2基因转移降低了MCP-1的表达和巨噬细胞的浸润。在人和动物AS的内皮细胞和巨噬细胞中存在ACE2的mRNA和蛋白，表明这些细胞中的ACE2可能与AS的发展调控有关。

四、ACE2通过Ang1-7保护内皮细胞功能、减轻氧化应激和抑制炎症

内皮功能障碍是AS形成的早期症状。内皮细胞的异常CAM会上调，从而促进了单核细胞与内皮细胞的黏附。单核细胞随后迁移到内皮下层，并分化为巨噬细胞。

ACE2对内皮功能很重要，ACE2缺陷小鼠的主动脉内皮依赖性舒张功能受到损伤，而非内皮依赖性舒张功能是完整的。同样，内皮依赖性舒张可被ACE2的过表达所改善。此外，ACE2的过表达导致内皮细胞血管形成活性和迁移增加。AS的病理特征之一是氧化应激。ACE2可以抑制内皮细胞中ROS的形成，降低NF-κB的DNA结合活性。另外，ACE2在人脐静脉内皮细胞中过表达可抑制Ang Ⅱ诱导的p22phox表达和活性氧形成，而ACE抑制剂A799使Ang1-7的表达降低。

ACE2具有抗炎作用。ACE2缺乏增加了包括TNF-α、IL-6、MCP-1、VCAM-1、MMP-2和MMP-9在内的促炎介质的表达，并伴随着白细胞与体外内皮细胞和体外血管的黏附增加。ACE2在AS中的抗炎作用可能是通过其产物Ang1-7介导的，因为后者的抗炎作用已经在高血压、心肌缺血和心力衰竭等心血管疾病中得到了很好的证明。根据以下证据，单核细胞与内皮细胞的黏附受到ACE2在内皮细胞中的表达：①在人脐静脉内皮细胞中过表达ACE2降低了TNF-α诱导的单核细胞对HUVEC的黏附；②在ACE2沉默的情况下单核细胞与人脐静脉内皮细胞的黏附增强；③来自ACE2基因敲除小鼠的内皮细胞显示出由TNF诱导的单核细胞对人脐静脉内皮细胞的黏附增强。ACE2介导的Ang1-7的形成在ACE2抑制细胞黏附中起重要作用。Ang Ⅱ可诱导人单核细胞系（THP-1）与人脐静脉内皮细胞黏附，奥美沙坦对AT1R的药理抑制作用可抑制此作用。在AT1R抑制剂奥美沙坦存在的情况下，DX600对ACE2的药理抑制增加了THP-1单核细胞对人脐静脉内皮细胞的黏附，这种作用可被Ang1-7逆转。用Mas受体的药理抑制剂D-ALA处理细胞，可阻断Ang1-7对细胞黏附的抑制作用。这些结果提示ACE2/Ang1-7/Mas通路在抑制单核细胞内皮细胞黏附中的重要性。

在血管内皮细胞中的信号研究表明，ACE2的过表达降低了MCP-1的表达。ACE2的这种作用是通过PI3K/Akt途径介导的，即ACE2的过表达增加了PI3K和Akt蛋白的表达，而Akt的药物抑制减弱了ACE2诱导的MCP-1的下调。从ACE2缺陷小鼠分离的原代主动脉内皮细胞比从野生型小鼠提取的细胞表达更高水平的

VCAM-1、MCP-1和IL-6。ACE2在人脐静脉内皮细胞中的过度表达降低了促炎分子MCP-1和VCAM-1的表达。这种作用可被A799对Ang1-7的药理抑制所减弱。

五、血管紧张素转换酶2抑制血管平滑肌细胞增殖和迁移

AngⅡ结合AT1R促进平滑肌增殖：

ACE2产生的Ang1-7抑制AngⅡ诱导的VSMCs增殖。例如，ACE2可诱导大鼠胸段血管平滑肌细胞增殖，该增殖可被奥美沙坦阻断AT1R所抑制。然而，DX600对ACE2的药理抑制进一步增强了ACE2诱导的细胞增殖。在AT1R阻断的情况下，DX600抑制ACE2可增加VSMCs的增殖，这种增加可被Ang1-7所抑制，表明ACE2介导的Ang1-7的形成抑制了VSMCs的增殖。在体内，过表达ACE2可抑制ACE2诱导的VSMCs增殖，表现为PCNA阳性面积减少。ACE2对VSMCs增殖的抑制作用可能是通过体内Ang1-7介导的，因为ACE2过表达导致主动脉组织Ang1-7增加。此外，ACE2的过表达降低了AS病变中ACE2的水平以及血管紧张素转换酶和血管紧张素转换酶1R的表达。总体而言，ACE2对VSMCs增殖的抑制作用可能是通过增加Ang1-7和减少ACE/AngⅡ/AT1R信号通路共同作用的结果。

在VSMCs增殖中，ERK1/2、p38和JAK信号转导和STAT信号通路的激活起重要作用。体内过表达ACE2可降低ERK1/2和p38的激活，降低JAK2和STAT3的蛋白水平，表明这些途径在ACE2诱导的VSMCs增殖抑制中具有重要作用。

此外，ACE2还控制VSMCs迁移。ACE2诱导的VSMCs迁移在体外过表达ACE2情况下被减弱，机制可能是通过MMP-9介导的，因为VSMCs中ACE2的过表达抑制了MMP-9的减少。

六、血管紧张素转换酶2抑制单核细胞与内皮细胞的黏附和巨噬细胞的浸润

骨髓来源细胞表达的ACE2在骨髓移植研究证实的抗AS中发挥着重要作用。将缺乏ACE2的骨髓细胞注入受辐射的小鼠会增加LDLR基因敲除小鼠的AS。确

切的细胞类型尚未确定，然而，巨噬细胞很可能发挥了重要作用，因为：①免疫组织化学检测AS病变中的巨噬细胞表达ACE2；②ACE2缺乏的分离的腹腔巨噬细胞显示炎症标志物（如IL-6、TNF-α和NF-κB）的表达增加；③ACE2缺乏的THP-1单核细胞与内皮细胞的黏附增加。巨噬细胞中ACE2产生的Ang1-7似乎有助于降低单核细胞对内皮细胞的黏附，因为外源性ACE7抑制了ACE2诱导的单核细胞对内皮细胞的黏附。

AngⅡ诱导THP-1单核细胞MCP-1表达增加。这种增加被这些细胞中ACE2的过度表达所抑制。A799对Ang1-7的抑制作用可部分逆转ACE2的抑制作用，提示ACE2/Ang1-7途径可能在体内抑制单核细胞MCP-1的表达。

七、血管紧张素转换酶2促进抗动脉粥样硬化微环境

人心肌成纤维细胞中的ACE2和ACE蛋白水平是反向相关的，当ACE2蛋白表达水平较高时，ACE水平会降低，反之亦然。抑制血管紧张素转换酶或血管紧张素转换酶受体12 d可增加活体大鼠心脏中ACE2 mRNA的表达。血管紧张素转换酶对ACE2的负调节作用也在高血压患者的肾脏中显示出来。ACE对ACE2表达的抑制作用是通过AngⅡ/AT1R/MAPK途径介导的，因为AngⅡ下调ACE2，阻断AT1R、ERK或p38可提高ACE2的mRNA和蛋白水平。ACE2活性的增加将平衡从促进AS的AngⅡ转移到抗AS的Ang1-7微环境。体外使用人脐静脉内皮细胞的研究证实了这一发现，通过评估，ACE2的过表达降低了ACE和AT1R的表达。在球囊损伤诱导的AS模型中，ACE2的局部表达降低了组织AngⅡ水平，升高了Ang1-7水平，也降低了AS斑块中ACE蛋白的水平。血管紧张素转换酶基因表达的降低有助于ACE2水平的进一步降低。这些结果表明，ACE2的斑块稳定作用很可能归因于AS前ACE/AngⅡ/AT1R信号的减少和抗AS的Ang1-7/mas信号的增加。

第七节　内皮素-1

内皮素-1（ET-1）是具有促炎性和增殖性内皮细胞的衍生肽，对血管具有重要调节作用。它参与内皮功能障碍的发生，包括与NO的重要相互作用。在心血管疾病的发生发展过程中，ET-1及其受体的表达和功能发生了明显的变化。ET-1及其受体的增加介导了糖尿病AS和血管并发症的许多病理生理过程。

一、内皮素在动脉粥样硬化发展中的作用

ET-1是血管收缩剂，也是VSMCs的促分裂原，可刺激其迁移和生长。ox-LDL可刺激其产生并增强其血管收缩作用。

ET-1是由血管内皮细胞分泌的肽，它通过与RAS的相互作用参与水盐稳态，也刺激交感神经系统。大量研究报道了该肽对心、肾功能以及血管细胞生长的多效性作用。ET-1与AS疾病的发展有关，并被认为是心力衰竭的致病因素。此外，ET-1对急性心肌梗死（AMI）患者和缺血性中风患者具有短期预后意义。

二、内皮功能紊乱促进内皮素-1的产生

心血管疾病的早期发生内皮功能障碍，其中包括AS以及糖尿病相关的血管并发症。内皮功能障碍的关键因素是NO的生物利用度不高。NO水平降低会使血管张力增加、血小板的聚集和氧化应激反应等一系列疾病，在AS和糖尿病血管病变中这些都是中心特征。几种生物介质可以诱发内皮功能障碍，包括ET-1表

达增加和ET受体表达改变。考虑到ET-1介导的强大的血管收缩、促炎作用和促有丝分裂等突出的生物学作用，ET-1的过度产生可能在心血管疾病中具有重要的病理意义。

三、内皮素-1产生的受控条件

基因转录水平的调控影响ET-1的产生和分泌。多种转录因子可以调控ET-1基因的表达，AP-1、缺氧诱导因子-1、NF-κB、血管内皮细胞锌指1（VEZF1）、GATA结合蛋白2（GATA-2）和活化T细胞核因子GATA-4等，这些转录因子与AS和糖尿病相关。转录因子依次被几种诱导剂，如AngⅡ、细胞因子、葡萄糖、胰岛素和缺氧激活。成熟的ET-1是由Pro-ET-1通过39个氨基酸的中间体BIG ET-1形成的。BIG ET-1由一系列ET转换酶（ECEs）和其他酶，如糜蛋白酶和内肽酶处理成ET-1。在生理条件下，ET-1主要在内皮细胞中少量产生，主要作为自分泌和（或）旁分泌介质。然而，在病理生理条件下，这种产物在几种细胞类型中被刺激，如内皮细胞、血管平滑肌细胞、心肌细胞和炎性细胞。ET-1在AS动物模型以及人类冠状动脉疾病和外周动脉疾病中的表达增加，导致血管收缩张力增强，炎症活动增加，氧化应激增加。

ET-1的作用是通过激活其两个不同的受体ETA和ETB介导的。在血管壁，ETA受体定位于VSMCs，在生理条件下介导ET-1收缩血管的主要作用。ETB受体定位于内皮细胞，通过释放NO介导血管扩张。ETB受体也位于VSMCs上，介导血管收缩。然而，在不同的病理生理条件下，ET受体的表达和功能发生了实质性的变化，导致了生物反应的改变。

四、内皮素-1与动脉粥样硬化

ET-1在AS中的表达增加，在正常表达低水平ET-1的细胞（如血管平滑肌细胞和炎性细胞）中观察到表达增加。因此，从动脉粥样硬化性冠状动脉获取的人VSMCs比从非动脉粥样硬化性冠状动脉获取的细胞表达更多的ET-1。ET-1与严重肢体缺血患者的巨噬细胞斑块区域有关。与野生型小鼠相比，过表达ET-1显著增加了高脂饮食喂养小鼠的AS病变范围和脂代谢基因的表达。这说明ET-1过表达会促进脂质生物合成，从而使AS发展加速。多元回归分析表明，组织ET-1水平是慢性肾脏疾病患者AS进展的主要预测因子。

此外，在AS的动脉中，BIG ET-1和ECE1的表达增加。在内皮细胞、血管平滑肌细胞、AS病变的纤维帽中可发现ECE-1。通过检测AS患者血浆ET-1的形成和活性，探讨ECE-1在AS中表达增加的功能相关性。服用大剂量ET-1导致AS患者的前臂血管收缩比年龄匹配的对照组更明显，并且增加了ET-1的局部形成。这些观察结果表明，在AS患者中，ECE-1表达的增加转化为ET-1形成的增加和血管张力的增加。

在人类AS的动脉中，ETB受体的数量增加。表达定位于炎症细胞和血管平滑肌细胞。有人认为泡沫巨噬细胞和T淋巴细胞调节血管平滑肌细胞从ETA受体到ETB受体的表达转换，在AS的进展中或许起重要作用。此外，冠心病患者乳内动脉中ETA和ETB受体的表达均增加。在AS小鼠的血管中，不仅只有ET-1的受体蛋白表达增加，而且ET-1的总结合容量也被描述为增加，这主要是由于增加了与ETA受体的结合。如图1-4所示，ET-1及其受体的表达发生了重要的变化，这些变化转化为ET-1在调节血管功能和AS进展中的功能。

除了具有直接的血管舒缩作用外，ET-1还参与了血管壁的炎症过程。具体地说，巨噬细胞可以被ET-1激活，导致促炎和趋化介质的释放，包括TNF-α、IL-1、IL-6和IL-8。小鼠心脏中ET-1的过度表达与炎症反应有关，包括NF-κB的激活和促炎细胞因子（TNF-α、IL-1和IL-6）的表达。反过来，转录因子和促炎细胞因子，如NF-κB、TNF-α和IL-6刺激ET-1的产生。ET-1促进TNF-α刺激VCAM的表达，提示ETB受体参与其中。此外，ET-1刺激中性粒细胞聚集。相反，阻断ET受体可减少缺血心肌中中性粒细胞的聚集和髓过氧化物酶活性。在内皮细胞ET-1基因敲除的小鼠中，颈动脉结扎造成的血管损伤后的血管炎症和新生内膜形成减弱。IL-6与人类AS和内皮功能障碍有关。ET-1在体外和体内刺激IL-6的释放，ET-1诱导的人VSMCs释放IL-6涉及NF-κB的激活，而IL-6的释放可能会进一步增加氧化应激。

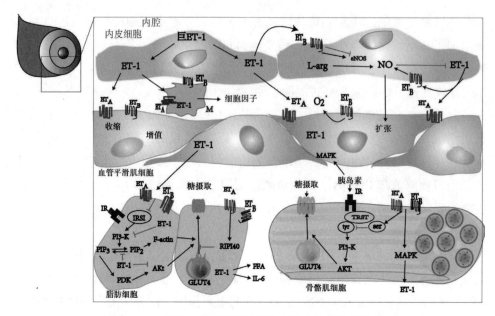

图1-4　内皮素-1在动脉粥样硬化中的生物学作用示意图

注：ET-1在这些病理生理情况下在几种细胞类型中表达，包括内皮细胞、血管平滑肌细胞、巨噬细胞和脂肪细胞。ET-1通过激活血管平滑肌上的ETA和ETB受体介导血管收缩，通过刺激ETB受体和从内皮细胞释放NO来促进肌肉细胞和血管舒张。ET-1可能对内皮细胞产生抑制和刺激作用。ET-1的其他作用是刺激血管平滑肌增殖、激活巨噬细胞诱导的细胞因子产生和刺激超氧化物生产。ET-1通过特定的受体依赖性机制抑制骨骼肌细胞和脂肪细胞中胰岛素刺激的葡萄糖摄取。胰岛素受体（IR）并通过干扰GLUT4易位。ET-1在脂肪细胞中的其他作用是刺激脂肪分解、释放游离脂肪酸（FFA）和IL-6等细胞因子。总地来说，ET-1的作用导致血管收缩张力增加、内皮功能受损、氧化应激、炎症和胰岛素抵抗。其他缩写：IRS1：胰岛素受体底物1；PI3K：磷脂酰肌醇3激酶；PIP2：磷脂酰肌醇4，5-二磷酸；PIP3：磷脂酰肌醇3，4，5-三磷酸；PDK：PIP3依赖性激酶；F-肌动蛋白：丝状肌动蛋白；RIP140：核受体相互作用蛋白140。

第三章

动脉粥样硬化的防治

AS是以动脉内膜病变（常发生在动脉壁）为主要特征，常伴有复合碳水化合物和脂质沉积，进而形成血栓最终发展成动脉闭塞、动脉瘤、破裂和钙化等并发症的一种疾病，病因复杂且发病因素与吸烟、高胆固醇饮食、高血压、高血糖和高血脂相关。当今社会心脑血管疾病已成为最主要的致死和致残疾病，而AS是心脑血管疾病的重要病理基础，所以对AS干预治疗是医学界研究的重点并迫在眉睫。

第一节　抗动脉粥样硬化治疗的发展

一、抗动脉粥样硬化治疗的新发展

目前抗动脉粥样硬化治疗的治疗策略：

AS的最新治疗策略之一是纳米医学，它包括化学、生物和物理技术应用。纳米医学，包括纳米粒子靶向治疗、药物输送、纳米可视化，已经被引入并正在进行测试。由于AS是一种多因素疾病，在AS斑块中存在许多纳米医学方法的可能靶点:细胞外基质、内皮细胞和巨噬细胞。

巨噬细胞是一个有前途的靶点，主要是因为有效的NP靶向性的可能性。NP设计可以通过携带治疗剂，如降脂和抗凝血药物、siRNA和DNA质粒，为AS的靶向治疗提供组合方法。将此类药物直接递送至靶细胞，无论是在体外还是体内均显示出抗AS作用。

目前，在体外对动物模型（主要是ApoE和LDLR/小鼠）和人类破裂斑块进行的几项研究中已经确定巨噬细胞在AS发病机制中的关键作用。在动脉壁中，巨噬细胞通过许多细胞受体参与免疫反应，如Toll样受体（TLR）、甘露糖受体（磁共振）、SRs和Fc受体，这些分子中的一些目前被认为是AS治疗的潜在靶点。在AS斑块的生长中，巨噬细胞积极参与脂质积累，产生泡沫细胞并扩大斑块。此外，巨噬细胞还通过释放提供AS炎症成分的细胞因子和趋化因子来促进免疫反应。

在AS中，单核细胞/巨噬细胞的异质性向促炎性激活的流行方向转移，促炎性或M1巨噬细胞释放肿瘤坏死因子-α、白细胞介素和趋化因子，并产生高水平的活性氧和一氧化氮。同时，抗炎M2巨噬细胞表型的特征是分泌白介素-10和白介素-1受体激动剂，并可能诱导斑块消退和组织修复。巨噬细胞通过胆固醇流出和氧化低密度脂蛋白（ox-LDL）摄取参与脂质代谢。氧化低密度脂蛋白颗粒通过与巨噬细胞清除剂受体（CD36、SR-A1）和凝集素样ox-LDL受体-1（LOX）的相互作用被内化，然后在溶酶体中加工。随后，游离胆固醇通过ABC（ATP结合盒）转运蛋白（ABCA1和ABCG1）从巨噬细胞中释放出来，促进高密度脂蛋白的形成并去除多余的胆固醇。然而，当胆固醇流出系统因血浆脂质水平过高而失调时，泡沫细胞就会形成，这被认为是AS的标志。

此外，纳米粒子可用于血管和斑块的精确可视化。新的药物递送策略包括用线粒体靶向类脂质载体的方法，该方法旨在减少线粒体功能障碍和减轻mtDNA的损伤，有助于AS病理状况的发展。

二、动脉粥样硬化治疗技术的进展

（一）药物洗脱支架技术的动脉粥样硬化治疗

药物涂层球囊作为一种非支架技术，可以通过充气球囊在血管壁处理后均匀递送抗增殖药物，使永久性金属植入物的需求最小化，是一种治疗AS有效持久的策略和颇有前景的治疗手段。药物洗脱支架可实现短期内的血管扩张，它的出现是医学上一个具有里程碑意义的进步，它能够将术后再狭窄率降至10%以下。然而，伴随着临床应用的不断深入，现有的药物洗脱支架已逐渐暴露不足，如可能发生血栓、慢性炎症和支架内再狭窄，这些都与支架涂层对内皮化进程的减缓及涂层本身欠佳的生物相容性有关，所以设计更安全和高效的药物洗脱支架非常必要。

研究者将改善裸金属支架的表面生物相容性，在其表面使用表面引发的原子转移自由基聚合的方法构建了具有良好防污性能和血液相容性的涂层。两性离子因其特有的仿生结构，与细胞膜表面丰富的磷脂酰胆碱具有一定类似性，如磷胺两性离子、磺酸基甜菜碱等。这种表面接枝两性离子聚合物刷的金属支架，细胞毒性较低。同时也尝试使用2-（溴化丁基-氧基）丙烯酸乙酯超支化聚合物及超支化聚酯构建裸金属支架表面涂层，结果表明，此方法构建的聚合物涂层不会引起血小板黏附、红细胞破裂、溶血等现象，具有血液相容性好、防污性强、细胞毒性低等优点，展现出在治疗心血管疾病方面的潜力。

随后，研究者为解决药物洗脱支架在使用过程中会抑制内皮细胞再生的问题，设计并合成丙烯酸与磺胺两性离子共聚物，将其接枝到裸金属支架的表面，同时将内皮祖细胞特异性识别的蛋白血管内皮钙黏蛋白牢牢固定在此共聚物的链上，并由此提出"短期抗凝和长期内皮化"的冠状动脉支架表面修饰策略。这种抗黏附特性是由两性离子结构和特异性捕获内皮祖细胞的生物功能决定的，蛋白修饰的裸金属支架对内皮祖细胞截留的结果证实了这一点。内皮祖细胞可以分化成为成熟的内皮细胞，并可以促进血管损伤后的再生内皮化，防止支架内血栓形成和再狭窄，动物实验证实了该类支架表现出了内皮祖细胞的覆盖作用，没有明显的内膜增生。为拓展两性离子聚合物刷的应用，开发了一种具有抗凝和促进内皮修复的双功能高分子刷修饰裸金属支架，采用原子转移自由基聚合的方法，将甲基丙烯酸磺乙酯和甲基丙烯酸缩水甘油酯组成的两性离子型嵌段共聚物刷表面诱导接枝在裸金属支架表面，随后再修饰一氧化氮供体，目的在病患部位释放一氧化氮以实现促内皮的效应。结果表明，这种双功能涂层具有良好的抗凝性能、低细胞毒性和显著的内皮化效果，这对于减弱术后再狭窄和晚期支架血栓形成相关的不良反应有很大的潜力。

为简化修饰步骤，还将肝素／一氧化氮供体自组装形成的纳米粒子修饰至裸金属支架表面，利用纳米粒子中肝素的抗凝血特性和一氧化氮供体能够缓慢释放一氧化氮的性质构建了新一类抗凝／促内皮涂层，为提高药物洗脱支架的安全性和有效性提供了新的设计思路。另外，针对目前药物洗脱支架表面同时装载多种药物的挑战，肝素的快速释放可实现抗凝和内皮化，而西罗莫司的缓慢释放可实现长期的抗组织增生治疗。体内实验结果证实了该类支架植入 3 个月后能成功地实现血管内皮化和抗组织增生的目的，这种同时含有亲水和疏水药物的多功能介孔涂层可能是一种很有前途的支架涂层材料。

（二）基于药物涂层球囊技术的动脉粥样硬化治疗

早期的球囊扩张术主要作为金属支架递送与扩张的辅助系统。药物涂层球囊治疗冠脉小血管病的临床试验结果，证实了药物涂层球囊可以进入小血管、分叉和病变血管，具有更加高效、灵活的递送能力。随后，研究者致力于通过改进药物涂层球囊的涂层材料与技术以增强输送抗增殖药物的效率。药物涂层球囊的涂层材料通常由赋形剂和药物组成。其中，赋形剂是影响药物溶解性、涂层耐久性和药物释放的重要因素。

目前研究较多的包括化合物、高分子聚合物和纳米粒子类赋形剂。化合物类赋形剂按其性质又可分为亲水性、疏水性和两亲性化合物赋形剂。然而，化合物类赋形剂通常缺少药物控释能力，相比之下，使用高分子聚合物包埋药物能实现此目的。若想取得较好的疗效，可能需要多次球囊介入术治疗，这必然增加患者的痛苦。纳米载体能有效封装药物并控制药物缓慢释放（长达数十天至几个月），因而成为一种极具潜力的涂层赋形剂。然而，药物与赋形剂涂层球囊大多具有药物滞留率低的问题。虽然使用纳米材料复合涂层可以在一定程度上提高药物滞留率，但由于其治疗方式的单一性，仍不能满足复杂动脉硬化的治疗需求。

开发基于药物涂层球囊的联合治疗新技术对于AS具有重要意义。纳米马达技术的出现为传统的药物递送系统带来了可能的突破，纳米马达具有一定的运动能力，可望实现在组织部位的深层渗透。而纳米马达技术同样可为解决药物涂层球囊的涂层在AS斑块部位滞留效率低的问题提供可行的策略。另外，考虑到AS形成过程的多重复杂因素，单一的药物治疗策略可能无法达到理想效果，多种治疗策略的联合使用可能是较为可行的方法。如AS形成过程中炎症巨噬细胞起到了重要作用，故而针对炎症巨噬细胞清除的策略是延缓AS进程的重要方式。而血管部位的长期抗组织增生也是另一个需要考虑的因素。

一种具有自主运动能力的血小板膜包裹载药多孔纳米马达作为药物涂层球囊

的涂层，用于有效治疗AS。首先在负载紫杉醇的多孔二氧化硅空心球上构建不对称分布的铂纳米粒子，利用铂纳米粒子在近红外光照射下产生的光热效应所造成的不对称热泳现象，推动其运动构成纳米马达。再使用血小板膜包裹纳米马达以减少药物在到达斑块之前的泄露，实现药物在病变部位的有效释放。纳米马达的运动能力可以增强药物在斑块部位的滞留效率，同时利用纳米马达运动过程中产生的光热效应实现对炎症巨噬细胞的清除，长期释放的紫杉醇则可实现长期抗组织增生的目的，这些结果均在动物实验中得到了很好的证实。

三、动脉粥样硬化治疗展望

随着对AS病理学的深入研究，研究者的重点逐渐从血脂转移到炎症，并证实了以炎症为靶点治疗AS的有益作用。同时，纳米技术对治疗AS的介入研究在过去的十年中得到了加强，有望为患者带来新的治疗方法。利用纳米工程可以设计具有不同结构、功能的纳米载体，装载不同类型的药物，并在动物（主要是小鼠）实验模型中获得了良好的治疗效果，表现出显著的斑块和炎症减少现象。此外，纳米免疫疗法用于治疗AS也是近几年备受关注的研究方向，因纳米粒子可以通过不同修饰策略与先天性免疫细胞，如单核细胞、巨噬细胞和树突状细胞发生相互作用，从而实现对AS斑块处的免疫调节。

除了传统的被动纳米给药系统，近几年逐渐发展的基于微纳米机器人主动给药系统也在心血管疾病的治疗中取得了一定进展，可望成为未来该类疾病治疗的重要发展方向。微纳米机器人的主动运动能力可促进自身及装载的药物在病变部位的深入渗透，从而提高药物治疗效果。这种兼具传统纳米粒子可设计性和纳米机器人运动能力的新一类主动纳米递送系统，有望为AS引起的心血管疾病的治疗带来新的可能。

第二节　防治动脉粥样硬化进展的药物

一、西药治疗现状

（一）降血脂药物

血脂，是指血清或者血浆中含有的脂类，包含三酰甘油（triglyceride，TAG）、胆固醇（cholesterol，Ch）、游离脂肪酸（free fatty acid，FFA）、磷脂（phospholipid，PL）等，胆固醇又分为游离胆固醇（free cholesterol，FC）和胆固醇酯（cholesteryl ester，CE），二者统称为总胆固醇（total cholesterol，TC）。在血浆中各种脂蛋白有其基本恒定的浓度并维持相互间的平衡，如果其之间的相互的平衡被打破，被称为脂代谢失常或紊乱。对血脂异常者通过饮食和其他生活方式改善等非药物干预后血脂水平仍不正常，应依据血脂异常的类型、AS病变的症状或存在的其他心血管疾病危险因素，尽早采用调血脂药，改善脂代谢异常，降低AS的危险。

高脂血症是一种由血脂异常引起的全身性慢性代谢性疾病。它是加速AS的重要危险因素，会引起冠心病、血栓等心血管疾病，是人类健康的"隐形杀手"。控制和降低血脂可以降低患心脑血管疾病的风险。目前治疗高脂血症的主要方法是化学合成药物。但长期使用降血脂药物会引起各种不良反应，高脂血症患者对有效、无毒药物的需求迫切。

烟酸是最早发现的有效降脂药物之一，可通过降低血浆中的低密度脂蛋白和高密度脂蛋白发挥作用。然而，临床试验并未证实烟酸对心血管事件发生率有有益作用，同时观察到该药物的不良反应，包括皮肤、胃肠和肌肉骨骼影响。

他汀类药物（HMG-CoA还原酶抑制剂）用于ASCVD降低的一线治疗，用于不同强度（低、中或高）的低密度脂蛋白胆固醇（LDL-C）组的患者，LDL-C

降低率高达50%以上。降脂效果可被视为他汀类药物的主要效果，但也可助于ASCVD管理的次要效果（所谓的多效性效果）。他汀类药物也具有抗炎活性，研究表明，他汀类药物可降低促炎细胞因子和CRP的水平，这是一种非特异性但高度敏感的炎症生物标志物。

贝特类药物［过氧化物酶体增殖物激活受体-α（PPAR-α）的激动剂］是另一组属于非抑制剂治疗的药物，主要用于控制TG水平。也有报道称，贝特类药物可与他汀类药物联合使用，以纠正血脂异常和残余心血管风险。

PCSK9（前蛋白转化酶枯草杆菌蛋白酶/克新9型）抑制剂已开始临床应用。这些药物的作用机制与降低PCSK9的血浆水平有关，从而降低其与低密度脂蛋白受体的结合（LDLR）。PCSK9抑制剂的使用为高危患者开辟了新的机会，在一般低密度脂蛋白降低治疗不足的情况下建议使用。然而，这些药物有其局限性。首先，用PCSK9抑制剂治疗的相对较高的价格使其成本无效，并阻碍了其广泛使用。其次，由于这些药物最近才获得批准，迄今对其长期耐受性知之甚少。未来的研究将增加更多关于PCSK9抑制剂安全性和有效性的细节，从而使这些药物在抗AS和抗高脂血症治疗谱中更好地定位。

多糖是由10多个单糖分子与糖苷化合物组成的天然大分子，广泛存在于动物、植物和微生物中，是一种与人类生活密切相关的生物大分子，在维持生命活动中起着至关重要的作用。多糖因其生物活性而被广泛应用于生物化学和医学领域。多糖以其良好的生物相容性和较小的不良反应而受到世界各国的关注。多项研究表明，天然物质多糖具有广泛的生物活性而且参与许多重要的途径，如抗肿瘤、免疫调节、抗氧化、降血糖、降血脂、细胞间识别、免疫识别、细胞运输、细胞转化、肿瘤细胞凋亡等作用，具有广阔的应用前景。木黄酮具有降血脂作用，因其绿色和保健的性质具有广阔的前景。

心血管疾病预防和治疗的现代指南建议将低脂饮食和积极的生活方式作为降低心血管风险的主要措施。膳食补充剂也有其作为风险降低剂的作用，有助于血脂水平的正常化。根据几项试验的结果，ω-3脂肪酸证明能降低血浆甘油三酯，致命和非致命心血管事件的发生。目前最稳定的二十碳五烯酸（二十碳五烯酸乙酯）可降低总体心血管风险，作为他汀类和非他汀类治疗的辅助药物。

积累的临床证据表明，现有的降脂策略可能不足以消除心血管风险，最佳治疗组合（他汀类药物+非他汀类药物方法），从而以更可靠的方式降低心血管风险。通常，不同组患者中可能发生的各种血脂异常是残余心血管事件的主要原因。同时，在AS发展中起关键作用的慢性炎症可能是心血管事件的突出风险因素。尽管，最近在临床实践中取得了进步，但AS仍然是导致残疾和死亡的一个严重原因。需要未来的研究来确定最佳的治疗策略，以更深刻和稳定地降低不同患者群体患心血管疾病的风险。

（二）抗氧化剂

氧化应激是AS发病机制的一个众所周知的组成部分，与促炎信号通路的激活和细胞因子/趋化因子的表达同时发生。大多数已确定的动脉粥样硬化性心血管疾病的危险因素，包括血脂异常、糖尿病和高血压，都伴随着血管壁中活性氧生成的增加。内皮功能障碍是AS形成发展的第一个关键事件，它破坏了血管收缩和血管舒张之间的平衡，增加了内皮通透性，并触发了局部炎症反应，导致炎性细胞向血管壁和细胞因子及其他炎症介质的直接渗透。血管壁中主要的抗氧化系统有超氧化物歧化酶、谷胱甘肽过氧化物酶、帕罗氧磷酶、硫氧还蛋白和过氧化氢酶。超氧化物歧化酶将超氧化物转化为过氧化氢，再由谷胱甘肽过氧化物酶、催化酶和硫氧还蛋白降解。根据所发现的位置，SOD由三种亚型组成——SOD 1（细胞质和线粒体内膜），SOD d2（线粒体基质）和SOD d3（细胞外）。超氧化物歧化酶的上调并不直接转化为活性氧的减少。这是由于其最终产物过氧化氢产生的远端氧化剂的数量增加，这可能有利AS。认为氧自由基对脂质蛋白的氧化修饰是预防AS发生发展的重要措施，应用抗氧化剂有助于预防和治疗AS。

低密度脂蛋白是AS斑块中脂质积聚的主要来源。低密度脂蛋白颗粒在血液中经历了许多修饰，与AS最为相关的是脱氧和氧化，经分析低密度脂蛋白颗粒还显示出含有较少的抗氧化剂，并且在动脉壁的内膜下空间停留的时间更长，因此，氧化的敏感性增加。在易患AS的个体会产生致AS的多变性低密度脂蛋白。氧化低密度脂蛋白积聚在动脉壁易患AS的区域，并导致内皮细胞上VCAM-1、P和E-选择素及其他细胞黏附分子的表达增加。内皮VCAM-1表达的激活由一系列炎症信号驱动，并通过抗氧化抑制机制进行，包括核转录因子NF-κB的氧化还原敏感激活。细胞黏附分子的增强表达导致白细胞募集并浸润到动脉壁的内皮下空间。一旦进入内膜层，单核细胞分化为巨噬细胞并内化脂蛋白变成泡沫细胞。动脉壁中泡沫细胞的存在是早期AS病变的标志。

目前的研究集中在新的活性氧清除剂，专门针对线粒体活性氧，新的基于纳米技术的药物输送系统，基因治疗和抗微小核糖核酸。正在开发抑制氧化低密度脂蛋白作用的合成LOX-1调节剂。临床用于AS性血管疾病的治疗方法，如阿司匹林、他汀类药物和肾素–血管紧张素系统抑制剂，发挥了多效抗氧化作用。

血管紧张素转换酶抑制剂（ACEI）在抗AS中的可能作用机制包括：①恢复和维持血管内皮功能；②抗血小板聚集和促进纤维蛋白溶解；③抑制低密度脂蛋白氧化修饰及调脂作用；④抑制血管平滑肌迁移和增殖；⑤血管紧张素转换酶2、血管紧张素和缓激肽在AS中的拮抗作用。ACEI疗法增加心脏和肾脏血管紧张素转换酶2的表达，可增加局部血管紧张素的含量，其拮抗Ang I 有很多作用，如舒张血管、抗增殖、加强缓激肽的扩血管等作用。

（三）抗血小板凝集药物

目前，临床上最常用的抗血小板药物，包括阿司匹林、双嘧达莫及氯吡格雷等，研究表明，阿司匹林可以有效抑制环氧化酶的活性，使血栓素 A的合成减少、从而降低斑块的易损性，达到抑制炎性反应的作用。阿司匹林作为临床上抗血小板药物的首选，然而氯吡格雷的抗血小板功效比阿司匹林高，可作为不耐受阿司匹林患者的备选药物。

硫氧还蛋白（Trx）是一种具有重要生理功能的氧化还原酶。还原型烟酰胺腺嘌呤二核苷酸磷酸（NADPH）/硫氧还蛋白还原酶/硫氧还蛋白系统的失衡与许多病理，特别是癌症有关，一些硫氧还蛋白和硫氧还蛋白还原酶抑制剂的临床试验已经进行或正在进行中。使用Trx小分子抑制剂（PMX 464和PX-12）来确定Trx活性是否影响血小板功能，以及一种无偏蛋白质组学方法来确定血小板表面潜在的Trx底物，可有助于血小板反应性和功能。

使用LC-MS/MS，研究者发现，PMX 464和PX-12影响了许多细胞表面蛋白中硫醇的氧化状态。血小板黏附和激活的关键表面受体受到影响，包括胶原受体GVI和血管性血友病因子受体GPIb。研究进展揭示了硫氧还蛋白在调节血小板反应中的一种新作用，通过血管损伤部位血小板早期反应所需的蛋白（GPVI和GPIb），突出了pmx464和PX-12作为抗血小板药物再利用的潜在机会。

（四）动脉内皮保护药

引发AS的初始事件是动脉内皮的损伤与内皮细胞功能紊乱。在生理条件下，外周动脉释放内源性的血管保护和抗血栓药物。内皮细胞积极合成血管活性介质，调节血管张力和血小板反应，从而防止血栓形成。AS破坏体内平衡，通过触发血管内的血栓前反应、血小板激活、聚集和血管收缩来促进血栓形成，这些现象最终导致症状性腔内限制或完全阻塞。

肝素本身带有大量的负电荷，可以使之集结于血管内皮上，从而防止血小板、单核细胞与其他有害因子的相互黏附，因此可以保护内皮并抑制平滑肌的增生，具有调血脂和抗血栓形成的作用。但患者口服药物的吸收效果不佳，且较强大的抗凝作用，限制了肝素在临床上的应用。在目前的研究中，大方向主要集中于开发一种既有类似肝素抗AS的作用，又没有以往抗AS不良反应的类肝素（heparinoids）与低分子量肝素，例如硫酸软骨素。

天然类肝素（natural heparinoids）是天然存在于生物体内，结构与肝素相似的一类物质，例如硫酸软骨素（chondroitin sulfate）、硫酸皮肤素（dermatan sulfate）、硫酸乙酰肝素（heparan sulfate）等。天然类肝素一般具有强抗 Xa 因子的作用、半衰期长、而抗凝血因子 IIa 较弱的特点。可用于防治心绞痛、心肌梗死、AS及心脑缺血性疾病等。

白藜芦醇是一种天然多酚，具有抗氧化和抗炎的特性，对内皮细胞和血管平滑肌细胞起着有益的作用。肠道微生物群在免疫系统和炎症过程中起着关键作用，也可能通过影响内皮细胞功能和血管平滑肌细胞增殖来调节心血管并发症的血管重构。目前，有新的证据表明，肠道菌群调节血管平滑肌的增殖和损伤后新生内膜增生的形成。肠道微生物群及其代谢产物（如短链脂肪酸）的变化可能对血管平滑肌细胞增殖、细胞周期进展和迁移有重要影响。

二、中医对动脉粥样硬化的治疗研究

中华医学认为，AS是属于"眩晕""头痛""胸痹""中风"等范畴，认为脏腑亏虚、血瘀、痰浊及毒邪是主要诱因，中医治疗AS以通络活血、抑制斑块形成及抑制炎症反应为主要思路，单味药多以补气滋阴、通络活血、清热解毒为主，复方药多以活血补气、化痰祛瘀为主，中医在复方药中的研究较多。中医在资源丰富性方面明显优于西医。在各种中药中发现的30多种有效活性成分具有降脂作用，其主要机制包括抑制胆固醇吸收、调节脂质代谢和促进胆固醇排泄。中药降脂作用明确，持续，不良反应小。

（一）中药注射剂

中药注射剂是AS常用的中药复方制剂之一，抗AS的常用中药注射剂有丹红注射剂、参附注射液、银杏达莫注射液与红花黄色素注射液。

丹红注射剂的主要成分是丹参和红花，它的功效是活血化瘀、通脉舒络，主要用于治疗冠状动脉粥样硬化及急性冠脉综合征。它可通过降低血液的黏稠度和红细胞沉降速度，来改善冠状动脉供血的情况，在它的作用下促使血浆髓过氧化物酶和丙二醛明显降低，而血浆的NO明显升高，能够改善机体氧化应激状态和预后。

参附注射液的主要组成成分是红参和黑顺片，它的功效是回阳救逆与益气固脱，主要治疗冠心病、心绞痛、动脉粥样硬化性心脏病心功能不全、急性冠脉综合征、不稳定型心绞痛等疾病。其可抑制NADPH氧化酶活性，提高超氧化物歧化酶活性，并明显降低血浆C反应蛋白，在其作用下，急性冠脉综合征患者的血液流变学显著改善。

银杏达莫注射液主要成分为银杏叶、双嘧达莫，具有回阳救逆、益气固脱的功效。其可使血清脑钠肽、血液流变学指标降低，心电图有效率为94.44%。

红花黄色素注射液的主要成分是红花，具有活血化瘀和通脉等功效，在临床上常用于治疗冠状动脉粥样硬化与急性冠脉综合征，其可明显减少实验性糖尿病AS大鼠冠状动脉管壁胶原数量，使急性冠脉综合征患者的炎症指标和血脂水平显著降低。

黄果，一种属于myrtacae科的植物，通常被称为gabiroba。研究结果表明，黄果籽提取物可有效降低血糖、总胆固醇和低密度脂蛋白水平，对糖尿病和高胆固醇血症有潜在的辅助治疗作用，但仍需进一步的药理和毒理学研究。

（二）口服中药制剂

AS发病较早，进程缓慢，通常需要长期的口服中药制剂调控。口服中药制剂主要由单味中药、中成药与汤剂组成。

1.单味中药

抗AS的单味药包括虎杖、当归、刘寄奴、大黄、黄连、水蛭、丹参等。其中，虎杖微苦、微寒，归肝、胆、肺经，主要功效为利湿退黄、清热解毒、散瘀止痛、止咳化痰。其有21个抗AS的活性成分，160个靶点基因，能通过参与4个生物学过程（信号转导、细胞通信、能量通路和代谢）和调控生物信号通路18条。

当归甘、辛、温，归肝、心、脾经，主要功效为补血活血、调经止痛，其作用于AS的机制为减轻炎症反应，保护内皮细胞，可以将低密度脂蛋白变体（LOX-1）、IL-6、MCP-1、VCAM-1等分子的表达下调。

刘寄奴苦、寒，归脾、胃、肝、胆经，具有活血祛瘀、清热利湿的功效，其可使血清TC、TG和低密度脂蛋白胆固醇（LDL-C）降低，使高密度脂蛋白胆固醇（HDL-C）降低。

大黄味苦、性凉，归脾、胃、大肠、肝、心包经，具有清热泻火、凉血解毒、逐瘀通经、利湿退黄等功效，其可使AS的小鼠金属蛋白抑制因子-1（TIMP-1）、IL-10、转化生长因子-β（TGF-β）上调，而使金属蛋白酶2（MMP-2）、金属蛋白酶9（MMP-9）、TNF-α、干扰素-γ（IFN-γ）下调。黄连味苦、性凉，归心、肝、脾、胃、胆、大肠经，主要功效是清热燥湿、泻火解毒，它的成分小檗碱能够使高脂喂养小鼠的体质量降低，减缓主动脉粥样硬化斑块的形成。

水蛭味咸、苦、平，有小毒，归肝经，它的主要功效是破血通经、逐瘀消癥，其可减少早期AS大鼠血管内膜上的脂质沉积，明显降低肝脏指数，抑制VSMCs增殖并促进凋亡。

丹参味苦、微寒，归心、肝经，它的主要贡献具有活血祛瘀、通经止痛、清心除烦、凉血消痈，其可抑制炎症反应和血小板凝集，具有抗氧化、抗血栓和抗AS的作用。

2.中成药

抗AS的中成药中，通心络可益气活血与通络止痛，可改善AS患者PAI-1、吸气肌训练（IMT）、hs-CRP、D-二聚体等指标。参松养心胶囊主要功效是益气养阴、活血通络与清心安神，可使冠状动脉粥样硬化性心绞痛的患者，心肌钙蛋白T（cTnT）、肌酸激酶、D-二聚体降低从而保护心肌。灯盏花素片可活血化瘀、通络止痛，抑制AS患者氧化应激与炎症反应。复方芪麻胶囊的功效是健脾益气、化痰通络，其作用可降低血脂、保护血管内皮的功能和抑制炎症因子表达。复方三七颗粒可清脑、降压，可使血清白细胞、hs-CRP等炎性因子的水平明显降低。和畅膏可滋养肝肾、益精添髓，可降低baP-WV、cfPWV、RI、TC、TG、LDL-C水平。脑心通的功效是益气活血、化瘀通络，可调控高血压伴AS患者的血压，降低血液血脂水平及血液黏稠度。调脂柔脉颗粒的功效是健脾益肾、燥湿化痰、活血化瘀、降脂化浊，可降低颈动脉粥样硬化患者的血脂指标。通阳宽胸颗粒可行气、活血、化瘀，用于治疗AS，可改善炎症和血脂水平，调节脂质代谢转运的平衡。新活络效灵丹可活血祛瘀、通络止痛，用其干预早期AS模型小鼠，可提高小鼠主动脉组织小窝蛋白-1（Cav-1）和高密度脂蛋白受体（SR-BI）的mRNA表达水平。心可舒片活血化瘀、行气止痛，可调节PI3K/Akt/eNOS和Raf/MEK/ERK途径。心痛泰颗粒活血化瘀、理气止痛，可调控AS小鼠细胞间黏附分子ICAM-1、VCAM-1的表达。降脂宁（JZN）是具有降血脂、软化血管作用的中药配方。临床上用于治疗高脂血症，疗效显著。

金丝桃提取物对高脂大鼠的降血脂作用，添加肉苁蓉提取物可显著改善甘油三酯、总胆固醇和低密度脂蛋白胆固醇水平。HFD处理组补充粗皮草提取物导致HDL-C胆固醇升高。黄花糙皮提取物可减少HFD并发症，可能是治疗高脂血症和肥胖的有益中药。

AS斑块的形成、失稳和最终破裂导致急性心血管事件，包括心肌梗死和卒中。大黄素（1，3，8-三羟基-6-甲基蒽-9，10-二酮）是从中药大黄中分离得到的一种具有药理活性的成分。该分子具有抗氧化、抗炎、抗增殖、抗凋亡和调脂作用。实验研究表明，大黄素具有减轻和稳定AS斑块的作用。

3.中药汤剂

补肾活血方可补肾、活血化瘀，可有效稳定AS斑块，显著改善血脂水平，缓解临床症状。当归补血汤可益气生血，用其治疗AS，可使过氧化脂质（LPO）的含量降低，超氧化物歧化酶（SOD）的活性升高。瓜蒌薤白半夏汤的功效是行气解郁、通阳散结与祛痰宽胸，其可通过降低血清中趋化因子5（CXCL5）的表达，抑制冠心病、心绞痛患者的炎症反应。

化斑通络方具有活血通络化痰散结的功效，可降低颈动脉粥样硬化患者TC、TG、LDL-C、HDL-C和CRP水平。化湿通络方可祛湿化痰、活血化瘀、补气健脾，用其治疗AS模型大鼠，发现其可显著减轻大鼠的内膜损伤，并可改善血脂水平。活血潜阳方可活血化瘀、平肝潜阳，用其治疗颈动脉粥样硬化、H型高血压病患者血栓前状态，发现它可以改善颈动脉内中膜的厚度、Crous积分、颈动脉内径。理心汤可益气养血、活血通络，将其用于治疗动脉硬化型心肌缺血型大鼠，发现其可降低实验大鼠TG含量，明显增加HDL-C含量。双降汤活血通脉、化痰泄浊，可明显降低AS患者血清MCP-1、促黑激素释放抑制因子（MIF）、MMP-1、MMP-9，升高血清TGF-β1水平。

第三节　动脉粥样硬化的疫苗防治策略

AS是一种慢性炎症性疾病，其特征是单核细胞逐渐渗入内皮，形成含有脂质、白细胞、平滑肌细胞和炎症介质的斑块。这些斑块会变得不稳定并且易于破裂，引发急性血栓性血管事件，导致心肌梗死、中风和心脏性猝死。疫苗可以选择性靶向性地激发其相应的免疫反应，为实施疫苗策略来防治AS创造更广阔的平台。

一、动脉粥样硬化疫苗研究中的潜在特异性抗原

抗AS的疫苗治疗方案是诱导机体产生特异性免疫应答。这种方法的难点在于确定与AS形成相关的特异性抗原，使其可用于激活抗原特异性免疫应答。大多数寻找潜在抗原的研究仍处于临床前试验阶段（见表1–1）。

表1–1　部分疫苗临床前研究进展

靶　点	生物制备	动物模型	免疫类型	治疗效果
ApoB–100的p210和p143	与BSA偶联的合成肽	ApoE$^{-/-}$小鼠	B细胞介导的免疫应答，AS保护效果与抗体水平相关	降低AS进程的60%
ApoB–100的p45，p74和p240	与BSA和MDA偶联的合成肽	ApoE$^{-/-}$小鼠	B细胞介导的免疫应答，AS保护效果与抗体水平显著相关	使用p45降低AS进程的48%；使用p74降低AS进程的31%
ApoB–100的p2	合成肽	ApoE$^{-/-}$小鼠	B细胞介导的免疫应答，AS保护效果与抗体水平显著相关	降低AS进程的40%
ApoB–100的p45和p210	与BSA偶联的合成肽	表达人体ApoB–100的LDLr$^{-/-}$小鼠	抗AS不是由抗体介导的，Treg细胞的激活是AS保护的一种可能机制	使用p210降低动脉粥样硬化进程的59%；使用p45降低AS进程的66%
TT/CETP破伤风毒素	合成肽	新西兰白兔	B细胞介导的免疫应答	HDL水平提升42%，LDL水平降低24%，AS进程降低39.6%

靶　点	生物制备	动物模型	免疫类型	治疗效果
CETi-1破伤风毒素	合成肽	健康志愿者	B细胞介导的免疫应答	接受第二次注射的患者中有53%产生了抗CETP抗体

（一）动脉粥样硬化斑块内相关外源性抗原

探索抗原的合理方法是将重点放在病灶本身即AS斑块，在AS斑块中已发现许多外源抗原，包括肺炎支原体、肺炎衣原体和牙龈卟啉单胞菌等，巨细胞病毒、人类免疫缺陷病毒、肠道病毒以及丙型肝炎病毒等。至于这些病原体是否引致AS仍未能确定。牙周病原体最近在研究中受到重视，许多人发现牙周病患者多伴随AS疾病，实验动物暴露于牙龈卟啉单胞菌后AS加剧，而对牙龈卟啉单胞菌的免疫减缓了AS。不过这些病原体在人类AS中的直接作用仍然是不确定的，目前尚不清楚靶向牙周病原体的疫苗是否适用于人类AS患者。

（二）动脉粥样硬化斑块内相关内源性抗原

因为LDL和其他含有ApoB-100的脂蛋白是AS血栓形成的主要原因，所以源自它们的抗原是疫苗开发的首选。使用不同辅助基团修饰疫苗制剂中的全天然或ox-LDL，在实验动物身上已经证明了其免疫效果。然而，抗原的确切表位和机制尚未完全清楚。因LDL是一种由甘油三酯、载脂蛋白、磷脂和胆固醇酯组成的大分子物质，所以在临床可用的疫苗制剂中使用天然的LDL作为抗原是不实际的。LDL分子的复杂性使得分子内的免疫原性表位难以确定。鉴于使用LDL作为抗原免疫得到了良好的实验数据，确定LDL中的抗AS抗原表位是重中之重。

ApoB-100（主要蛋白质组分由LDL和其他致动脉粥样硬化的脂蛋白）中的潜在抗原表位，然后将其作为抗原通过免疫实现抗AS作用。研究最初筛选了由4 536个氨基酸组成的人体ApoB-100蛋白，并设计了跨越整个ApoB-100序列的302个肽库（每20个氨基酸，与前一个序列具有5-氨基酸重叠）。在这些20聚体肽序列中，鉴定了在人血浆中检测到具有抗体的免疫应答的102种肽。随后的测试显示，当该疫苗制剂用于高脂血症小鼠时，几种免疫反应性肽（包括p2、p143、p210）使AS现象减少40%~70%。因为基于p210的疫苗具有最持久的抗AS

作用，已有研究团队使用p210作为疫苗制剂中的原型抗原，以ApoB-100肽作为抗原，是开发AS疫苗的临床前关键步骤。

使用p210疫苗与对照受试者相比，使用p210疫苗免疫的患者主AS显著减轻。设计实验研究p210IgG滴度的变化，对照组25周内IgG滴度无明显变化，但实验组在25周时表现出高p210IgG滴度，且接种p210免疫的小鼠IgG滴度显著低于仅接受佐剂的小鼠。这一观察结果表明：①p210疫苗诱导抗体类转换为IgG；②p210IgG可以作为疫苗接种的标志物。除了减少主AS之外，p210疫苗还激活CD8$^+$T细胞，在免疫位点和AS斑块中引起树突状细胞的减少。有实验报道，将CD8$^+$T细胞从p210免疫的小鼠移植到幼小的非免疫小鼠中，验证了主动免疫的抗AS作用。p210可诱导CD8$^+$T和CD4$^+$T细胞反应。通过p210免疫抑制AS与CD4$^+$CD25$^+$T细胞反应有关。注射抗CD25抗体减少CD4$^+$CD25$^+$细胞，能降低p210免疫的抗AS作用。然而，无论以何种形式递送，p210免疫后AS的减轻，表明p210是疫苗制剂的候选抗原。

二、动脉粥样硬化疫苗研究中的其他抗原

（一）胆固醇酯转运蛋白疫苗

从药理学的角度来看，虽然他汀类药物通过作用于胆固醇的生物合成途径，可以提供了一种降低LDL-C血浆浓度的方法，但这种方法并不足够成功，因为与AS相关的心血管疾病相关的死亡人数仍在继续增加。因此，仅基于降低胆固醇疗法的AS治疗仍然必须证明在降低心血管疾病方面的显著功效。

由于这一过程的特征是动脉内膜中脂肪的积累，其中先天免疫和获得性免疫在AS形成过程中起着重要作用，免疫反应的调节作为其预防和治疗策略引起了人们的注意，有助于恢复脂质代谢的稳态和对抗炎症状态。对几种可能的潜在蛋白质的研究已经确定了它们降低与AS进展相关的发病率和死亡率的能力。在所采用的不同策略中，胆固醇酯转移蛋白（CETP）已被作为潜在的治疗靶点（19~21）进行研究。CETP促进胆固醇酯、甘油三酯和磷脂在高密度脂蛋白和含载脂蛋白B（LDL和VLDL）的脂蛋白之间的移动。对应于66~74 kDa血浆糖蛋白，主要在肝脏中表达，并分泌到血流中与脂蛋白结合。人群研究表明，血药

浓度降低和（或）CETP活性降低与HDL-C水平升高有关（23～25），尽管一些研究表明相关性不太明显，但大多数研究表明，血浆CETP浓度低的受试者出现心血管疾病的概率较低。临床试验阶段报告表明，一组日本受试者虽然缺乏CETP，但HDL-C水平高，LDL-C水平低，心血管疾病发病率低。

（二）鼻黏膜疫苗

由胶束纳米颗粒制剂组成的疫苗HB-ATV-8的鼻腔给药被设计为免疫疗法，以降低体内CETP活性。疫苗纳米颗粒包含一个12个氨基酸的合成肽，对应于CETP的碳末端结构域，添加了一个氮末端半胱氨酸和一种关键的脂质混合物，包括caldarchaeol。溶血磷脂酰胆碱的使用使肽保持关键的α-螺旋构象，同时获得结构稳定性和免疫原性。因此，研究者提出了一种简单、廉价和有效的方法，通过在鼻黏膜表面应用纳米颗粒制剂来产生免疫原性。对胆固醇喂养兔的研究表明，经鼻给药HB-ATV-8疫苗可显著减少主动脉AS病变，同时减少与肝纤维化病变相关的非酒精性脂肪性肝病（NALFD）。

使用针对AS的生理病理学中涉及的关键蛋白的自身抗体产生的免疫学方法已经开始发挥作用。在用于抑制CETP功能的几种免疫学方法中，疫苗HBATV-8是唯一一种采用普通脂质和肽的混合物组成的胶束纳米颗粒制剂，并使用简单的递送装置来提供非侵入性鼻内接种的方法。接种疫苗可以改善由HFD引起的AS和肝脏损伤，改善甘油三酯代谢，促进AS保护和抗炎信号。

（三）其他疫苗

AS调节策略用疫苗，并不仅仅是针对CETP，由于AS"新"危险因素不断被发现，为疫苗策略提供了更多的实施机会。

1.前蛋白转化酶枯草溶菌素9疫苗

前蛋白转化酶枯草杆菌蛋白酶/克新9型（PCSK9）已成为治疗高胆固醇血症和AS的有前途的治疗靶点。PCSK9与低密度脂蛋白受体结合并增强其降解，导致低密度脂蛋白胆固醇（LDLc）清除率降低，促使AS的风险更高。

目前的研究表明，AT04A肽基疫苗对PCSK9进行主动免疫可以诱导抗体，抗体可以有效地结合和清除循环中的PCSK9，并减少循环中的TC、（Ⅴ）LDL-C、

TG和炎症生物标记物，这伴随着血管炎症的减少而减少AS小鼠模型主动脉中的AS和斑块。LDL-C是与心血管疾病过早发展呈正相关的主要危险因素之一，1PCSK9抑制可减少AS事件。

2016年欧洲心脏学会/欧洲心脏病学会指南作为成人高低密度脂蛋白胆固醇的二线治疗，其胆固醇不能通过饮食或他汀类药物治疗得到充分控制。对携带PCSK9 LOF等位基因或PCSK9 GOF等位基因的感染性休克患者血浆中的炎性细胞因子进行了测定。发现携带LOF等位基因的患者的血浆细胞因子浓度明显较低。从PCSK9敲除小鼠获得的数据显示炎症细胞因子的产生在对脂多糖的反应中减少。巨噬细胞来源的PCSK9直接促进小鼠的病变炎症，与全身脂质变化无关。在动脉壁中积累的PCSK9诱导促炎Ly6嵌合细胞向AS病变中的浸润，表明人PCSK9对动脉粥样硬化病变成分的局部影响。因此，血浆PCSK9水平的降低本身也可能对血管炎症和AS斑块的形成具有直接的局部影响。最近强调了冠心病相对风险的变化和由于遗传变异导致的终生LDL-C水平的绝对变化之间的联系。AT04A抗PCSK9疫苗是满足长期LDL-C管理要求的理想治疗剂，因为它具有持续的疗效，并伴有抗炎作用。AT04A目前正在一期临床试验中进行测试，为防治AS提供了一条新的研究途径。

2.针对HSP抗原的疫苗

HSP是一种高度保守的应激蛋白，它们在正常条件下存在于细胞中，当细胞暴露于压力条件下（例如pH变化或缺氧）时可以高水平表达。HSP同样影响AS进程。在最近的一项研究中，该疫苗使用了PBS缓冲液配制的全蛋白HSP65、DNA或两者结合进行多次鼻腔用药，所有疫苗制剂均诱导HSP65IgG应答，降低胆固醇水平，减少AS。

3.树突细胞疫苗

最有效的抗原呈递细胞是树突状细胞，通过其进入宿主并递送抗原，可以引起免疫反应。有研究者以ox-LDL作为抗原，将细胞静脉注射到新生小鼠中，负载ox-LDL的树突状细胞的转移诱导产生Th1应答，增加ox-LDL的IgG滴度，减少AS。

4.流感疫苗

由于呼吸系统和循环系统之间广泛的相互作用，流感和肺炎球菌疫苗接种被推荐用于心血管疾病的预防和治疗。接种疫苗的有益作用在AS病因学中较为明显，这有助于认识适应性免疫和先天免疫在AS中的作用。AS是由LDL-C胆固醇内膜浸润和巨噬细胞激活驱动的免疫炎症过程。疫苗心脏保护作用的机制不仅与消除感染及其并发症有关，还与AS免疫炎症模型的改变有关。

通过对心血管疾病的患者接种流感疫苗来预防AS等心血管疾病。调查研究表明，流感季节期间急性心肌梗死和病死率升高，表明心血管疾病与流行性感冒之间存在关联。通过大数据分析进一步提出了流感疫苗有益于心血管疾病的二次保护。流感疫苗的接种可能减少了AS斑块中的炎症信号传导，进而减少急性心血管疾病。

5. DNA疫苗

针对趋化因子途径的DNA疫苗接种可能为AS的治疗提供一种潜在的治疗选择。并且易于破裂，引发急性血栓性血管事件，导致心肌梗死、中风和心脏性猝死。

单核细胞在AS斑块的形成中起主要作用。基于表达的趋化因子受体，有两种主要的循环单核细胞亚群。经典（Ly-6Chi）单核细胞具有高水平的CCR2和低水平的CX3CR1，而非经典（Ly-6Clo）单核细胞具有低水平的CCR2和高水平的CX3CR1。在AS形成的早期，CCL2在吸引炎性单核细胞方面起着重要作用，同时也需要CX3CR1进入斑块。巨噬细胞根据微环境中的刺激分化为不同的表型，简单的分类将M1巨噬细胞描述为促炎性的，而M2巨噬细胞通常是抗炎性的。巨噬细胞也可以在斑块内增殖。在小鼠中，巨噬细胞的化学耗竭显著减轻了AS。由于巨噬细胞移出斑块的情况很少，并且单核细胞在斑块中的持续积累与病变大小的增加有关，因此，靶向单核细胞/巨噬细胞内流是抑制疾病进展的潜在治疗选择。

为了评估阻断CX3CL1/CX3CR1途径对AS形成的影响，研究者开发了一种针对CX3CR1的DC靶向DNA疫苗用于小鼠AS模型，给小鼠喂食正常饮食，以更接近地模拟在人类中发现的AS病变。这种疫苗接种导致巨噬细胞募集减少和对AS的显著保护。

第四节 基因芯片在防治动脉粥样硬化中的应用

基因芯片技术是基因检测技术随着人类基因组计划而出现的，可同时监测成千上万个基因的表达，并广泛应用于疾病发病机制的研究、疾病分类和诊断。利用基因芯片技术，可以高速检测大量基因，为研究AS的发生与发展机制提供了极大的便利。

一、基因芯片相关技术——微阵列技术

微阵列技术是分子生物学中的一种新工具，能够同时定量来自给定细胞或组织样本的数百或数千个基因转录物。微阵列有数千个已知序列的DNA片段或寡核苷酸，在芯片上以已知的行列顺序排列，已被反向转录和标记的样品RNA的杂交能够检测和定量特定转录物。对正常和疾病状态下的系统性基因变化进行定量的能力，已经在许多生物医学学科中取得了显著的进展，包括脂蛋白和AS研究，并且可以用于发现诊断/预后和预测性生物标志物，以及测试潜在治疗剂的有效性。微阵列实验的设计和分析给临床医学带来了一些独特的问题，这是由于与生物样品的获取和处理、检测的灵敏度和特异性、数据的可靠性和再现性以及该技术在基于多中心的临床研究中的适用性相关的固有问题。

转录生物标志物的发现在转化医学领域代表了一种有前途的策略，用于早期疾病检测、复杂疾病的个性化治疗的开发，以及用于疾病特异性信号通路的定义。基于微阵列的转录组分析可同时定量生物样品中的数千个基因转录本，因此是一项前沿技术，可用于识别正在研究的表型的潜在生物标志物。微阵列包含数千个已知序列的微小的DNA片段点（通常是寡核苷酸）在芯片上。从感兴趣的组织或细胞类型中分离的核糖核酸被转化为标记的cDNA或cRNA，然后与芯片杂交，如果原始RNA制剂中存在的特定转录物包含与芯片上片段/寡核苷酸序列匹配的序列，标记的cDNA或cRNA将与该片段或寡核苷酸杂交。芯片上标签的位置确定了转录序列，其强度与转录丰度成正比。因此，微阵列分析确定特定转录物是否存在，并提供特定转录物的定量读数。这项技术有助于发现不同实验条件或

疾病状态下转录水平的差异。

对细胞培养微阵列研究，在确定脂蛋白代谢、AS和血管疾病相关的关键基因和通路方面取得了特别丰硕的成果。在正常与疾病状态下或营养或药物干预后，研究肝、肠和主动脉等组织中基因表达的能力是使用模型生物寻找转录生物标志物的关键优势。因此，动物模型中的微阵列研究将继续在基础脂蛋白/血管疾病研究中具有吸引力。然而，尽管有许多相似之处，小鼠、大鼠甚至猴子的转录反应不能被假设为完全模拟人类的转录反应，最终微阵列技术必须在临床试验中应用于人类样本。

人类样本基因表达的微阵列分析提出了特殊的挑战。虽然目标疾病组织/细胞，如来自细针抽吸物（FNA）的活组织检查材料、细胞亚群或来自激光捕获显微切割（LCM）的富集分离物对于这种分析是理想的，但固有的问题与获得这种组织/细胞活组织检查以及可从这些样品中分离用于标准微阵列分析的少量RNA有关。这些挑战在大型临床试验中变得更加严峻。全血、细胞亚群和原代细胞系是临床研究中实用且有吸引力的替代组织。已经开发了在RNA分离之前长时间稳定样品和细胞裂解物的样品收集程序，以及改进的RNA分离方法，显著改善了RNA完整性和随后的临床样品微阵列分析。由于血液中珠蛋白转录物的高丰度，使用微阵列对全血进行全球转录组分析传统上是困难的。但最近的进展使得克服这些问题并对这些生物样品进行基于微阵列的分析成为可能。

AS病变包括不同的细胞类型（例如，内皮细胞、SMC、巨噬细胞和其他炎性细胞）和部分（例如，纤维帽、坏死核心和肩部区域），它们难以通过手动解剖来分离。当从整个病变获得的总RNA用于微阵列分析时，这导致异基因表达模式。为了克服这个问题，可以通过激光捕获显微切割（LMD）从动脉粥样硬化病变的切片中选择性地分离出单个细胞。这项技术基于通过显微镜观察靶细胞，并将激光能量转移到不耐热的聚合物上，形成聚合物-细胞复合物，从而可以去除感兴趣的细胞。从LMD获得的细胞中分离出的核糖核酸数量很少。然而，扩增技术可以产生足够的高质量的RNA用于微阵列。因此，LMD被用于AS和健康血管的基因图谱，因为基因表达模式可以与特定的细胞类型相关联，使用人体组织进行微阵列研究更好；然而，用于AS研究的人类样本的可用性是有限的，尤其是来自初始阶段的损伤。尽管有这种限制，目前已经使用人类AS进行了一些微阵列研究，如动脉内膜切除术、心脏移植手术或器官捐献者造成的损伤。

ChIP-chip可以用于以区域范围和基因组范围的方式分析蛋白质DNA相互作用。DNA微阵列包含设计用来代表基因组序列的聚合酶链反应产物或寡核苷酸探针。与特定蛋白质相互作用的基因组位点的鉴定是基于富含ChIP的DNA和输入DNA到DNA微阵列的竞争性杂交。ChIP-chip协议可以分为两个主要部分：芯片基因的扩增和芯片基因与阵列的杂交。与DNA阵列杂交需要大量的DNA，而与一组代表整个人类基因组的多个阵列杂交需要两轮PCR扩增。芯片DNA和输入DNA的相对杂交强度用于确定探针序列是否是蛋白质–DNA相互作用的潜在位点。由蛋白质结合的实际基因组位点的分辨率取决于染色质的大小和阵列上探针之间的基因组距离。与使用基因芯片进行表达谱分析一样，芯片间实验需要多次重复才能对蛋白质DNA相互作用进行可靠的统计测量。

二、基因芯片技术在临床上应用的意义及展望

在临床实践中，基因芯片技术的应用主要集中在AS患者的遗传筛选上。通过原始通路分析的应用，可以筛选出基因水平上的一些危险因素，为AS的防治提供了一个新的梳理点。

基因水平上的危险因素可作为判断AS不同分期的标志物，可用于早期诊断和预防，早期评估和综合治疗。利用基因芯片技术，研究者可以快速检测到大量的基因，为研究AS的发生发展机制提供了便利。

近年来，虽然基因芯片技术对AS防治的重视程度逐渐提高，并取得了丰富的研究成果，但基因芯片技术仍然存在以下问题：首先，高昂的成本限制了其在经济层面上的应用。第二，基因芯片可以反映基因水平的变化，但不能反映蛋白质水平的变化，因此，PCR和Western blot的实验结果还需要在很多研究中进行验证。第三，许多基因的功能没有被破译，这将导致一些差异基因被检测到，但没有有效解释，因此，需要跨学科检索数据库的支持。第四，动态检测并没有得到基因的手段，仅仅是在特定的时间内才能够检测得到基因的信息，所以，基因芯片的动态检测技术可能会成为未来研究基因芯片的主要发展方向。

研究学者始终相信，随着人类基因芯片技术的不断成熟和进步，上述的问题最终会在生物学领域得到有效的解决，并且会在对疾病发生的原因进行机制性的分析、诊断和药物治疗等方面提供巨大的帮助。

参考文献

[1]　CYBULSKY MI, CHEONG C, ROBBINS CS. Macrophages and dendritic cells: partners in atherogenesis[J]. Circ Res, 2016, 18(4): 637-52.

[2]　RIM SJ, LEONG-POI H, LINDNER JR, et al. Decrease in coronary blood flow reserve during hyperlipidemia is secondary to an increase in blood viscosity[J]. Circulation, 2011, 104(22): 2704-2709.

[3]　BAEYENS N, BANDYOPADHYAY C, COON BG, et al. Endothelial fluid shear stress sensing in vascular health and disease[J]. J Clin Invest, 2016, 126(3): 821-828.

[4]　JOANNIDES R, HAEFELI WE, LINDER L, et al. Nitric oxide is responsible for flow-dependent dilatation of human peripheral conduit arteries in vivo[J]. Circulation, 1995, 91(5): 1314-9.

[5]　BENNETT MR, SINHA S, OWENS GK. Vascular smooth muscle cells in atherosclerosis [J]. Circ Res, 2016, 118(4): 692-702.

[6]　TOUSOULIS D, OIKONOMOU E. Inflammatory cytokines in atherosclerosis: current therapeutic approaches [J]. Eur Heart J, 2016, 37(22): 1723-1732.

[7]　ZHANG Y, YANG X, BIAN F, et al. TNF- promotes early atherosclerosis by increasing transcytosis of LDL across endothelial cells: crosstalk between NF-κB and PPAR-[J]. J Mol Cell Cardiol, 2014, 72: 85-94.

[8]　LINDA L DEMER, YIN TINTUT. Vascular calcification: pathobiology of a multifaceted disease[J]. Circulation, 2008, 117(22): 2938-48.

[9]　ROGERS MA, AIKAWA E. Cardiovascular calcification: artificial intelligence and big data accelerate mechanistic discovery[J]. Nat Rev Cardiol, 2019, 16(5): 261-274.

[10]　KYRIAKIDIS K, ANTONIADIS P, CHOKSY S, et al. Comparative study of protein expression levels of five plaque biomarkers and relation with carotid plaque type classification in patients after carotid endarterectomy[J]. Int J Vasc

Med，2018，2018: 1–8.

[11] CHEN L，YANG Q，DING R，et al. Carotid thickness and atherosclerotic plaque stability，serum inflammation，serum MMP–2 and MMP–9 were associated with acute cerebral infarction[J]. Exp Ther Med，2018，16(6): 5253–5257.

[12] ZMYSŁOWSKI A，SZTERK A. Current knowledge on the mechanism of atherosclerosis and ro–atherosclerotic properties of oxysterols[J]. Lipids Health Dis，2017，16(1):188.

[13] ZHU W，LIU S. The role of human cytomegalovirus in atherosclerosis: a systematic review[J]. Acta Biochim Biophys Sin (Shanghai)，2020，52(4): 339–353.

[14] LI J，WANG S，LI Y，et al. miRNA–mediated macrophage behaviors responding to matrix stiffness and ox–LDL[J]. J Cell Physiol，2020，235(9): 6139–6153.

[15] LIN B，XIE W，ZENG C，et al. Transfer of exosomal microRNA–203–3p from dendritic cells to bone marrow–derived macrophages reduces development of atherosclerosis by downregulating Ctss in mice[J]. Aging (Albany NY)，2021，13(11): 15638–15658.

[16] YIN Z，MA T，HUANG B，et al. Macrophage–derived exosomal microRNA–501–3p promotes progression of pancreatic ductal adenocarcinoma through the TGFBR3–mediated TGF– signaling pathway[J]. J Exp Clin Cancer Res，2019，38(1): 310.

[17] HU Q，LYON CJ，FLETCHER JK，et al. Extracellular vesicle activities regulating macrophage– and tissue–mediated injury and repair responses[J]. Acta Pharm Sin B，2021，11(6): 1493–1512.

[18] CREA F，LIUZZO G. Pathogenesis of acute coronary syndromes[J]. J Am Coll Cardiol，2013，61(1): 1–11.

[19] LIBBY P，PASTERKAMP G，Grea F，et al. Reassessing the mechanisms of acute coronary syndromes[J]. Circ Res，2019，124(1): 150–160.

[20] HEGLAND O，DICKSTEIN K，LARSEN JP. Effect of simvastain in preventing progression of carotid artery stenosis[J]. Am J Cardiol，2001，87(5): 643–645.

[21] OKA K, PASTORE L, KIM IH, et al. Long-term stable correction of low-density lipoprotein receptor-deficient mice with a helper-dependent adenoviral vector expressing the very low-density lipoprotein receptor[J]. Circulation, 2001, 103(9): 1274-1281.

[22] BROUSSEAU ME, KAUFFMAN RD, Herderick EE, et al. LCAT modulates atherogenic plasma lipoproteins and the extent of atherosclerosis only in the presence of normal LDL receptors in transgenic rabbits[J]. Arterioscler Thromb Vasc Biol, 2000, 20(2): 450-458.

[23] KO YG, KIM JS, KIM BK, et al. Efficacy of drug-eluting stents for treating instent restrnosis of drug-eluting stents [J]. Am J Cardiol, 2012, 109(5): 607-613.

[24] AMARENCO P, LABRECHE J, LAVALLEE P, et al. Statins in stroke prevention and carotid atherosclerosis: systematic review and up-to-date meta-analysis[J]. Stroke, 2004, 35(12): 2902-2909.

[25] LUNDBERG AM, HANSSON GK. Innate immune signals in atherosclerosis[J]. Clin Immunol, 2010, 134(1): 5-24.

[26] TAKAYUKI K, KEVIN T, ALESSANDRO S, et al. Vaccination to modulate atherosclerosis[J]. Autoimmunity, 2015, 48(3): 152-160.

[27] THOTA LN, PONNUSAMY T, LU X, et al. Long-term efficacy and safety of immunomodulatory therapy for atherosclerosis[J]. Cardiovasc Drugs Ther, 2019, 33(4): 385-398.

[28] LAGUNA JC, ALEGRET M. Regulation of gene expression in atherosclerosis: insights from microarray studies in monocytes/macrophages[J]. Pharmacogenomics, 2012, 13(4): 477-95.

[29] 陈伟伟, 高润霖, 刘力生, 等.《中国心血管病报告 2017》概要[J]. 中国循环杂志, 2018, 33(1): 1-8.

[30] PANG X, LIU J, ZHAO J, et al. Homocysteine induces the expression of C-reactive protein via NMDAr ROS-MAPK-NFκB signal pathway in rat vascular smooth muscle cells[J]. Atherosclerosis, 2014, 236(1): 73-81.

[31] 郝国庆, 张秀梅. 急性心肌梗死患者的血清同型半胱氨酸水平变化的分析[J]. 现代诊断与治疗, 2016, 27(12): 2310-2312.

[32] STEINBERG D. Thematic review series: the pathogenesis of atherosclerosis. An

interpretive history of the cholesterol controversy, part V: the discovery of the statins and the end of the controversy[J]. Lipid Res, 2006, 47(7): 1339–1351.

[33] ARMSTRONG SM, SUGIYAMA MG, FUNG KY, et al. A novel assay uncovers an unexpected role for SR–BI in LDL transcytosis[J]. Cardiovasc Res, 2015, 108(2): 268–277.

[34] MILLER YI, CHOI SH, WIESNER P, et al. Oxidation–specific epitopes are danger–associated molecular patterns recognized by pattern recognition receptors of innate immunity[J]. Circ Res, 2011, 108 (2): 235–248.

[35] AVINA–ZUBIETA JA, THOMAS J, SADATSAFAVI M, et al. Risk of incident cardiovascular events in patients with rheumatoid arthritis: a metaanalysis of observational studies[J]. Ann Rheum Dis, 2012, 71(9): 1524–1529.

[36] CEKICI A, KANTARCI A, HASTURK H, et al. Inflammatory and immune pathways in the pathogenesis of periodontal disease[J]. Periodontol 2000, 2014, 64(1): 57–80.

[37] MATTIUZZI C, SANCHIS–GOMAR F, LIPPI G, et al. Worldwide burden of LDL cholesterol: Implications in cardiovascular disease[J]. Nutr Metab Cardiovasc Dis, 2020, 30(2): 241–244.

[38] ZHANG YY, VITTINGHOFF E, PLETCHER MJ, et al. Associations of blood pressure and cholesterol levels during young adulthood with later cardiovascular events[J]. J Am Coll Cardiol, 2019, 74(3): 330–341.

[39] NORDESTGAARD BG, CHAPMAN MJ, HUMPHRIES SE, et al. Familial hypercholesterolaemia is underdiagnosed and undertreated in the general population[J]. Eur Heart J, 2013, 34(45): 3478–3490.

[40] VAN' T KLOOSTER CC, VAN DER GRAAF Y, RIDKER PM, et al. The relation between healthy lifestyle changes and decrease in systemic inflammation in patients with stable cardiovascular disease[J]. Atherosclerosis, 2020, 301: 37–43.

[41] PAGIDIPATI NJ, GAZIANO TA. Estimating deaths from cardiovascular disease: a review of global methodologies of mortality measurement[J]. Circulation, 2013, 127(6): 749–756.

[42] DAHLOF B. Cardiovascular disease risk factors: epiemiology and risk

assessment[J]. Am J Cardiol, 2010, 105(1): 3–9.

[43] JIANG F, YANG JM, ZHANG YT, et al. Angiotensin–converting enzyme 2 and angiotensin 1–7: Novel therapeutic targets[J]. Nat Rev Cardiol, 2014, 11(7): 413–426.

[44] GALKINA E, KADL A, SANDERS J, et al. Lymphocyte recruit ment into the aortic wall before and during development of atherosclerosis is partially Lselectin dependent[J]. J Exp Med, 2006, 203(5): 1273–1282.

[45] MULLICK AE, TOBIAS PS, CURTISS LK. Modulation of atherosclerosis in mice by Toll–like receptor 2[J]. J Clin Invest, 2005, 115(11): 3149–3156.

[46] PUDLA M, KULSANTIWONG P, SRISAOWAKARN C, et al. Regulation of sterile alpha– and armadillo motif (SARM) containing protein expression in Pam2CSK4– and Pam3CSK4–activated mouse macrophage cell line (RAW264.7) requires TLR9[J]. Inflamm Res, 2017, 66(12): 1099–1105.

[47] VIJAY K. Toll–like receptors in immunity and inflammatory diseases: past, present, and future[J]. Int Immunopharmacol, 2018, 59: 391–412.

[48] HADOKE PWF, IQBAL J, WALKER BR. Therapeutic manipulation of glucocorticoid metabolism in cardiovascular disease[J]. Br J Pharmacol, 2009, 156(5): 689–712.

[49] MICHAS G, LIBERMAN M, BECKER KC, et al. Reciprocal regulation of 11–hydroxysteroid dehydrogenase 1 and glucocorticoid receptor expression by dexamethasone inhibits human coronary artery smooth muscle cell proliferation in vitro[J]. Mol Cell Biochem, 2011, 346(1–2): 69–79.

[50] SVETKEY LP , HARRIS EL, EDEN M, et al. Modulation of the BP response to diet by genes in the renin–angiotensin system and the adrenergic nervous system[J]. Am J Hypertens, 2011, 24(2): 209–217

[51] VERMA S, BUCHANAN MR, ANDERSON TJ . Endothelial function testing as a biomarker of vascular disease[J]. Circulation, 2003, 108(17): 2054–2059.

[52] HALCOX JPJ , SCHENKE WH, ZALOS G, et al. Prognostic value of coronary vascular endothelial dysfunction[J]. Circulation, 2002, 106(6): 653–658.

[53] BERGER R, PACHER R. The role of endothelin system in myocardial infarction: new therapeutic targets. Eur Heart J, 2003, 24(4): 294–296.

[54] VOLPE M, COSENTINO F. Abnormalities of endothelial function in the pathogenesis of stroke: the importance of endothelin[J]. J Cardiovasc Pharmacol, 2000, 35(4): 45-48.

[55] THYGESEN K, ALPERT JS, JAFFE AS, et al. Third universal definition of myocardial infarction[J]. Eur Heart J, 2012, 33: 2551-25567

[56] PETER L. Inflammation in atherosclerosis[J]. Nature, 2002, 420: 68-74.

[57] SHEIKINE Y, HANSSON GK. Chemokines and atherosclerosis[J]. Ann Intl Med, 2004, 36: 98-118.

[58] KARPER JC, EWING MM, HABETS KLL, et al. Blocking toll-like receptors 7 and 9 reduces postinterventional remodeling via reduced macrophage activation, foam cell formation, and migration[J]. Arterioscler Thromb Vasc Biol, 2012, 32(8): 72-80.

[59] BLESSING E, CAMPBELL LA, ROSENFELD ME, et al. Chlamydia pneumoniae and hyperlipidemia are co-risk factors for atherosclerosis: infection prior to induction of hyperlipidemia does not accelerate development of atherosclerotic lesions in C57BL/6J mice[J]. Infect Immun, 2002, 70(9): 5332-5334.

[60] NAIKI Y, SORRENTINO R, WONG MH, et al. TLR/MyD88 and liver X receptor alpha signaling pathways reciprocally control chlamydia pneumoniae-induced acceleration of atherosclerosis[J]. J Immunol, 2008, 181(10): 7176-7185.

[61] PEARSON TA, MENSAH GA, ALEXANDER RW, et al. Markers of inflammation and cardiovascular disease: application to clinical and public health practice: a statement for healthcare professionals from the centers for disease control and prevention and the American heart association[J]. Circulation, 2003, 107(3): 499-511.

[62] OKAMOTO Y, FOLCO EJ, MINAMI M, et al. Adiponectin inhibits the production of CXC receptor 3 chemokine ligands in macrophages and reduces T-lymphocyte recruitment in atherogenesis[J]. Circ Res, 2008, 102(2): 218-225.

[63] GUTIÉRREZ-VIDAL R, DELGADO-COELLO B, MÉNDEZ-ACEVEDO KM, et al. Therapeutic intranasal vaccine HB-ATV-8 prevents atherogenesis

and non-alcoholic fatty liver disease in a pig Model of atherosclerosis[J]. Arch Med Res，2018，49(7): 456-470.

[64] LANDLINGER C，POUWER MG，JUNO C，et al. The AT04A vaccine against proprotein convertase subtilisin/kexin type 9 reduces total cholesterol，vascular inflammation，and atherosclerosis in APOE*3Leiden[J]. CETP mice. Eur Heart J. 2017，38(32): 2499-2507.

[65] CISZEWSKI A. Cardioprotective effect of influenza and pneumococcal vaccination in patients with cardiovascular diseases[J]. Vaccine，2018，36(2): 202-206.

[66] KATTOOR AJ，POTHINENI NVK，PALAGIRI D，et al. Oxidative Stress in Atherosclerosis[J]. Curr Atheroscler Rep，2017，19(11): 42.

[67] TALL AR，WESTERTERP M. Inflammasomes，neutrophil extracellular traps，and cholesterol[J]. J Lipid Res，2019，60(4): 721-727.

[68] PFRIEGER F W，VITALE N. Cholesterol and the journey of extracellular vesicles[J]. J Lipid Res，2018，59(12): 2255-2261.

[69] SONG DX，JIANG JG. Hypolipidemic components from medicine food homology species used in china: pharmacological and health effects[J]. Arch Med Res，2017，48(7): 569-581.

[70] POZNYAK AV，GRECHKO AV，OREKHOVA VA，et al. Oxidative Stress and Antioxidants in Atherosclerosis Development and Treatment[J]. Biology (Basel)，2020，9(3):60.

[71] HABIB A，PETRUCCI G，ROCCA B. Pathophysiology of Thrombosis in Peripheral Artery Disease[J].Curr Vasc Pharmacol. 2020，18(3): 204-214.

[72] LIBBY P. Mechanisms of acute coronary syndromes and their implications for therapy[J]. N Engl J Med，2013，368(21): 2004-2013.

[73] 王蕾. 动脉粥样硬化治疗研究新进展[J]. 现代医药卫生，2013，29(10): 2085-3088.

[74] 何晨. 冠状动脉支架置入术后再狭窄的治疗研究进展[J]. 心血管病学进展，2016，37(7): 350-353.

[75] 吕奕. 中西医治疗动脉粥样硬化的研究综述[J]. 内蒙古中医药，2020，39(4): 165-166.

[76] 魏佳明，朱俊平，刘瑞连，等. 动脉粥样硬化的中医药研究进展[J]. 湖南中

医杂志，2020，36(9)：177–180.

[77] 刘涛，刘霞，张驰，等. 从中医角度论述隔药饼灸与动脉粥样硬化的关系[J]. 中国中医药现代远程教育，2018，16(7)：43–46.

[78] 薛雨晨，尤纱纱，曹惠敏，等. 动脉粥样硬化的疫苗防治策略[J]. 上海交通大学学报，2018，38(1)：108–111.

[79] 王阳雪. 基因芯片在防治动脉粥样硬化中的应用进展[J]. 疑难病杂志，2019，18(11)：1164–1168.

[80] 张运，陈文强. 中国动脉粥样硬化研究的历史回顾和展望[J]. 中华心血管病志，2017，45(8)：668–674.

[81] 胡钟竞，王杰. 动脉粥样硬化形成机制及影响因素研究概况[J]. 临床医药文献电子杂志，2020，7(50)：197–198.

[82] 郭志刚，尹雅玲，李鹏，等. 动脉粥样硬化的发生机制及西药治疗现状[J]. 新乡医学院学报，2013，30(9)：765–768.

[83] 谷楠，李靓，孙勇，等. 动脉粥样硬化与炎症关系研究的进展[J]. 心血管康复医学杂志，2020，29(12)：714–717.

[84] 沈志远，张林. C–反应蛋白的构象变化和动脉粥样硬化关系的研究进展[J]. 生命科学研究，2020，24(6)：504–510.

[85] 赵越，刘玉梅，等. 颈动脉重度粥样硬化性狭窄血管结构及血流动力学特征对临床缺血症状的预测分析[J]. 中国脑血管病杂志，2020，17(6)：285–290.

[86] 阮姗，丛树艳. 基质金属蛋白酶–10与动脉粥样硬化的关系研究进展[J]. 疑难病杂志，2020，19(8)：849–852.

[87] 陈悦，刘蓉，董芝芝，等. 颈动脉粥样硬化斑块的易损性与相关蛋白质的研究进展[J]. 上海医学，2020，43(12)：774–778.

第二篇

蛋白质翻译后修饰研究进展

第一章

蛋白质翻译后修饰概论

    1838年，贝泽利厄斯提出了"蛋白质"的名称，这个名称源于希腊词"proproios"，"蛋白质组"可以被定义为细胞在特定时间的定位、相互作用、翻译后修饰和相互转换等方面的整体蛋白质含量。1996年，马克·威尔金斯首次使用"蛋白质组学"一词来表示"基因组的蛋白质互补"。基因的大部分功能信息是由蛋白质组体现的，真核生物蛋白质组的翻译过程复杂，基因组数量大，重复性小，基因不连续，过程复杂。

    蛋白质组（proteome）是基因组编码的所有蛋白质，蛋白质组是一个细胞、组织或生物体的完整基因组所表达的一整套蛋白质。蛋白质组学（proteomics）的研究对象是蛋白质，研究细胞、组织或生物的蛋白质组成及其变化规律。蛋白质组学是研究蛋白质形成的系统生物学的一个分支，对蛋白质进行分类和量化，捕捉蛋白质形式和蛋白质修饰、蛋白质复合体以及它们之间的相互作用。蛋白质组学不局限于对蛋白质丰度的研究，还包括对蛋白质调节和活性的分析，这包括但不限于蛋白质异构体、翻译后修饰和蛋白质-蛋白质相互作用的检测。

    翻译后修饰（post translation modification，PTM）不仅是调控染色质结构和基因表达的重要途径，而且是决定翻译后蛋白在真核细胞中命运的调控基因表达的关键途径。PTM是一种化学修饰，对于细胞的内在调节功能至关重要。PTMs包括在蛋白质的特定氨基酸上加入小蛋白或官能团，如泛素化、脂化、糖基化、甲基化、磷酸化和乙酰化。PTM是由特殊的酶进行的，如泛素E3连接酶、糖基转移酶、聚二磷酸腺苷核糖聚合酶（PARP）、乙酰基转移酶和激酶。PTMs通过改变电荷或疏水性来增强蛋白质的溶解性、构象（通过改变电荷或疏水性）、信号传递等，对细胞的生长起着至关重要的作用。

第一节　蛋白质组学简介

蛋白质组学在全面理解人类生物学方面发挥着举足轻重的作用，利用蛋白质组学分析和借助生物信息学工具，可以分析复杂疾病（如神经退行性疾病、糖尿病和癌症）的生化过程。

复杂的生物事件通常涉及它们之间（基因、转录本、蛋白质、代谢物和脂质）的相互作用。组学方法（基因组学、蛋白质组学、转录组学、代谢组学和脂质组学）的发展开启了生物系统复杂性的新方向。

人类蛋白质组的一个未被研究的方面是蛋白质的水解过程，这个过程会产生不同的蛋白质形式，有时还具有新的功能。降解组学（degradomics）是蛋白质组学中一个不断发展的领域，其目标是对特定生物系统中的所有蛋白酶及其蛋白质靶标进行全面分析。在过去十年中，降解组学研究收集了大量关于蛋白酶的数据。遗憾的是，在细胞裂解产物中，具有生物相关性的蛋白酶底物由于丰度低而被忽略。此外，传统的蛋白质组学由于该技术的固有局限性（即小肽不能产生足够的片段来达到可信的鉴定），不能识别这些蛋白水解片段。因此，人们设计了一种新的方法，即终端组学，以克服传统的基于质谱分析（MS）方法的技术局限性，并提高对蛋白质水解过程的理解。

在过去的几年里，大规模终端组学的主要目标发生了深刻的变化。位置蛋白质组学最初被用于体外实验，目的是鉴定单个蛋白酶的全套底物，该底物大量加入蛋白质组。事实上，它现在被用于临床研究和细胞或动物模型以研究特定生物学背景下所有蛋白酶的活性，保持内源性蛋白水平。

第二节 蛋白质翻译后修饰简介

蛋白质PTM是在翻译过程中或翻译后几乎所有蛋白质中发生的共价变化。PTM来自各种信号传导途径，可引起酶的激活，这些酶通过诱导它们与新的功能性化学基团（例如磷酸根、乙酰基、甲基、碳水化合物和糖基）的共价键合，在调节蛋白质的活性/稳定性/定位/相互作用或折叠中起关键作用。蛋白质翻译后修饰是导致蛋白质多样性的主要因素之一，其他转录/翻译后调控事件如剪接、空间构象、移位、重新分配和分子间相互作用通过诱导蛋白质与新的官能团（如磷酸、甲基和醋酸）的共价键键合来调节蛋白质的活性、稳定性和折叠。PTM是极其重要的细胞调控方式，因为它们不仅在各种生理和病理过程中发挥作用，也可能是特征性的生物标志物和有效的治疗靶点。PTM通过两种主要机制影响蛋白质功能：①PTM直接以正构体共价方式加到蛋白质结构域；②PTM通过构象变化以变构共价方式加到蛋白质功能位点。从理论上讲，来自同一蛋白质氨基酸序列的蛋白质形式的数量可能会因为大量的PTM而成倍增加。PTM是形成蛋白形式的重要因素，其动态特性极大地增加了蛋白质的复杂性，从而影响蛋白质的活性、稳定性、相互作用和定位，因此，系统分析PTM和蛋白前体以揭示可能影响疾病发病的所有因素具有重要的科学价值。

一、蛋白质

蛋白质的功能与蛋白质分子中独特结构的存在密切相关，近年来，人们对蛋白质内在无序概念的认识迅速上升，强调没有有序结构的生物活性蛋白质的重要性。在不同的蛋白质中，无序外露的深度和广度不同，产生了有趣的内在无序蛋白质（intrinsically disordered proteins，IDPs）和固有无序蛋白质区域（inherently disordered protein regions，IDPR）的时空异质性，它们通常被描述为快速相互转换构象（或大量短寿命结构）的高度动态系统。IDPs/IDPR是蛋白质家族的重要组成部分，具有与有序蛋白质功能谱互补的独特功能。IDPs/IDPR的特点是结合混杂，结合方式多，常导致形成短寿命的复合物。同时，IDPs和IDPR的功能又受到各种调控，例如大量的翻译后修饰和选择性剪接。

独特的3D结构代表了蛋白质的许多生物学功能（例如催化和转运）的先决条件，但并非所有蛋白质功能都依赖于3D结构。事实上，蛋白质王国的相当一部分是由IDPs和包含有序结构域和IDPRs的杂交蛋白所占据，这些蛋白在许多生物过程中发挥各种作用。结构上的"松弛"为IDPs/IDPR提供了一种混杂结合的能力，并参与各种信号过程的调节。IDPs/IDPR缺乏独特的结构，但它们具有特定的功能，可分为几大类，如分子识别、分子组装、蛋白质修饰、熵链活性以及RNA和蛋白质伴侣。此外，结构性"松弛"还定义了IDPs/IDPR在多个层面上受到控制和调节的能力，各种翻译后修饰是最重要的调节手段之一。

IDPs/IDPR由于其氨基酸序列的特殊性而不具有独特的三维结构，例如组成偏向（促进有序残基Trp、Tyr、Phe、Ile、Leu、Val、Cys和Asn的消耗和无序残基Ala、Arg、Gly、Gln、Ser、Glu、Lys和Pro的富集）、低序列复杂性、存在重复、低总体疏水性、高净电荷和许多其他特性。然而，这种不能折叠的能力在蛋白质分子中的分布是不均匀的，这决定了它的镶嵌结构和多级时空异质性，其中蛋白质的不同部分可以发生不同程度的折叠。因此，整个IDPs/IDPR可以描述为折叠（蛋白质的独立折叠单元）、诱导折叠（少部分由于与结合伙伴的相互作用而折叠的无序区域）、非折叠（不可折叠蛋白质区域）、半折叠（始终处于半折叠形式的区域）和未折叠（有序区域必须经历从有序到无序转变才能发挥功能的有序区域）的组合。

在真核生物中，功能不同的蛋白质的数量大大超过了蛋白质编码基因的数量。人类细胞中蛋白质编码基因的数量接近20 700，但功能不同的蛋白质的数量要高得多，部分原因是基因的选择性剪接产生的等位基因变异和大量的mRNA变异和一些影响基因的翻译前机制，以及各种PTM引起的蛋白质变化。特定基因中编码的蛋白质功能多样化可以通过影响该基因的蛋白质产物来实现。这些化学多样化手段包括DNA水平上的等位基因变异（即单点或多点突变、indels、单核苷酸多态性SNPs）、选择性剪接和其他影响mRNA的翻译前机制，以及多肽链上各种不同的PTM。

二、其他蛋白质或肽

连接酶是一种能催化两个不同或相同分子的两端相连接的酶，此反应与ATP分解反应相偶联。作为生化和生物技术工具，它们使肽和蛋白质环化，位点特异性蛋白质修饰和活细胞标记成为可能。此外，它们可以在修饰抗体和活细胞所必需的生理条件下使用。

连接酶通常出现在大型复合体中，因为制造蛋白质是一个严格控制的、由基因编码的翻译过程，这个过程局限于核糖体。低温电子显微镜详细地揭示了核糖体蛋白质合成的复杂性和保真度，包括mRNA、tRNA、ATP、蛋白质和酶。非核糖体蛋白质合成过程不涉及mRNA，通常会产生多肽抗生素，例如酪氨酸，但它仍然是一个依赖于ATP的过程，需要多种酶参与。

在过去的十年中，已经发现了不需要多酶复合体的独立连接酶。其中一些连接酶已被鉴定为核糖体合成和翻译后修饰肽（RIPPs）的生物合成过程中的酶生物加工者。RIPPs代表了高度修饰和结构多样化的肽基天然产物的超家族，曾被认为来自非核糖体途径，如生物合成丙烯酰胺。作用于裂解蛋白的连接酶可以在植物、细菌和真菌中找到。这些连接酶能够在正确的识别信号存在的情况下，对肽和蛋白质进行不依赖于ATP的环化。蛋白质中的蛋氨酸，除了其在翻译起始中的作用外，还被认为在疏水性核心中起着结构性作用，类似于如亮氨酸、异亮氨酸和缬氨酸的其他疏水性氨基酸。

蛋氨酸（一种含硫氨基酸）通常是通用的疏水残基，是一种功能上可被另一个疏水残基取代的氨基酸。蛋氨酸是一种独特的蛋白原氨基酸，在许多方面都很特别，如与缬氨酸、亮氨酸或异亮氨酸疏水残基不同，蛋氨酸的侧链是非支链的，可提供足够的柔韧性。当几个甲硫氨酸排列在两亲性α-螺旋的一侧时，这些柔性残基提供了可延展的非极性表面，可以使其自身适应于不同序列的肽结合伴侣。

第三节　蛋白翻译后修饰的作用

蛋白质PTM是一种重要的细胞调控机制，通过在蛋白质的氨基酸侧链上共价结合一些化学小分子基团来调节蛋白质的活性、结构、定位和蛋白质间的互作关系，从而精细调控蛋白质生物学功能。

一、紧密连接蛋白翻译后修饰对屏障功能的作用

紧密连接蛋白（claudins）代表紧密连接中最大的完整跨膜蛋白家族，目前在哺乳动物中有27个成员。像occludin、tricellulin和marvelD3一样，claudins通过四个疏水跨膜结构域整合到质膜中，与其他4个跨膜结构域的一个特征差异是claudins仅具有非常短的N和C端胞质结构域。在不同细胞类型或组织中表达的单个claudin的特定组合决定了不同上皮对水、离子或较大的不带电溶质的细胞通透性。

基于蛋白质组学的应用已在claudins中鉴定了多个位点，这些位点是PTM的靶标。这些位点中的大多数位于claudins的胞质C末端域中。claudins的磷酸化主要通过激活激酶信号通路，添加激酶激活剂或抑制剂而发生变化。在小鼠的claudin-1的C末端结构域中，T191（在人类中保守）和T203（在人类中不保守）被确定为不同激酶的目标（见图2-1）。丝裂原活化蛋白激酶（MAPK）对claudin-1T203的磷酸化使大鼠肺内皮细胞（RLE）的屏障功能增强，这是通过将claudin-1整合到TJs中实现的。此外，表达claudin-1T203A突变蛋白可降低跨上皮电阻（TER），增加甘露醇和菊糖的通量。这表明，claudin-1中T203的磷酸化促进了它与紧密连接的整合。

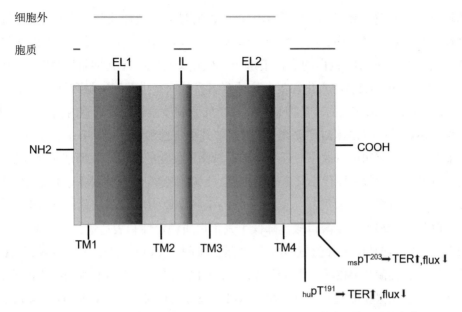

图2-1 claudin-1蛋白的示意图以及影响上皮屏障的磷酸化苏氨酸的定位

注：细胞外环（EL），细胞内环（IL），跨膜结构域（TM），人（hu），小鼠（ms），磷酸化（p），苏氨酸（T），跨上皮电阻（TER）

claudins的磷酸化程度与上皮紧密连接的结构和功能状态密切相关，其磷酸化失调将导致胃肠屏障功能受损，黏膜通透性增强。claudins还可通过调控细胞旁电荷的选择性来调节组织渗透性。过氧化氢诱导HaCaT细胞中6 h后苏氨酸磷酸化水平降低，claudin-1内吞增加，TER降低，活性增强。GO6976作为蛋白激酶Ca和b的选择性抑制剂，降低了claudin-1苏氨酸的磷酸化，降低了紧密连接的定位。这表明H₂O₂诱导的氧化应激降低了PKCa和b的活性，提高了蛋白磷酸酶的活性，从而诱导了claudin-1的去磷酸化，减少了与紧密连接的整合。

二、磷酸化在调节组蛋白去乙酰化酶稳定性中的作用

组蛋白去乙酰化酶（HDAC）是一种保守的酶，通过催化组蛋白和非组蛋白上赖氨酸残基上乙酰基的去除来调节细胞过程。HDAC的活性和功能受到高度调控，HDAC的调控失调参与了许多人类疾病的过程。HDAC最常见的翻译后

修饰之一是可逆磷酸化。HDAC磷酸化可以通过多种蛋白质特异性机制来促进其稳定性，在神经元中，酪氨酸蛋白激酶ABL1（C-ABL）磷酸化HDAC2的Y222位点对于维持HDAC2蛋白的表达很重要。位点突变或C-ABL抑制导致其磷酸化缺失，导致HDAC2多泛素化和蛋白酶体降解，从而减少其靶突触和神经元基因，如Synaptagmin和GluR1的转录抑制。同样，外力刺激血管内皮细胞内钙/钙调素依赖性蛋白激酶β（CaMKKβ）磷酸化SIRT1与其稳定性和活性增加有关，从而促进抗氧化应激反应和抗炎效应，延缓保护动脉粥样硬化的进程。香烟烟雾提取物使人支气管上皮细胞和原代小气道上皮细胞、巨噬细胞和小鼠肺暴露于香烟烟雾提取物中，通过酪蛋白激酶2（CK2）介导的机制导致HDAC2磷酸化，导致其泛素化、降解。C-SRC酪氨酸磷酸化降低了其蛋白质稳定性和表达量，与P53表达增加有关。SIRT6被RAC-α丝氨酸/苏氨酸蛋白激酶（AKT1）磷酸化，导致其被E3泛素蛋白连接酶MDM2泛素化并降解，使SIRT6促进细胞周期停滞和凋亡的能力降低，促进乳腺癌细胞的增殖。在巨噬细胞炎症反应过程中，JNK1通过S46位点的SIRT1磷酸化导致蛋白酶体介导的小鼠巨噬细胞中SIRT1的降解，在肥胖小鼠中也是如此。JNK1失活和持续激活都会导致SIRT1的降解，其中，SIRT1S46的磷酸化首先会在一段时间内增强其酶活性，然后最终经历泛素化和蛋白酶体的降解。相反，JNK2的活性被发现促进SIRT1的稳定性，并与S27的SIRT1磷酸化相关。

三、基于调节磷酸化和泛素化之间串扰的激酶的肿瘤治疗

某些激酶激活剂和抑制剂可能通过改变某些癌蛋白和抑癌因子的磷酸化和泛素化来调节其稳定性，从而在肿瘤治疗中发挥作用。在肿瘤治疗中，除了抑制视网膜母细胞瘤抑癌蛋白Rb磷酸化的主要机制外，帕尔巴古霉素参与了磷酸化和泛素化之间的串扰的调节，并可能与免疫治疗起到积极的联合作用。

（一）CDK4/6抑制剂

CDK4/6抑制剂可用于治疗HR阳性、HER2阴性的晚期乳腺癌，是通过减少Rb的磷酸化和干扰细胞周期进程来实现。细胞周期蛋白D1-CDK4也可以在SER6处磷酸化SPOP。当CDK4/6抑制剂Palbociclib抑制SPOP的磷酸化时，SPOP的多泛

素化增加，并促进SPOP的降解。PDL1是一种基于cullin3的SPOP E3连接酶的新底物，因此，Palbociclib可以通过促进SPOP的降解来提高PDL1的蛋白水平。联合帕波西利和抗PD-1治疗免疫力强的CT26肿瘤小鼠，发现与单独治疗相比，这种联合治疗可以提高总体存活率。这项工作可能通过间接调节泛素化底物的功能扩大CDK4/6抑制剂的使用，表明其在肿瘤治疗与免疫治疗联合的潜力。

（二）AKT抑制剂

AKT抑制剂水合三氯核苷（TCN）可通过抑制癌蛋白PYGO2的磷酸化和泛素化来干扰其稳定性，TCN在实体瘤和血液系统恶性肿瘤中的Ⅰ期临床试验已经完成，并显示出良好的抗癌效果。

（三）M2型丙酮酸激酶抑制剂

M2型丙酮酸激酶（PKM2）在肿瘤发生中起重要作用。PKM2介导的BCL2磷酸化使胶质瘤的恶性程度增加。用PKM2 389-405肽拮抗PKM2抑制BCL2磷酸化和蛋白酶体降解的能力，从而有效地抑制胶质瘤的形成，表明其具有治疗肿瘤的潜力。此外，贝丝肼和紫草素被发现能抑制PKM2，并分别在黑色素瘤治疗和药物敏感和耐药癌症治疗中发挥重要作用。

第二章

常见的蛋白质翻译后修饰
类型及其生物学功能

几乎所有蛋白质在翻译过程中或翻译后都会发生共价变化，即PTM的过程。不同的PTM类型对不同的蛋白质具有不同的作用，例如易位、分泌、清除等。这些作用控制着被PTM机制修饰的细胞，这些细胞的反应从存活、增殖、分化、迁移到凋亡。PTM动态改变调节不同细胞过程关键分子的分隔、运输和物理相互作用。

第一节　组蛋白甲基化修饰及其生物学功能

组蛋白是染色质的组成成分，通过翻译后修饰（PTM）来调节染色质的结构和功能。参与DNA损伤反应（DDR）的一个重要的组蛋白PTM是组蛋白甲基化，它由组蛋白甲基转移酶（HMTs）和组蛋白去甲基酶（HDM）分别在蛋白质的赖氨酸和精氨酸残基上添加和去除甲基来调节。甲基化的组蛋白可以改变蛋白质与染色质的相互作用，及它们识别PTM的阅读器蛋白并与之结合的能力。

一、组蛋白甲基化概述

20世纪60年代发现了组蛋白甲基化，它是一种比较常见的组蛋白标志，通过在赖氨酸残基或精氨酸残基上加一个甲基（$-CH_3$）基团而发生。甲基化可在赖氨酸的 ε-氨基上以单（me）、二（me2）或三（me3）的形式进行，而精氨酸甲基化可以是单甲基化（me）、对称双甲基化（me2s）或不对称双甲基化（me2a）。组蛋白甲基化是由组蛋白甲基转移酶（HMTs）催化的，这种酶能够将S-腺苷蛋氨酸提供的甲基添加到它们的目标残基上。

在真核生物中，组蛋白H3的N末端至少有K4、K9、K27和K36四个赖氨酸位点可被甲基化修饰调控。甲基化修饰是组蛋白共价修饰中稳定性最高的，在2004年，第1个组蛋白的去甲基化酶赖氨酸特异性去甲基化酶1（lysine specific demethylase 1, LSD1）被发现前，组蛋白的甲基化一直被认为是不可逆的。之后，组蛋白去甲基化酶陆续被发现，根据其酶活性功能基团的差异可以分为两大类：含Amino oxidase结构域的赖氨酸特异性去甲基化酶（lysine specific demethylase，LSD）家族与含Jumonji特征结构域（Jumonji C domain，JmjC）的组蛋白去甲基化酶（Jumonji C domain containing histone demethylase，JHDM）家族。KDM2包含KDM2A（lysine-specific histone demethylase 2A）和KDM2B（lysine-specific histone demethylase 2B），属于包含Jmjc结构域的去甲基化酶亚家族。赖氨酸脱甲基酶（KDM）催化从赖氨酸残基中去除组蛋白甲基化。通过甲基化酶生化分析和质谱分析发现，KDM2的JmjC结构域是组蛋白去甲基化酶活性中心，JmjC结构域与Fe^{2+}和α-酮戊二酸结合使组蛋白H3K36me2去甲基化，从而调节组蛋白赖氨酸残基甲基化水平。KDM2B不仅仅是H3K36me1/2的去甲基化酶，也是H3K4me3的去甲基化酶。

组蛋白甲基化的功能主要体现在异染色质形成、基因印记、X染色体失活、转录调控DNA损伤等方面。几个赖氨酸残基上鉴定出DNA损伤的甲基化，包括组蛋白H3赖氨酸4（H3K4）、H3K9、H3K27、H3K36、H3K79和组蛋白H4赖氨酸20（H4K20me2）。

二、组蛋白赖氨酸甲基化

在赖氨酸甲基转移酶（KMTs）、蛋白精氨酸甲基转移酶（PRMTs）和组蛋白去甲基化酶（HDMS）中，KMTs是最大的一类，有51个成员。除了端粒沉默-1-样甲基转移酶（DOT1L）外，所有KMTs都利用一个固定的结构域进行催化活性。DOT1L含有一个独特的甲基转移酶域，它基于结构和序列的相似性与PRMT聚集在一起。所有KMT的功能都是通过将s-腺苷甲硫氨酸（SAM）甲基供体与赖氨酸甲基受体比对，并促进甲基从SAM转移到末端或赖氨酸的ε胺上来发挥作用，赖氨酸残基可以被单甲基化、二甲基化或三甲基化（分别为Kme1、Kme2或Kme3）。并非所有酶都能够介导甲基化过程，但每种酶都表现出特定的底物序列偏好。例如，Zeste同源物2（EZH2）的增强子介导H3K27的单甲基化、二甲基化和三甲基化，而G9A（EHMT2）和MMSET（NSD2，WHSC1）分别介导H3K9或H3K36的单甲基化和二甲基化，但不介导三甲基化。

大量的KMT和KDM被鉴定出来，它们的活性对调控基因表达、细胞周期和分化至关重要。KMT和KDM受许多机制调剂影响，且KMT和KDM的错误调节和基因组损伤是癌症和神经系统疾病的关键决定因素。赖氨酸甲基化状态的改变会导致疾病，包括KMT2A、KMT6、KMT1C、KDM4B、KDM4C、KDM1A和KDM6A在内的许多KMT和KDM的扩增、缺失、错误调节和突变都与癌症有关。来自髓母细胞瘤的遗传学证据表明，组蛋白甲基化可能是一个重要的靶点，因为在髓母细胞瘤中，H3K9甲基转移酶KMT1C和H3K9甲基化结合蛋白L3MBTL2和L3MBTL3缺失。其他髓母细胞瘤有KDM4B/KDM4C H3K9me3去甲基酶的扩增或表达增加。在髓母细胞瘤中，H3K9发生低甲基化或不能识别H3K9甲基化，说明组蛋白标记可能是一个关键的靶点。此外，由突变的IDH1/IDH2产生的肿瘤代谢产物，如2-HG，也针对H3K9去甲基酶和其他可能的JmjC酶，说明在其他癌症中存在甲基化调节不当。H3K27me3是肿瘤发生的关键因素，在许多癌症中观察到H3K27me3的低甲基化。H3K27甲基转移酶KMT6和H3K27去甲基酶KDM6A/KDM6B在许多癌症中存在错误调节，人类的体细胞突变在一些胶质瘤中观察到了H3K27me3，表明H3K27me3含量增加是癌症的特征之一，如癌干细胞中H3K27me3显著上升也暗示着H3K27去甲基化酶将具有癌症抑制效应。赖氨酸甲基化的调节不仅在癌症中扮演重要角色，而且已经成为神经功能和疾病的关键调节因子。例如，H3K9甲基化失衡与认知障碍有关。KMT1C及其同系物KMT1D负责H3K9的单甲基化和双甲基化。KMT1D的缺失（位于9q34）与智力低下、癫痫发作和自闭症有关。导致这种综合征的ATRX基因的许多突变都聚集在富含半胱氨酸的ADD结构域中，该结构域现在已知与H3K9me3结合。除了智力低下，自闭症障碍也可能通过H3K9甲基化的错误调节而受到影响。

三、蛋白精氨酸甲基化

精氨酸甲基化是真核细胞中最普遍的蛋白质翻译后修饰之一。蛋白质精氨酸甲基转移酶（protein argininemethyltransferase，PRMTs）在蛋白质的甲基化中起着重要的作用，如参与可变剪切、转录后调节、RNA的加工、细胞增殖、细胞分化、细胞凋亡和肿瘤形成等。精氨酸甲基转移酶是许多蛋白中的精氨酸甲基化残基（组蛋白、剪接和转录因子，以及翻译和信号转导）的调节剂。甲基化的精氨酸存在三种可能的状态：单甲基化的精氨酸（MMA），不对称的二甲基化的精氨酸（ADMA）或对称的二甲基化的精氨酸（SDMA）。蛋白的精氨酸甲基转移酶根据其特异性分为三种类型。三种类型均产生MMA，但是，Ⅰ型PRMT（PRMT1、PRMT2、PRMT3、PRMT4、PRMT6和PRMT8）产生ADMA，而Ⅱ型PRMT（PRMT5和PRMT9）产生SDMA。蛋白质精氨酸甲基转移酶7是唯一已知的Ⅲ型PRMT，仅产生MMA。

蛋白质精氨酸甲基转移酶通过几个组蛋白精氨酸残基（包括H2AR3、H4R3、H3R8和H3R2）的甲基化来调节染色质状态和转录活性。一般来说，组蛋白ADMA与转录的活跃程度相关，而组蛋白SDMA与转录抑制共存。精氨酸甲基化至少通过两种机制影响蛋白质功能。首先，甲基化改变了精氨酸形成氢键的能力，从而影响蛋白质之间的相互作用。第二，甲基化的精氨酸与结构域结合，从而将其他蛋白质招募到修饰残基上。蛋白质精氨酸甲基转移酶和精氨酸甲基化与癌症、神经退行性疾病和代谢紊乱有关。PRMTs底物的发现、相关酶的机制的阐明以及甲基精氨酸抗体的出现，加速了PRMTs抑制剂的发现，促进了PRMTs作为潜在治疗靶点的确认。

第二节　磷酸化修饰及其生物学功能

蛋白质磷酸化是真核细胞调控细胞信号转导过程的重要开关机制。蛋白质磷酸化是指蛋白质分子中的丝氨酸、苏氨酸和酪氨酸残基在蛋白激酶的作用下从ATP分子上获取磷酸基团而发生磷酸化的过程。同时，蛋白质磷酸化又是一个可逆的过程。异常的磷酸化是人类疾病的原因之一。深入研究磷酸化与细胞信号转导的关系势在必行。PTMs将化学物质以共价方式附着在可修饰残基的侧链上，作为分子开关，允许细胞对各种条件做出反应。由于外部或内部细胞环境的异常变化，使PTMs失调，导致多种人类疾病，如癌症、神经病理学和代谢紊乱。

一、磷酸化介绍

蛋白磷酸化/去磷酸化普遍存在于各种细胞活动过程中，可调节蛋白的活性或生物学功能。磷酸化激酶包括丝氨酸/苏氨酸蛋白激酶和酪氨酸蛋白激酶两大类，它不仅通过影响许多生化酶的活性而参与糖、脂肪和蛋白质等物质代谢，而且参与各种信号传递，影响转录因子活性及其核转位，调节靶基因的转录激活。蛋白质磷酸化指由蛋白质激酶催化的把ATP或GTPγ位的磷酸基转移到底物蛋白质氨基酸残基（丝氨酸、苏氨酸）上的过程，是生物体内一种普通的调节方式，在细胞信号转导的过程中起重要作用。蛋白磷酸化是一种重要的细胞调控机制，因为许多酶和受体通过激酶和磷酸酶的磷酸化和去磷酸化事件而被激活/去激活。蛋白激酶负责细胞转导信号，它们过度活跃、功能障碍或过度表达可发生在几种疾病中，尤其是肿瘤。因此，激酶抑制剂的使用对癌症的治疗是有价值的。蛋白质磷酸化是最常见和最重要的PTM方式之一。这种可逆机制通过蛋白激酶发生，包括在各种氨基酸的极性基团R上加一个磷酸基（PO_4）。因此，这种添加将蛋白质从疏水的非极性分子变为亲水的极性分子，使蛋白质在与其他分子相互作用时构象更易改变。

磷酸基团的相互作用能力主要取决于磷元素。它有5个外部电子，最多能形成5个共价键，有3个pKaS，水溶性高，它的用途广泛，可以形成单烷基、二烷基、三烷基和芳基酯、带羟基，也能形成酸酐。许多细胞磷酸酯是磷酸蛋白，通过催化酶和三磷酸腺苷（ATP）形成磷酸酐，充当磷酸基的供体。人类基因组编码的21 000种蛋白质中，磷酸化的蛋白质超过2/3，超过90%的蛋白质受到了磷酸化的影响。超过1/3的蛋白质磷酸化发生在丝氨酸（Ser或S）、苏氨酸（Thr或T）和酪氨酸残基（Tyr或Y）上（O–磷酸化）。与其他PTM相比，酪氨酸磷酸化相对较少，是表皮生长因子受体（EGFR）家族的典型成员，该家族拥有一个酪氨酸激酶的结构域。组氨酸（His或H）和天冬氨酸残基（Asp或D）的磷酸化（N–磷酸化）也会发生，这种磷酸化不太稳定。

蛋白质磷酸化是一种调节机制，在蛋白质合成、细胞分裂、信号转导、细胞生长、发育和衰老等大多数细胞过程中都是极其重要的，蛋白质的磷酸化和去磷酸化这一可逆过程几乎调节着所有生命活动。许多酶和受体通过特定的激酶和磷酸酶的磷酸化/去磷酸化修饰而被激活和去激活。事实上，人类基因组包括大约568个蛋白激酶和156个蛋白磷酸酶，它们在控制增殖、分化和凋亡等生物过程中发挥着重要作用，P53蛋白被磷酸化激活，能够刺激基因转录，抑制细胞周期，激活DNA修复，在某些情况下还会导致细胞凋亡。在人类细胞中已发现17个因电离辐射或紫外照射诱发的DNA损伤引起的p53磷酸化/去磷酸化位点，包括N端的Ser6、9、15、20、33、37、46和Thr18、81；C端的Ser315、392；中间区域的Thr150、155和Ser149。其中，最常被磷酸化的位点是Ser15，在多种应激反应中都有发生。P53蛋白磷酸化/去磷酸化机制的失衡会导致该蛋白本身的慢性失活，进而使细胞转化为癌细胞。

可逆磷酸化是真核生物蛋白中最普遍的磷酸化过程之一，它由蛋白激酶介导，将γ磷酸盐从三磷酸腺苷（ATP）转移到底物蛋白的特定残基侧链上。真核生物中大约30%的蛋白质被磷酸化，在氨基酸残基上添加一个磷酸基团可能会破坏现有的静电相互作用，并在底物蛋白质中产生新的氢键。因此，蛋白质的结构会发生明显的改变，进而影响蛋白质的稳定性、活性和亚细胞定位，从而特异性地调控细胞过程。磷酸酶通过催化磷酸化氨基酸的水解将蛋白质脱磷酸化，以微调和平衡细胞过程。9个常规氨基酸通常用作磷酸盐受体，包括含有氨基酸Ser/Thr/Tyr的羟基（–OH），碱性氨基酸His/Arg/Lys，酸性氨基酸Asp/Glu和氨基酸

Cys。磷酸化的丝氨酸、苏氨酸或酪氨酸在三磷酸腺苷的–OH基团和γ–磷酸之间形成一个磷酸酯（PO）键，称为O–磷酸化，O–磷酸化修饰最为普遍，其在酸性条件下是稳定的，在细胞生物学和磷酸化蛋白质组学中得到了广泛的研究。

（一）磷酸组氨酸

40年前，首次在大鼠肝脏线粒体检测到琥珀酰辅酶A上与蛋白质结合的磷酸组氨酸。在真核生物中，磷酸组氨酸（PHis）可能占总蛋白磷酸化的6%，并首次被报道为氧化磷酸化的中间产物，因为它产生了"高能"P–N键。组氨酸可以被咪唑环上N1（1–PHis/π–PHis）或N3（3–PHis/τ–PHi）位点的激酶磷酸化。组氨酸激酶与下游的同源反应调节因子共同构成了广泛存在于细菌、植物和真菌中的双组分调控系统。NME1和NME2是迄今为止报道的仅有的两种哺乳动物组氨酸激酶，组氨酸激酶的鉴定有助于研究哺乳动物细胞中的组氨酸激酶。针对合成的1–PHis和3–PHis类似物的单克隆抗体已经开发出来，用于鉴定可能的PHis底物，并研究1–PHis和3–PHis在吞噬和有丝分裂中的功能。组氨酸磷酸酶LPHH是一种肿瘤抑制因子，组氨酸磷酸化的解除调控可能是致癌的。

（二）磷酸精氨酸

磷酸精氨酸（pArg）首先在大鼠脑髓鞘碱性蛋白中被发现。pArg是在感染印度粉虱的颗粒病病毒的基本核心蛋白VP12中发现的。Wakim在组蛋白H3中发现了Sties Arg2、Arg128、Arg128和Arg131，组蛋白H3可以被小鼠白血病细胞中一种钙依赖的核激酶磷酸化。

pArg逐渐受到大家的关注，MCSB被鉴定为枯草芽孢杆菌（*Bacillus subtilis*）中的一种精氨酸激酶，它能磷酸化蛋白质中精氨酸的胍基，精氨酸激酶是主要存在于无脊椎动物体内的催化磷酸基团可逆性地在两种高能磷酸化合物三磷酸腺苷（ATF）和磷酸精氨酸之间转移的激酶。对MCSB结构的研究表明，其新的pArg结合域允许pArg蛋白变构增强其激酶活性，并且pArg作为一种信号可以触发蛋白质–蛋白质的新的相互作用。

pArg作为一种可逆的调节修饰，在体内被蛋白精氨酸磷酸酶Yw1E脱磷。pArg对细菌的应激反应非常重要，包括蛋白质质量控制、DNA修复、转录调控、运动性和趋化性。合成的PAIE可作为pArg的稳定类似物，并将其作为半抗原发展成高亲和力的非序列非特异性抗pArg抗体。通过磷酸酰胺和磺酸酰胺作为pArg的异构体开发了抗pArg特异性抗体，利用抗pArg特异性抗体有望在哺乳动物细胞中鉴定出更多的pArg蛋白，表明其在细胞信号转导过程中的作用。

（三）磷酸赖氨酸

磷酸赖氨酸（pLys）残基是特别丰富的PTM的靶标，包括ACET-基化、甲基化、泛素化、SUMO化、多磷酸化和磷酸化。pLys的进展步骤是用质谱（MS）鉴定合成的赖氨酸磷酸化模型肽。电子转移解离（ETD）和电子捕获解离（ECD）MS/MS被发现在磷酸化蛋白质组学方法中一般用于鉴定赖氨酸磷酸化肽，这减少了磷酸的消除。通过使用MS/MS在人类磷酸化蛋白质组中发现了数百种推定的pHis、pArg和pLys底物蛋白。N-磷酸化在细胞生物学中的功能需要引起更多关注。研究蛋白质磷酸化的常用实验室技术是质谱、特异性抗体、放射性核苷酸掺入实验和化学生物学等。

二、生理条件下蛋白质磷酸化的活性和作用

蛋白质磷酸化是由蛋白质激酶催化的将ATP或GTP上的磷酸基转移到底物蛋白质氨基酸残基上的过程，是基因表达、细胞调控和信号转导等生物过程的中枢机制。人类蛋白质组研究发现，在真核细胞中，至少有1/3以上的蛋白质发生过磷酸化修饰，蛋白质中潜在的磷酸化位点估计至少有十万个。蛋白质磷酸化是细胞和器官功能协调的起始步骤之一，如新陈代谢、增殖、凋亡、亚细胞转运、炎症等重要生理过程的调节。磷酸化/去磷酸化的活性起着分子开关的作用。

一方面，蛋白激酶B只有当其丝氨酸和苏氨酸残基被磷酸化之后才能被激活，因此能够调节细胞的存活；另一方面，当原癌基因酪氨酸蛋白激酶（c-Src）去磷酸化时，它被关闭，引起细胞生长的调节受到阻滞。另一种磷酸化模式是蛋白质-蛋白质相互作用，调节许多信号通路。一个例子是肾小球足细胞蛋白Nephin 1（Neph1），它是肾细胞的一种重要蛋白，一旦被Src磷酸化，就会与GRB2相互作用，GRB2是一种参与信号转导和细胞通信的适配蛋白。此外，蛋白质的磷酸化可以调节信号转导的过程，因为它能够触发被该机制本身磷酸化的蛋

白质的亚细胞转位。

死亡相关蛋白（DAP）的丝氨酸/苏氨酸蛋白激酶（Ser350）残基的磷酸化导致凋亡诱导激酶2（DRAK2）从胞浆转位到细胞核，从而能够诱导T细胞和B细胞凋亡。另一个例子是突触体相关蛋白25（SNAP25）的膜转位，在被磷酸化后，SNAP25与Syntaxin-1A的结合亲和力降低，从而改变了其位置。

真核生物中，约有1/3的蛋白质具有磷酸化修饰，体现了磷酸化修饰的普遍性和重要性，磷酸化在生物氧化中伴随着ATP生成的作用，包括底物水平磷酸化和氧化磷酸化两种形式。其主要参与ATP的生产和再循环，因此在需要能量的生物反应中非常重要。

蛋白质磷酸化可能促进第二个PTM的形成或去除，核糖体蛋白S6激酶β1将胰岛素受体底物1（IRS-1）磷酸化，该核糖体蛋白S6激酶β1诱导由于E3连接酶CUL7引起的IRS-1的多泛素化及其随后的蛋白酶体降解。磷酸化和去磷酸化的过程可能非常复杂，因为单个激酶或磷酸酶可能同时具有更多的底物，并且可能在各种细胞信号传导途径中发挥作用。已知有此功能的信号途径之一是有丝分裂原活化的蛋白激酶（MAPK/ERK）。它通过MAPK的磷酸化被激活，进而磷酸化许多底物，包括40S核糖体蛋白S6激酶、c-Myc和MNK。

促分裂原活化蛋白激酶（mitogen-activatedprotein kinase，MAPK或MPK）是一种丝氨酸/苏氨酸蛋白激酶，其与促分裂原活化蛋白激酶激酶（mitogen-activated protein kinase kinase，MAPKK或MAP2K或MKK或MEK）及促分裂原活化蛋白激酶激酶激酶（mitogen-activated protein kinase kinase kinase，MAPKKK或MAP3K或MEKK）共同组成了MAPK级联反应途径，MAPK是一种已知的蛋白，参与由磷酸化事件的级联效应激活的信号通路。干扰素-γ（IFN-γ）与其受体的结合诱导Tyr-440受体的磷酸化，促进与酪氨酸激酶JAK1和JAK2形成复合物。这种复合物使Stat1磷酸化，导致其二聚化和核易位，从而调节基因转录。磷酸信号网络是许多细胞调控过程的基础，它们主要由蛋白激酶、磷酸酶及其各自的底物磷酸结合蛋白组成。

通常将磷酸化分为两类：一类是指功能变化（稳定），另一类是短暂的，对调节功能没有影响。蛋白质中的亚磷酸盐的功能效应是位点依赖的，这意味着它们只在特定位点发生磷酸化而不是在随机的情况下发生的。

三、磷酸化与其他翻译后修饰方式相互串扰

PTM在拓宽其功能范围以弥补生物体中编码基因的匮乏方面具有广泛的作用。已经报道了超过8万个独特的PTM位点，包括磷酸化、乙酰化、糖基化、SUMO化、泛素化和甲基化。许多蛋白质含有多个PTM位点，这些位点可以控制靶蛋白的不同功能。不同类型的PTM经常带有称为串扰的多路通信，它在本质上或正或负地调控细胞信号（见图2-2）。此外，串扰发生在蛋白质内部和蛋白质间，并触发信号通路连接，从而显著增加信息含量。

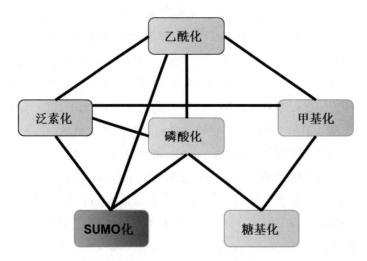

图2-2　六个主要PTM之间的串扰示意图

注：每条黑色的直线代表两种翻译后修饰之间的串扰，包括磷酸化、乙酰化、泛素化、甲基化、SUMO酰化和糖基化

组蛋白H3是真核细胞中参与染色质结构的五种主要组蛋白之一。翻译后的组蛋白常发生串扰修饰（如乙酰化、甲基化和磷酸化之间）。Gcn5对Lys14的乙酰化和组蛋白H3中Ser10的磷酸化是平行进行的，但转化率不同。而H3尾部Thr11的磷酸化则阻碍Lys14乙酰化。pSer10对Chk1、Thr11的修饰有抑制作用，并且pSer10和pThr11总是发生在两个独立的H3分子上。磷酸化和乙酰化改变了单个H3尾部残基的电荷性质，削弱了DNA接触，增加了H3尾部的动力学。磷酸化和乙酰化之间的串扰可能与它们在有丝分裂间期的功能或在间期的转录调控有关。蛋白质泛素化是泛素蛋白质与底物蛋白质中赖氨酸的 ε-氨基的共价结合的

过程，可以通过蛋白酶体标记使它们降解，改变它们的细胞位置，影响蛋白质的活性，改变蛋白质之间的相互作用。磷酸化和泛素化是真核生物中两种最普遍的PTM，它们在不同的水平上相互干扰。ULK1中连续残基Ser929、Ser930和Ser931的磷酸化是自噬起始阶段的关键环节，降低了其稳定性，并为Lys925和Lys933的泛素化及随后的降解做了充足的准备（见图2-3）。

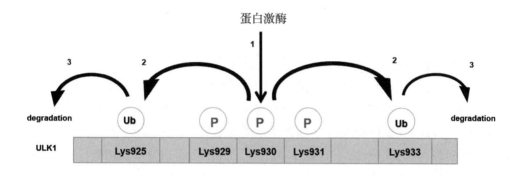

图2-3　ULK1修饰位点是其蛋白酶体降解的重要位点示意图

注：在ULK1的同一区域，Ser929-Ser930-Thr931的磷酸化是Lys925和Lys933随后泛素化所必需的

赖氨酸的ε-氨基经历了磷酸化、乙酰化、甲基化、泛素化、SUMO化以及天冬氨酸-谷氨酰胺酰化等多种PTM过程。组蛋白泛素化、去泛素化并不是单独发挥作用的，它们和组蛋白其他修饰，如甲基化、乙酰化、磷酸化等构成复杂的网络。通过相互之间的"串扰"发挥级联活化或抑制效应，促进或削弱彼此的功能，影响基因的转录。泛素化还介导其他PTM的串扰，如乙酰化和SUMO化。现已观察到三种主要类型的蛋白质糖基化，即O-连接、N-连接和GPI-锚定。O-GlcN酰化（O-GlcNAc）是在靶蛋白的丝氨酸或苏氨酸残基的羟基上加一个N-乙酰氨基葡萄糖，调节广泛的细胞过程，包括转录、胰岛素应答和蛋白酶体降解。O-GlcNAc与磷酸直接竞争Ser/Thr残基，它们可能通过空间或静电效应改变邻近位点的底物特异性。据估计，超过50%的人类蛋白质是糖基化的。在真核生物中，大约有30%的蛋白质是磷酸化的。因此，磷酸化和O-GlcN酰化之间会发生广泛的串扰。

核磁共振波谱已成为蛋白质磷酸化级联反应的有力分析工具。核磁共振波谱技术在磷蛋白研究中的最新进展包括磷酸化位点的确定、动力学速率的定量、抑制剂的发现以及磷酸化与其他翻译后修饰的串扰。

第三节　泛素化修饰及其生物学功能

真核细胞执行一系列复杂的过程，一些是生命所必需的，另一些是特定干细胞类型的，所有这些过程都是由蛋白质的翻译后修饰控制的。泛素结合包括三个主要步骤，最后一个步骤涉及大量靶向特异性泛素连接酶，这些连接酶结合一系列泛素化模式到蛋白质底物上，以产生不同的结果。相比之下，泛素的去除是由数量相对较少的去泛素酶（DUBs）催化的，DUBs也可以显示出靶标特异性，并对细胞功能产生决定性的影响。

一、泛素化简介

小泛素相关修饰分子（SUMO）是一种翻译后修饰分子，参与多种细胞功能，调控蛋白质活性和稳定性、转录和细胞周期。泛素化是所有真核生物的共同调节机制，它通过26S蛋白酶体靶向降解蛋白质，从而维持细胞内蛋白质的循环利用。

泛素是一种小的热稳定性非酶性多肽，由76个氨基酸残基组成。几乎存在于所有的物种中，其间差别不超过两个氨基酸。参与短半寿期蛋白质的快速降解，以多蛋白质的形式被合成，在翻译后加工过程中，被切割成多个泛素分子。是真核生物中一种具有多种调节功能的蛋白质，泛素化是指泛素（一类低分子量的蛋白质）分子在一系列特殊的酶作用下，将细胞内的蛋白质分类，从中选出靶蛋白分子，并对靶蛋白进行特异性修饰的过程。泛素通过赖氨酸残基与靶蛋白酶结合，与丝氨酸、苏氨酸、半胱氨酸或氨基末端蛋氨酸结合。泛素–泛素连接可以在羧基末端甘氨酸与泛素内部七种赖氨酸中的任何一种（K6、K11、K27、K29、K33、K48和K63）之间形成分子间的连接或与氨基末端之间形成分子间的连接，以形成多泛素链。研究最多、特征最好的连接类型是K48和K63连接的多泛素链，它们与底物的结合分别与蛋白酶体降解和细胞信号通路有关。去泛素化酶参与细胞周期进程，细胞的恶性增殖往往跟机体内细胞周期的调控失衡相关，细胞周期稳定有序地运转是细胞生长增殖不可或缺的因素。去泛素化酶（DUBs）从靶蛋白中去除泛素，人类基因组中大约有100个DUBs，分为8个科，这些家族是泛素特异性蛋白酶（USP）、泛素羧基末端水解酶（UCH）、卵巢肿瘤蛋白酶（OTU）、JAB1/MPN/MOV34金属酶（JAMM），其基序与含泛素的新型DUB家族（MINDY）、单核细胞趋化蛋白诱导蛋白（MCPIPs）以及锌指和UFSP结构域蛋白（ZUFSP）结合。DUBs的活性对于几乎所有细胞功能都至关重要。控制泛素化修饰的重要性在于，它们在癌症发展中充当癌蛋白和抑癌剂。单个DUB具有特定的功能和底物，通过与含有泛素修饰的靶蛋白的直接相互作用或通过与多泛素链的相互作用来进行，可以决定链的断裂是发生在近端还是远端。泛素特异性蛋白酶（USPS）是最大的DUB家族，占人类已知DUB的一半以上。它们都是半胱氨酸蛋白酶，由具有保守催化三元的USP结构域，USP结构域采用一种保守的结构，由三条主干组成——一个称为手指的β-折叠，一个称为手掌的β-折叠核心，以及一个α-螺旋拇指结构域，它们共同在手掌和拇指区域和指尖形成泛素的结合口袋。

二、泛素特异性蛋白酶USP17概述

泛素特异性蛋白酶USP17也称为DUB3，描述了从多基因家族表达的许多非常相似的蛋白质，由串联重复序列中的多个基因拷贝组成，这些拷贝具有高度可变性。在小鼠中发现了USP17基因，并将其命名为DUB1、DUB1A、DUB2和DUB2A。它们的表达通过细胞因子如白介素2（IL-2）和白介素3（IL-3）的诱导而发生。这些基因和其他成员被鉴定为同一DUB亚家族的一部分，可能是由于串联复制事件而定位于小鼠7号染色体的中央区域。在人类第4号染色体上的串联重复序列（命名为RS447）具有与鼠DUB1和DUB2具有高度同源性的开放阅读框（ORF）。这是一种无内含子的基因，编码一种活性去泛素化酶，称为USP17。USP17作为一个新发现的去泛素化酶，介导了包括炎症、细胞运动、Th17细胞发育及肿瘤发生等多个重要过程，USP17可通过调控细胞内Ras和小GTPase的活

性影响细胞的增殖和运动能力。在人类4号和8号染色体上发现了多个与鼠DUB基因同源的基因组序列，导致克隆了具有类似细胞因子诱导能力的去泛素化酶，即DUB3。USP17/DUB3基因位于RS447内，其拷贝数为20～103，主要位于4号染色体（4p16.1）上，有些也位于8号染色体（8p23.1）上。第8号染色体上的一些RS447重复序列也嵌入了β-防御素基因簇中，这是人类基因组中的另一个拷贝数可变区，可能会进一步影响USP17基因拷贝数的变异。两栖动物和鸟类基因组中没有USP17基因，表明脊椎动物在进化中的后期获取USP17基因。对三个人类基因组的下一代测序得出的USP17/DUB3拷贝数介于122～186，突显了这些基因的遗传变异性和复杂性。

（一）USP17样蛋白的结构域

USP家族成员的蛋白质含有三个结构域，就好像手掌、大拇指和其他手指的关系一样，活性催化中心位于手掌和大拇指的结构域，而食指结构域抓住泛素末端甘氨酸基序位点。USP家族的蛋白中有一些USP结构域处于活性静息状态（apo-USP），当泛素结合到USP结构域时，USP蛋白可以发挥催化活性，这就好比是活性和非活性中心位点的动态平衡变化。它们具有很高的序列相似性，类似USP17的蛋白统称为USP17。典型的参考序列（USP17L2）在初级氨基酸序列上可能与NCBI数据库中标注的其他USP17样蛋白相差约8%，USP17具有特征性的USP结构域，它定义了这个DUBS家族，半胱氨酸（C89）、组氨酸（H334）和天冬氨酸（D350）的催化三联体分别分离到半胱氨酸（C89）和组氨酸（H334和D350）的半胱氨酸盒（C89）和His盒（H334和D350）中。

USP17缺乏存在于其他一些USP中的结构域，例如泛素样域（UBL）和泛素相关结构域（UBA）。人类USP17具有两个羧基末端透明质酸结合基序（HABM），在鼠DUB3家族成员中不存在。透明质酸是一种非硫酸化的糖胺聚糖，是细胞外基质的组成部分，但也可以在细胞内与微管结合，USP17羧基末端包含两个肿瘤坏死因子受体相关因子2（TRAF2）结合基序（氨基酸428-431和480-484，见图2-4）。

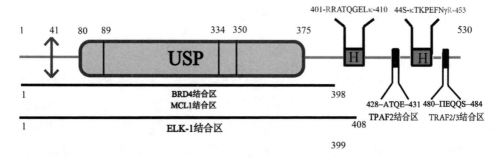

图2-4 USP17结构域示意图

注：USP17L2-人类，USP域包含催化三联体C89、H334和D350，并且氨基末端磷酸化位点S41用⇕条标记。透明质酸结合位点突出显示（H），其中精氨酸和赖氨酸残基是橙色相互作用的关键，还突出显示了TRAF2/3结合基序和各种USP17底物的鉴定结合区域

USP17底物之间的相互作用区域各不相同：TRAF2、SETD8和SIN3A组蛋白脱乙酰基酶复合物组分（SDS3）与USP结构域、含溴结构域的蛋白4（BRD4）下游的USP17的羧基末端相互作用。

（二）USP17样蛋白的定位

USP17在HeLa细胞中异位表达，主要分布在细胞核内，尤其在核仁中大量表达。在HeLa细胞中异位表达的USP17主要位于细胞核内，在核仁内特别丰富，在U2OS和NIH-3T3细胞中，异位表达的USP17分别主要定位于细胞核，HEK293 T细胞的亚细胞分离鉴定出一些与染色质相关的USP17，USP17与底物共定位于HEK293 T细胞和TOV-21G卵巢癌细胞的胞浆中。内源性USP17分布在整个HeLa细胞中，在细胞核中含量特别丰富。

USP17包含一个高度相似的蛋白质家族，该蛋白质衍生自经历多次重复的可变拷贝数基因。USP17基因的表达以细胞周期依赖性的方式受到严格控制，在众多USP17底物上，这些底物在细胞周期控制，增殖和凋亡中具有关键作用。通过DUB的活性，USP17可以水解多种泛素连接拓扑结构，保护其底物免受蛋白酶体降解。USP17通过多个相互联系的信号通路来控制各种细胞过程。在癌症中USP17表达失调，很大程度上是由于其靶标参与细胞周期进程、肿瘤发生和转移。

三、泛素特异性蛋白酶USP8

泛素修饰蛋白质是功能最广泛的翻译后调节因子之一。泛素特异性修饰酶8（USP8）是泛素-蛋白酶体途径中去泛素化酶系统的家族成员之一，USP8最初被鉴定为一种生长调控的泛素特异性蛋白酶，与许多其他DUBS一样，以其多结构域结构为特征。除了催化结构域，还鉴定了特定的蛋白质-蛋白质相互作用模块，这些模块有助于USP8底物的募集、调节和靶向不同的蛋白质复合物。USP8基因敲除小鼠表现出早期胚胎死亡，而在成年动物中诱导缺失会迅速导致致死性肝功能衰竭。T细胞特异性消融干扰T细胞的发育和功能，导致致命性自身免疫性炎症性肠病。在人类患者中，USP8基因的体细胞突变被认为是促肾上腺皮质激素（ACTH）释放的垂体腺瘤引起库欣病（CD）的根本原因，USP8基因编码的蛋白具有去泛素酶活性，可以帮助被激活的表皮生长因子受体（EGFR）去掉泛素标签，阻止其进一步被溶酶体降解。

（一）T细胞中的USP8

USP8的N端SH3BM与Shc（GADS）下游的含SH3结构域的接头分子GRB2相关接头蛋白（GADS）显示出高亲和力相互作用。GADS主要参与TCR信号转导，USP8以信号状态依赖但与GADS无关的方式被招募到富含TCR-GADS的微簇中。一条依赖于中央ESCRT-I组分TSG101的通路介导了免疫突触中心的外体形成，而免疫突触在很大程度上缺乏TCR信号。T细胞特异性缺失USP8的小鼠表现为炎症性肠病和调节性T细胞功能障碍。USP8对于胸腺细胞的阳性选择是关键的，而不影响TCR的循环，近几年的研究报道发现，USP8在35%～62%的促肾上腺皮质腺瘤中发生了突变，造成了表皮生长因子受体（EGFR）、促分裂原活化蛋白激酶（MAPK）的持续激活，进而产生出过多的ACTH。因此，抑制USP8被认为是治疗USP8突变腺瘤的靶向治疗策略。CHMP5是USP8介导的稳定胸腺细胞存活的关键靶点。CHMP5通过直接相互作用以独立于ESCRT机制的方式稳定抗凋亡Bcl-2蛋白。

（二）USP8在自体/有丝分裂吞噬和神经系统疾病中的作用

除了在内体运输中的作用外，USP8还参与了线粒体调控。E3-泛素连接酶Parkin代表着通过自噬（有丝分裂）清除受损线粒体的关键角色。家族性帕金森病（Parkinson's disease，PD）中Parkin和线粒体激酶PINK1基因均发生突变。在应激诱导的有丝分裂过程中，胞质Parkin移位到功能失调的线粒体，在线粒体中发生大量底物泛素化。mitofusins是线粒体融合所必需的GTP酶，是最早进行蛋白酶体降解的靶标之一。PINK1在受损线粒体上的积聚和包括丝裂原蛋白-2磷酸化在内的前馈机制诱导Parkin向受损线粒体募集。Parkin-自泛素化、底物-泛素化、PINK1自动磷酸化和PINK1介导的泛素磷酸化和Parkin-UBL结构域。线粒体蛋白的泛素化促进泛素结合的自噬受体的募集，如隔离酶1（SQSTM1）/p62和NBR1。在siRNA筛选中，发现USP8使Parkin去泛素化，特异性针对K6连接的泛素，暗示K6连接在Parkin上高水平存在时抑制线粒体的调节。此外，USP8可通过调节神经调节蛋白受体降解蛋白1（Nrdp 1）的稳定性而增加Nrdp 1的活性。USP8通过上游调节Parkin介导的胰岛β细胞的有丝分裂参与胰岛素的分泌，这些细胞特别容易受到线粒体功能障碍的影响。由E3连接酶Clec16a和Nrdp1和USP8组成的调控复合体，USP8对Nrdp1下调Parkin和微调有丝分裂至关重要。在这个复合物中，Clec16a通过不可降解的泛素化作用稳定Nrdp1。一旦线粒体损伤增加，复合体就会变得不稳定。USP8在去除Parkin中K6连接的泛素的功能可能成为导致Parkin线粒体易位和激活的主要原因。果蝇细胞DUB功能丧失筛查也显示USP8稳定了有丝分裂融合蛋白。在果蝇PINK1和Parkin KO果蝇中，USP8的药理学抑制使有丝分裂素水平正常化并防止多巴胺能神经元损失。

对USP8在巨噬细胞中的作用的分析表明，由于自噬流量的阻断，果蝇中USP8功能的丧失导致自噬体积累。但在HeLa细胞中的USP8基因敲除导致了自噬通量的解除。即USP8通过使位于UBA结构域的K420上的SQSTM1/p62去泛化而对自噬起负调节作用。在酵母双杂交筛选中也发现USP8与NBR1相互作用。USP8的失活影响了果蝇溶酶体的生物发生，这一过程需要一个功能性的内体途径。

在HeLa细胞中，USP8通过与其受体ci-M6PR结合来确保溶酶体酶正确运输到高尔基体。对促进小鼠胚胎干细胞（ESCs）自噬的分子研究表明，胚胎干细胞依靠高的自噬通量来维持的代谢和维持线粒体的动态平衡。EPG5是一种自噬调节因子，促进自噬小体与溶酶体和（或）晚期内噬小体的融合，在ESCs中高度表达，对ESC的多能性至关重要。USP8是一种与EPG5相互作用的蛋白，通过在K252位从EPG5中去除K63连接的泛素，从而加强EPG5和LC3之间的相互作用，调节ESC的自我更新和多能性。

帕金森病（Parkinson's disease，PD）是一种以黑质致密区多巴胺神经元变性伴胞浆内嗜酸性包涵体即路易小体形成，导致黑质纹状体通路破坏及尾状核、壳核中DA含量减少为主要特征的神经系统变性疾病。PD形成的路易小体代表泛素阳性包涵体，含有累积的错误折叠的α-synuclein，USP8通过解离K63连接的泛素来稳定α-synuclein，从而增加其毒性。TDP-43还形成在阿尔茨海默病（AD）、额颞叶变性（FTLD）和肌萎缩侧索硬化症（ALS）等多种神经退行性疾病中发现的特有的不溶性蛋白聚集体。在酵母-2杂交筛选中，USP8被鉴定为TDP-43相互作用蛋白，并被证明能对抗TDP-43泛素化。与α-synuclein相比，USP8缺乏增强了果蝇的Tdp-43神经毒性。

（三）USP8在精子顶体形成中的作用

精子发生过程是一个错综复杂而又高度有序的生物学过程，主要包括有丝分裂、减数分裂和精子变形。减数分裂后的精子细胞经历巨大的形态变化，其中包括顶体形成，这是一个受到严格控制的关键事件。顶体是高尔基体和内体/溶酶体来源的酸性膜结合细胞器，含有促进受精的物质。在精子发生过程中，USP8与精子特异性热休克蛋白40（Hsp40）/DNAJ伴侣蛋白MSJ-1和蛋白酶体一起重新定位到发育中顶体的细胞质表面，在成熟精子中保持了这种特殊的共同定位。此外，ESCRT-0/USP8/EEA1阳性小泡被发现有助于顶体空泡的发育，这表明内吞和生物合成途径都独立地参与顶体发生，类似于溶酶体相关细胞器（LROS）的生物发生。USP8可能通过其MIT结构域直接将发育中的顶体与微管联系起来。受体酪氨酸激酶MET作为USP8靶标传递到顶体，最后传递到顶体后片段（PAS），该片段含有与卵母细胞激活有关的精子因子，USP8基因突变可能导致人类不孕症。

第四节　糖基化修饰及其生物学功能

糖基化是英国长寿协会凯拉扎伊教授所揭示的人体衰老的五大原因之一，它是指人体内葡萄糖分子或其他糖类分子错误地粘黏到蛋白质上，引起蛋白质变性，丙二酸、甲醛也参与糖基化反应。老人约有1/3的蛋白质被糖基化，继之"交叉连接"而失去生理作用。糖基化是生物体中分子修饰的主要形式之一。它通过改变蛋白质的折叠和空间构象来影响生物学功能，例如细胞周期、信号转导和基因表达。但是，如果生物体内发生异常的糖基化，则会引起多种病理变化，特别是与癌症上皮-间质转化相关的病理变化。蛋白质的糖基化是蛋白质经过信使RNA翻译后的一种常见修饰方式，蛋白质上特定的氨基酸与糖链以共价键的方式结合形成糖蛋白，成千上万种具有独特生物学活性的糖蛋白参与人体的各种过程，异常糖基化修饰与避免肿瘤免疫监视密切相关。由此可见，糖基化在体液免疫反应中起着重要作用。

一、糖基化和T细胞

胸腺依赖性淋巴细胞即T细胞，在细胞免疫功能方面发挥着重要作用，如迟发型变态反应和移植免疫。根据其表面标志物和功能的不同，T细胞分为CD4$^+$T细胞和CD8$^+$T细胞，前者可分为Th1和Th2 T辅助细胞。

糖基化是在酶作用下，非糖生物分子和糖形成共价结合的过程。蛋白质糖基化对T细胞不同亚群的分化和功能产生了巨大的影响。B7和CD28是一对重要的共刺激分子。B7-1蛋白的结构特征是明显的高N-糖基化。人B7-1具有八个可能的N-糖基化位点，发现糖基化抑制剂衣霉素处理的K562细胞表面B7-1的表达明显降低，但糖基化对B7-1和CTLA-4的结合没有影响。糖基化在调节B7-1的表达中发挥积极作用，可稳定B7-1。B7-H6是B7家族的新成员，它是高度糖基化的蛋白质，具有六个可能的N-糖基化位点。CD28家族分子是Ig超家族的成员，它们都是Ⅰ型跨膜蛋白，近50%的CD28分子被糖基化，CTLA-4是一种具有低N-聚糖多样性的蛋白质。TCR激活与CTLA-4的N-糖基化有关。N-糖基化增强CTLA-4在T细胞表面的保留，抑制T细胞活化并增强免疫耐受。去除T细胞中基因编码的GlcNAc转移酶Ⅴ可以抑制细胞内三触角和四触角分支N-聚糖与Galectin-3的结合，并改善T细胞受体介导的信号转导，即促进T细胞与抗原提呈细胞形成免疫突触，从而诱导Th1和Th2反应。Th1反应是一种先天免疫反应，Th1反应通过激活免疫反应，促进炎性因子的释放，在这些反应中，Th1细胞主要分泌IL-2和干扰素-γ，其中，IL-2能促进T细胞增殖和细胞因子分泌，进而引起抗肿瘤免疫应答（见图2-5）。

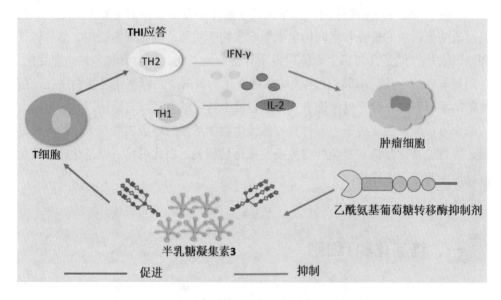

图2-5 选择素在T细胞活性中的积极作用

注：N-乙酰氨基葡萄糖转移酶Ⅴ抑制剂在免疫系统中起着积极的作用。首先，抑制细胞内N-聚糖和Galectin-3的N-糖基化，增强T细胞受体介导的信号转导，从而诱导Th1先天免疫应答；这导致白细胞介素2（IL-2）和干扰素-γ的分泌，其中，IL-2促进T细胞增殖和细胞因子的分泌，最终引起抗肿瘤免疫反应

此外，已有研究报道PD-1的糖基化修饰可抑制肿瘤免疫，靶向PD-L1糖基化可以作为一种有效的抗肿瘤疗法，但N-糖基化分支会阻碍PD-L1抗体的识别，

破坏PD-L1的N-糖基化修饰并促进PD-L1的二聚化，进而促进富含甘露糖、异常糖基化的PD-L1的内质网滞留，增强T细胞抗肿瘤免疫反应。肿瘤微环境中的细胞毒性T淋巴细胞数量增加，活性增强，从而抑制体内肿瘤生长。在肿瘤逃逸过程中，蛋白糖基化在调节不同T细胞亚群的活化、凋亡和免疫相关功能中起着重要作用（见图2-6）。

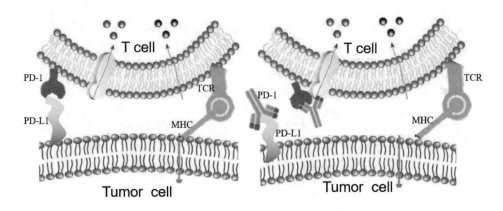

图2-6 程序性细胞死亡蛋白-1（PD-1）糖基化修饰对免疫系统的影响

注：程序性细胞死亡配体-1（PD-L1）是PD-1的主要配体，肿瘤细胞利用内源性PD-L1与活化T细胞上的PD-1受体结合，然后传递抑制信号。使用N-糖基化抑制剂后，PD-L1的N-糖基化修饰可显著抑制PD-L1与PD-1的结合，促进T细胞活化，增强抗肿瘤免疫应答

二、糖基化和NK细胞

NK细胞是先天免疫系统中效应细胞的主要类型之一，其通过分泌促炎性细胞因子和趋化因子来激活和募集其他免疫细胞，细胞表面分子的糖基化修饰极大地影响了NK细胞的活性和功能（见图2-7）。

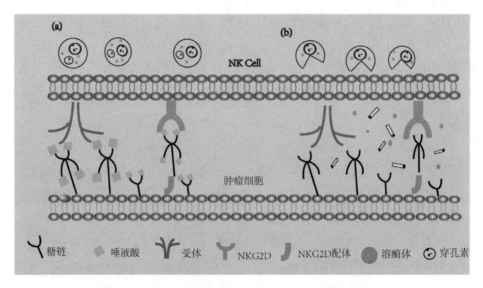

图2-7 肿瘤细胞表面超唾液酸化多糖对NK细胞的影响

注：（a）肿瘤细胞表面的唾液酸化多糖的表达上调，并与抑制NK细胞的细胞毒作用的受体（即siglecs）结合，从而抑制这些细胞的杀细胞活性；例如，对于NK细胞表面的杀伤和激活受体，即NKG2D，如果其配体经过糖基化修饰，这就阻止了受体与配体的结合，从而阻止了NK细胞激活途径的激活；（b）当肿瘤细胞表面的多糖不含唾液酸残基时，siglecs因缺乏配体而不能被激活。因此，NK细胞表面活化的受体和配体通常相互结合，使NK细胞表现出杀细胞活性，从而通过释放颗粒酶、穿孔素等来溶解靶细胞

　　蛋白质糖基化修饰异常往往与细胞的病变相关，肿瘤细胞表面糖基化修饰对免疫系统有较大影响，肿瘤发生过程中，糖基化的改变影响机体的免疫应答，从而调控肿瘤进程。免疫功能相关的糖结合蛋白和NK细胞的研究相对深入，但对相关糖基化位点、糖代谢相关基因、糖基转移酶等的研究仍处于初级阶段。未来的研究趋势应该集中在相关的作用机制和途径上，这将加速肿瘤转移糖免疫治疗策略的发展。

三、糖基化与树突状细胞

　　树突状细胞是功能最显著的专职抗原提呈细胞，其细胞膜向外伸展并形成许多树状突，可通过胞饮作用摄取抗原异物，或通过其树突捕获和滞留抗原异物。体内树突状细胞的数量较少，但分布很广，其抗原提呈能力远强于巨噬细胞、B细胞等其他抗原提呈细胞。其表面主要含有共刺激分子、主要组织相容性复合物分子（MHC）和黏附分子，其分泌的细胞因子，如IL-12通过刺激辅助型T细胞而发生Th1反应。树突状细胞构成了有效激活、调节和维持免疫反应的中心环节，它们是这类细胞中最强大的细胞。糖基化修饰参与了MHC分子在树突状细胞表面的折叠和包装，从而影响树突状细胞的抗原提呈功能。另一类可作用于呈递抗原的树突状细胞触发免疫反应的分子主要以C型凝集素受体的形式表达在天然免疫细胞表面，包括甘露糖、岩藻糖和半乳糖受体，它们参与壳聚糖介导的抗原和抗体之间的相互作用。过度的糖基化修饰通常会掩盖C型凝集素受体和多糖之间的结合位点，从而影响细胞免疫反应。比较糖基化髓系树突状细胞与正常细胞，糖基化修饰细胞可有效诱导CD4$^+$细胞、CD8$^+$T细胞活化，使骨髓瘤特异性T细胞反应的能力增强，糖基化骨髓瘤树突状细胞的发现为靶向杀伤骨髓瘤的研究奠定了基础，因此，糖基化修饰对树突状细胞的功能有重要影响。

第五节　亚硝基化修饰及其生物学功能

S-亚硝基化在基因调控、免疫调节、血管内稳态、呼吸和神经信号转导等方面对细胞功能具有重要作用，与蛋白质的其他PTM一样，磷酸化、S-亚硝基化已成为多种细胞功能的关键调节机制，在许多生理和疾病情况下对其进行了研究。相反，它的损伤与许多疾病有关，如神经退行性疾病、呼吸道疾病、糖尿病和内毒素/感染性休克等。揭示蛋白S-亚硝基化在心脏中的重要作用对心脏疾病发病机制的发现至关重要。S-亚硝基化是一个潜在的心脏保护靶点，这为开发新的治疗策略提供新的途径。

一、S-亚硝基（SNO）形成的分子基础

蛋白质的S-亚硝基化修饰是通过一种无需酶的复杂的化学机制产生的，它是由NO共价结合到蛋白质半胱氨酸残基上形成的，S-亚硝基化因能调控蛋白质的活性，而成为控制转录后蛋白质功能的重要机制，S亚硝基化作为一种广泛存在的蛋白翻译后修饰方式调节大量蛋白质的功能，这些蛋白质包括核调节蛋白、离子通道和膜受体等。S-亚硝基化是内源性NO与半胱氨酸的巯基侧链共价结合形成S-亚硝基（SNO）。内源性SNO部分比NO本身稳定得多，可以作为NO供体并参与NO代谢。S-亚硝基化不仅可以在蛋白质中产生SNO蛋白，而且还可以在低分子量（LMW）硫醇中形成低分子量S-亚硝基硫醇（SNO-LMW）。SNO具有典型的时空特异性，与亚细胞氧化还原高度相关。SNO位点的两个主要共有基序，即酸碱基序和疏水基序，有助于理解S-亚硝基化的靶标选择性和特异性。有两种主要机制参与调节SNO的动态亚硝基化和亚硝基化的稳态以维持正常的细胞功能。

（一）SNO蛋白与SNO-LMW

一种脂肪族的含硫氨基酸，无色晶体，易溶于水、乙醇和氨水。可在体内合成，2分子半胱氨酸在中性或微碱性溶液中能化成胱氨酸。半胱氨酸（cysteine，Cys）是一种含巯基（-SH）的经典α-氨基酸，半胱氨酸在蛋白质编码氨基酸中是独一无二的，它是唯一带有硫醇基团的化合物，含有巯基（-SH）官能团，硫原子与氢原子相连。这种高活性的硫醇侧链使半胱氨酸处于任何其他氨基酸都无法替代的独特位置。虽然半胱氨酸是蛋白质中20种常见氨基酸中含量最少的一种，但它出现在蛋白质的重要功能部位。游离半胱氨酸为极性和高度疏水性，它们往往高度保守。在生理水平上，NO只针对蛋白质的一个或几个半胱氨酸残基以改变蛋白质的结构、反应性、稳定性和功能。

除了蛋白质中的SNO外，SNO还存在于产生SNO-LMW的低分子（LMW）硫醇中，如S-亚硝基半胱氨酸（CysNO）、S-亚硝基谷胱甘肽（GSNO）和S-亚硝基辅酶A（SNO-CoA）。谷胱甘肽是含量最丰富的低分子硫醇，作为调节细胞氧化还原稳态的关键元素，研究得最为广泛。谷胱甘肽是由谷氨酸、胱氨酸及甘氨酸组成的一种三肽，它是甘油醛酸脱氢酶的辅基，又是乙二醛酶及磷酸丙糖脱氢酶

的辅酶，参与体内三羧酸循环及糖代谢，使人体获得高能量。谷胱甘肽（GSH）的S-亚硝基化反应产生GSNO，GSNO是一个稳定的、流动的NO储存库，也是通过转亚硝化作用向其他蛋白质提供NO的主要内源性供体。

（二）SNO形成的机制

有几种机制参与SNO的形成，首先，NO是一种弱氧化剂，很少与生理环境中的硫醇残基自发反应。因此，SNO大多在氧化反应后发生，该氧化反应将NO转化为具有较强亚硝化作用的高级氮氧化物，例如二氧化氮（NO_2），三氧化氮（N_2O_3）或过氧亚硝酸盐（$ONOO^-$）。其次，SNO的形成是由巯基的重组途径介导的，其中的巯基（$RS\cdot$）自由基是通过氢的夺取而被另一个自由基（X）与NO重组而生成S-亚硝基硫醇的。第三，过渡金属提供了SNO形成的催化机制。半胱氨酸具有独特的金属结合能力，并且对氧化的过渡金属离子（例如Fe^{2+}/Fe^{3+}，Zn^{2+}和Cu^{2+}）具有很高的亲和力。掺入金属酶中的过渡金属具有不同的氧化态，可以将电子快速转移到金属中或从金属中转移出来，使其成为氧化还原反应的有效催化剂。过渡金属可以催化NO的单电子氧化为亚硝酰离子（NO^+），后者可以亚硝化位于催化中心附近的半胱氨酸硫醇，形成亚硝基硫醇。这些不同途径产生的SNO可以通过转亚硝化转移到新的硫醇基团。第四，谷胱甘肽和半胱氨酸等相互作用可形成亚硝基-铁复合物（DNICs），DNICs是NO（NO供体）的主要形式，为促进细胞RSNO的形成提供了另一种机制。DNICs是由NO与主要来源于细胞内螯合铁池（CIP）的非血红素离子反应形成的。DNICs通过O_2非依赖的转亚硝化反应来调节大部分细胞RSNO的形成。

NO是生物体内重要的信使分子和效应分子的小分子物质，对与细胞骨架有关的细胞功能有显著影响，包括细胞运动、形状、收缩和有丝分裂。蛋白S-亚硝基化是NO基团与半胱氨酸硫的共价加成，是NO的一种信号转导途径。细胞骨架靶的S-亚硝基化对运动和收缩细胞中的环-GMP有互补但不同的作用——促进细胞迁移，并使肌肉收缩偏向松弛。

NO通过两条不同的信号通路对细胞产生影响，第一种途径是通过激活鸟苷酸环化酶，改变sCG构象并激活该酶，促使GTP环化成cGMP，导致细胞内cGMP浓度升高，cGMP进而与蛋白激酶G（PKG）结合并激活，PKG使多种靶蛋白磷酸化。第二种途径是通过S-亚硝基化，即一氧化氮与硫醇反应生成稳定的亚硝基硫醇（-SNO，也称为S-亚硝基化）。虽然S-亚硝基化和cGMP的信号通路几乎同时被发现，但依赖cGMP的信号通路更早被接受，S–亚硝化机制与cGMP途径均参与NO对通路的调控作用，S–亚硝化对通路的增强作用较强，而cGMP途径对通路的抑制作用较弱。普遍认为S–亚硝基化调节许多蛋白质的功能，在细胞信号转导中扮演着重要角色。S–亚硝基化也是植物和动物细胞中调节细胞骨架动力学的一种特异和可逆的机制。

二、S–亚硝基化蛋白

S–亚硝基化的研究面临着技术挑战，因为加合物质量小，在还原环境中能自发、缓慢地反应。在体外，还原剂（如抗坏血酸、DTT）或金属（Cu、Hg）可以加速脱氮。因此，当研究S–亚硝基化对单个蛋白质功能的影响时，必须在非还原条件下进行，特别是对氧化还原敏感的蛋白质，如肌球蛋白。在细胞骨架蛋白的S–亚硝基化研究中看到的许多进展都归功于Jaffrey和他的同事发展的"生物素开关分析"。这种无处不在的分析方法用更大、更稳定的加合物取代亚硝基硫醇上的NO，以促进检测和分析。它分三个基本步骤进行：①游离硫醇的烷基化反应以阻止后续反应；②选择性地将S–亚硝基硫醇还原为游离硫醇；③烷基化新还原的硫醇。在第三步中，通过使用一种硫醇选择性生物素化试剂，从而将生物素加合物转换为NO加合物。得到的蛋白质是通过电泳分离出来的，而昔日的亚硝基蛋白质则是用抗生物素或荧光链霉亲和素的抗体通过Western blot检测出来的。显示和定量这些蛋白质的方法是通过切换荧光分子而不是生物素和凝胶内成像，通过Western blot或质谱鉴定感兴趣的条带。另一种方法是完全绕过电泳，通过质谱鉴定得到的蛋白的混合物，通常包括特定的亚硝基残基的鉴定。

第六节　SUMO化修饰及其生物学功能

蛋白质PTM是激素信号转导途径的一个核心特征，它调节引起反应的靶基因的表达。细胞内稳态需要对蛋白质活性、稳定性、定位及其相互作用进行最佳调控。PTM对于维持蛋白质的动态平衡起着至关重要的作用。PTM既可以像磷酸化、乙酰化和甲基化等修饰通过小化学基团的结合，也可以通过另一种多肽的共价连接，如泛素化、small ubiquitin-like modifier（SUMO）化。在各种翻译后修饰中，SUMO化是一种多功能的调节过程，已成为参与各种生物和非生物应激反应的主要分子。SUMO修饰作为一种翻译后修饰，在细胞生长、迁移、应激反应和肿瘤发生等多种生物学功能中发挥着重要作用。

一、SUMO及其机制

由100～115个氨基酸组成的类泛素小蛋白修饰物（SUMO）已成为一类研究较多的蛋白质修饰物，参与转录控制、亚细胞转运和细胞调控等过程。SUMO是PTMS的一种，它将小泛素样修饰物（SUMO）家族中的一个成员与靶蛋白中的赖氨酸（Lys）残基连接起来。鉴定的几种泛素相关蛋白根据它们与泛素的同一性，被分为两组：与泛素密切相关（>35%的同一性）和与泛素远距离相关（<20%的同一性）。SUMO属于第二类蛋白质，能够以泛素的方式与其他蛋白质结合。1995年，第一个SUMO同源物，MIF2 3（Smt 3）的抑制物在酵母中被鉴定出来。1996年，Matunis和Blobel发现RanGAP1共价连接到一种新的泛素相关蛋白，称为GAP修饰蛋白1，后来被称为SUMO1。

在植物中，SUMO首先在番茄中被发现，利用生物信息学方法已经在拟南芥中鉴定出八个高度保守的SUMO同源物，其中只有SUMO1、2、3和5表达，尽管只是在特定的条件下和特定的时间表达。在各种亚型中，SUMO1和SUMO2是最密切相关的亚型，具有83%的氨基酸序列同一性，而SUMO9被认为是假基因。除了拟南芥之外，在许多不同的作物中也发现了SUMO家族，如水稻、玉米、小麦、高粱和杨树。SUMO在植物生长发育过程中起着关键作用，并调节植物的反应。SUMO通过依赖于ATP的连续级联反应共价连接到蛋白质上，它涉及E1-SUMO激活酶（SAE1/2）、E2-SUMO结合酶（SCE）和E3-SUMO连接酶的作用。SUMO在结合过程中与E1酶和E2酶发生非共价相互作用，这一过程导致SUMO通过二甘醇基序连接到赖氨酸残基上的底物上。

E3连接酶的主要作用是识别底物和提高靶蛋白的修饰效率，在调节植物生长发育过程中发挥重要作用。E3-SUMO连接酶并不总是将SUMO与其靶蛋白结合。在拟南芥中，只有两种E3连接酶被鉴定为高倍性2（HPY2）和SAP和Miz1（SIZ1）。

根据SUMO N端的SUMO化共识位点，大多数情况下，靶蛋白可以与单个SUMO缀合，也可以与多个SUMO结合，在靶蛋白上构建多聚SUMO链。SIZ1、SP-环指蛋白与开花、种子萌发、表观遗传调控、养分利用、耐寒性和防御反应等有关。

SIZ1通过其E3连接酶活性在种子贮藏蛋白的积累和稳定性中起重要作用，并介导组蛋白的甲基化。SIZ1的过表达可以调节水稻、番茄和棉花的耐热/耐旱性。SUMO结合酶的多种潜力可用于作物改良，在正常的细胞活动中，SUMO共轭和解共轭都是高度动态和平衡的。

二、SUMO蛋白酶

泛素样蛋白酶和泛素蛋白酶（ubiquitin-like protease，ULP）是半胱氨酸家族的蛋白酶，它们分别通过内肽酶和异肽酶的活性负责SUMO成熟和SUMO从靶点释放的过程。这些ULP识别SUMO蛋白中的羧基末端二甘氨酸（GlyGly）基序，并在GlyGly基序之后移除约10个氨基酸，从而使该基序与靶蛋白结合。

SUMO蛋白酶还能裂解SUMO结合物和底物的末端甘氨酸，从目标蛋白中释放出游离SUMO，然后为进一步的SUMO接合循环做好准备。SUMO蛋白酶是SUMO化机制成员中数量最多的家族，SUMO蛋白酶识别SUMO标签的三级结构，而且酶切效率高，对SUMO异构体和底物具有特异性。拟南芥基因组已鉴定出7种SUMO特异性蛋白酶，即ESD4（ESD4）、ULP1a/ESD4样酶（ELS1）、ULP1b、

ULP1c/过度耐盐2（OTS2）、ULP1d/OTS1和ULP2a和ULP2b。已鉴定的所有SUMO蛋白酶在体外都具有裂解SUMO1/2/3亚型的肽酶活性。

已鉴定的SUMO蛋白酶的数量高于SUMO结合酶的数量，蛋白酶的亚细胞定位、空间限制和调控结构域各不同，为维持靶蛋白的SUMO结合和去结合形式提供了特异性。所有鉴定的ULP都是半胱氨酸蛋白酶，具有保守的组氨酸（H）、天冬氨酸（D）和半胱氨酸（C）催化三联体。它们可分为三类：泛素样蛋白酶/前哨蛋白特异性蛋白酶（ULP/SENP）家族、去SUMO化异肽酶（DESI）家族和泛素特异性肽酶样蛋白（USPL1）。第一个从酵母中鉴定出的SUMO蛋白酶是泛素样特异性蛋白酶1（ULP1）。比较ULP1催化区的氨基酸序列，鉴定出第二个酵母SUMO蛋白酶（ULP2）。

SUMO蛋白酶的细胞定位参与了不同SUMO化蛋白的调控，这些蛋白酶负责维持细胞水平的SUMO化和非SUMO化形式的蛋白质。在生物受到威胁时，这些SUMO蛋白酶的细胞水平会发生变化，从而改变SUMO修饰蛋白和非修饰蛋白之间的平衡。

在过去十年中，SUMO获得了巨大的关注，因为它被发现能够在不影响其动力学的情况下调节蛋白质的功能。SUMO化使植物能够通过调节激素信号通路或快速调节蛋白质功能来做出反应。了解植物如何对环境信号做出快速反应是植物生物学中发展作物生物或非生物在逆境中恢复能力的一个重要问题。随着全球气候变化带来更加频繁和极端的天气，植物也需要迅速适应环境条件。生长素、赤霉素、茉莉酸、水杨酸和脱落酸等植物激素在响应环境刺激的过程中起着关键作用，并与不同的信号转导途径相协调。从胚胎发生到衰老，这些激素几乎在植物生长和发育的各个方面都很重要。它们是小的内源信号分子，是植物表型可塑性的基础。

SUMO蛋白酶在植物生长和防御的各个方面起着至关重要的作用。SUMO1和SUMO2与水杨酸介导的防御信号对拟南芥生物营养侵染的调控有关，水杨酸用来诱导SUMO蛋白酶OTS1/2的降解，从而导致SUMO1/2结合物的积累。鞭毛蛋白诱导质膜上定位的SUMO蛋白酶Desi3a降解，从而促进FLS2 SUMO化，促进BIK1解离并触发细胞内免疫信号。SUMO作用不仅影响植物对逆境的反应，而且还调节植物的生长。在与水接触时，通过使用水模式响应，生根分枝。依赖SUMO的生长素反应调节控制根系分枝模式对水分供应的响应。SUMO蛋白酶在光信号通路中的作用研究表明，在光/暗循环下生长的植物中，PHYB的SUMO化受到红光的促进，呈昼夜变化，并抑制与PIF5的结合。PHYB的SUMO化负向调节光信号，并且部分由SUMO蛋白酶OTS1介导。SUMO也用来调节COP1的活性，COP1是光形态发生的主要阻遏因子。SUMO E3连接酶SIZ1与COP1发生物理相互作用并介导COP1的SUMO化。因此，SUMO有助于维持COP1水平和活性，确保光形态建成，确保在变化的光环境中适当的光形态发生。远红色细长的下胚轴1（FHY1）也是对远红光（FR）的SUMO化反应。FR暴露促进FHY1的SUMO化，加速其降解。拟南芥SUMO蛋白酶1（ASP1）在FR作用下与FHY1在细胞核内相互作用，促进其去SUMO。

第七节　琥珀酰化修饰及其生物学功能

琥珀酰化是2011年在对乙酰化进行深入研究的基础上发现的一种新的PTM类型，它能对不同的生理环境做出反应，且具有进化保守性。导致蛋白质电荷从正反转到负电荷，与其他PTM相比，质量有相对较大的增加。成百上千个蛋白质琥珀酰化位点存在于多种组织和物种的蛋白质中，琥珀酰化改变了酶的速率，特别是线粒体代谢途径。因此，琥珀酰化提供了一种有效的机制来协调代谢信号，利用代谢中间产物作为感受器来调节新陈代谢。

琥珀酰化是一种琥珀酰基供体通过酶或非酶方法将琥珀酰基共价结合到赖氨酸残基上的过程。赖氨酸残基的琥珀酰化能在生理pH下引起100 kDa的质量位移和电荷由+1变为-1，从而引起蛋白质结构和功能的明显变化。SIRT5（sirtuin 5，SIRT5）是烟酰胺腺嘌呤二核苷酸（NAD^+）依赖性赖氨酸脱酰化酶家族成员之一，位于线粒体内。与其亚细胞定位一致，SIRT5被观察到在心脏中高表达，心脏是泵血的肌肉器官，需要大量的线粒体提供能量，除了边缘脱乙酰酶活性外，SIRT5还显示出优先的脱琥珀酰基活性，从蛋白质中去除琥珀酰基，以及去除戊二酰化酶和去乙酰化酶。SIRT5脱琥珀酸靶向主要集中在β氧化途径、支链氨基酸代谢途径、三羧酸循环途径、ATP合成途径、酮合成途径和丙酰辅酶A代谢途径等能量代谢网络的关键节点，具有开创性的意义，在代谢动态平衡、表观遗传调控、肿瘤发生、心血管疾病等领域的琥珀酰化修饰研究取得了一系列创新性的研究成果。

对哺乳动物琥珀酰组的整体分析表明，SIRT5消融诱导细胞内赖氨酸琥珀酰化显著增加，表明SIRT5在赖氨酸脱琥珀酰化过程中起主要作用。在此基础条件下，生殖系SIRT5缺陷（SIRT5$^{-/-}$，KO）小鼠和SIRT5$^{+/+}$（WT）小鼠之间未观察到明显的心脏异常。然而在SIRT5KO小鼠心脏或从SIRT5$^{-/-}$小鼠心脏分离的线粒体中，蛋白质赖氨酸琥珀酰化显著增加。琥珀酰化的心肌蛋白主要参与氧化磷酸化、脂肪酸氧化、柠檬酸循环和支链氨基酸分解代谢等代谢途径，这些结果有力地提示了SIRT5介导的脱琥珀酸化在调节心脏代谢中的重要作用。

第八节　其他蛋白质翻译后修饰及其生物学功能

PTM通过调节蛋白质的功能及其相互作用来调控植物的生长发育，分析PTM在植物细胞信号传递中的功能含义，对理解其意义提出了重大挑战。与未修饰的蛋白相比，用其他化学基团或多肽修饰的蛋白在调节细胞生理过程中起着重要的作用。

一、单磷酸腺苷酸化修饰

AMPK（adenosine 5′-monophosphate（AMP）-activated protein kinase）即AMP依赖的蛋白激酶，是生物能量代谢调节的关键分子，是研究糖尿病及其他代谢相关疾病的核心。腺苷单磷酸活化蛋白激酶（AMPK）在体内广泛表达/存在，在血管系统中，AMPK的激活与一些有益的生物学效应有关，包括增强血管舒张，减少氧化应激和抑制炎症反应。

AMPK以包含催化α单位和调节性β和γ亚单位的异三聚体复合物形式普遍存在，人类和啮齿动物分别由不同的基因表达两种亚型的α-亚基和β-亚基（α1、α2；β1、β2），三种亚型的γ-亚基（γ1、γ2、γ3）。几乎所有真核生物的基因组中都容易找到编码这三个亚基的基因。然而，芽孢酵母（*S.cerevisiae*）和植物中的直系同源物没有被AMP变构激活，并且通过遗传方法独立于哺乳动物AMPK被发现，因此，它们通常不被称为AMPK，而是在酵母中被称为Snf1复合物（Snf1是编码催化亚基的基因），而在植物中被称为Snf1相关激酶1（SnRK1）复合物。已知的唯一缺乏AMPK亚单位同源基因的真核生物是生活在其他真核细胞内的寄生虫，包括楔形脑孢子虫和恶性疟原虫，后者是人类疟疾的病原体。这些寄生的真核生物似乎经过了严格的基因组选择，楔形棘球绦虫拥有已知的所有真核生物中最小的基因组之一，只编码29个常规蛋白激酶和3个非典型蛋白激酶（与人类的500多个蛋白激酶相比）。这些生物的祖先很可能确实有AMPK基因，但现代的后代已经能够省去AMPK基因，因为宿主细胞会提供AMPK，代表它们调节细胞能量平衡。包括人类在内的哺乳动物都有两个编码AMPK-α（α1和α2）亚型的基因，两个编码AMPK-β（β1和β2）亚型的基因，三个编码AMPK-γ（γ1、γ2和γ3）的基因。这些多重亚型似乎是在脊椎动物早期进化过程中发生的两轮全基因组复制过程中产生的。这些亚基同工型的所有十二种组合都能够形成异源三聚体复合物，尽管不能确定所有组合都存于体内。完整的人AMPK异源三聚体的结构，即α2β1γ1、α1β2γ1和α2β2γ1，这些复合物均以活性构象结晶，其结构非常相似。AMPK的催化α亚基在其N端含有常规的丝氨酸/苏氨酸激酶结构域，具有较小的N叶和较大的Clobe，以及它们之间的裂隙中的催化位点。在AMPK中，关键的磷酸化位点是苏氨酸，通常其在大鼠α2序列中最初定位的位置之后被称为Thr172，该位点的磷酸化对于AMPK活化是必须的。

Thr172不是被AMPK本身磷酸化，而是被上游激酶，主要是LKB1（肝激酶B1）磷酸化。其活性形式是异三聚体复合物，也包含STRAD-α或-β和支架蛋白MO25-α或-β。LKB1最初被确定为抑癌基因STK11的产物，该基因在Peutz-Jeghers综合征（对癌症的遗传易感性）以及某些散发性（即非遗传性）癌症（尤其是肺腺癌）中发生了突变。尽管随后显示LKB1可以磷酸化并激活其他十二种具有与AMPK相关的激酶结构域的激酶（与AMPK相关的激酶家族），AMPK是第一个被确定的LKB1下游靶标，这把AMPK和癌症联系了起来。在某些癌症动物模型中，AMPK还可以起抑癌作用。

二、戊二酰化

赖氨酸戊二酰化是在蛋白质分子的赖氨酸残基上添加戊二酸基团，是重要的翻译后修饰之一。它在真核和原核细胞的线粒体功能和代谢过程中起着至关重要的作用，例如氨基酸代谢、脂肪酸代谢和细胞呼吸。

与蛋白质磷酸化和乙酰化相比，对蛋白质戊二酰化、HMG化、MG化和MG环化的生物学效应知之甚少。发现氨甲酰磷酸合成酶1（CPS1）的戊二酸化可以抑制其活性，导致尿素循环活性受损，并导致HeLa细胞中氨水平的升高。戊二酰化和羟甲基戊二酸化还抑制苹果酸脱氢酶2（MDH2），苹果酸脱氢酶2是三羧酸循环中的一个关键酶。此外，甲基巴豆酰CoA羧化酶（MCCC）的酰化程度增加导致MCCC活性降低和亮氨酸代谢受损。

三、GPI锚

早在20世纪，糖基磷脂酰肌醇（glycosylphosphatidylinosi-tol，GPI）就被证实是蛋白与细胞膜结合的唯一方式，不同于一般的脂类修饰成分，其结构极其复杂。许多的受体、分化抗原以及具有一些生物活性的蛋白都被证实通过GPI结构而与细胞膜结合。GPI是一种复杂的糖脂，作为许多细胞表面蛋白的膜锚，是一种高度保守的从酵母到哺乳动物的翻译后修饰。在哺乳动物中，至少有150个GPI锚定蛋白（GPI-APs），它们作为受体、黏附分子、酶和蛋白酶抑制剂等。GPI的生物合成及其与蛋白质的结合发生在内质网（ER）。由GPI转氨酶合成的新生GPI-AP仍未成熟，并经历重塑反应成为成熟的GPI-AP。在内质网中，许多GPI-AP发生两种重塑反应。首先，GPI-锚点的肌醇环上的酰基链被GPI-肌醇脱酰化酶PGAP1消除。其次，通过GPI-EtNP磷酸二酯酶PGAP5去除附着在GPI-多糖的第二甘露糖（Man2）上的侧链乙醇胺-磷酸（EtNP）。这些重塑反应对于GPI-AP与p24蛋白复合物的相互作用至关重要，p24蛋白复合物是GPI-AP的货物受体，这表明GPI-AP在内质网中的重塑是它们有效地分选到内质网出口部位的运输小泡所必需的。PGAP1致病纯合子突变导致遗传性GPI缺陷，从而导致智力残疾、脑病和低眼压。PGAP1突变小鼠头部发育异常，如耳头畸形和全前脑畸形，提示PGAP1功能是正常前脑形成所必需的。此外，PGAP1基因敲除的雄性小鼠是不育的。GPI锚的正确处理对这些蛋白质在体内的正常功能至关重要。

第三章

翻译后修饰的展望

到目前为止，450多种独特的蛋白质修饰已经被确定，蛋白质可以通过如下方式进行翻译后修饰（见图2-8），包括：①加官能基团进行PTM修饰，这些官能团包括乙酰化、甲基化、磷酸化、琥珀酰化和丙二酸化等；②通过共价键添加其他蛋白质分子，比如泛素化、SUMO酰化和乙二酰化；③添加脂质分子，其中包含戊烯基化、棕榈酰化等；④添加糖分子，其包含N-糖基化、O-糖基化、C-糖基化和磷酸糖基化。蛋白质的翻译后修饰使生物化学官能团（如醋酸盐、磷酸盐、不同的脂类及碳水化合物）附在蛋白质上从而改变蛋白质的化学性质，或是造成结构的改变（如建立双硫键），来扩大蛋白质的功能。

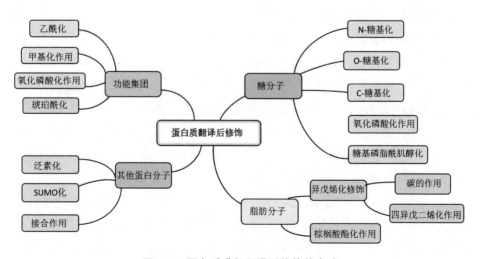

图2-8　蛋白质进行翻译后修饰的方式

一、常见翻译后修饰

翻译后修饰在决定蛋白质的结构、活性和功能方面起着关键作用。PTMs包括磷酸化、糖基化、泛素化、脂质化、甲基化和乙酰化、生物素化等。

蛋白质磷酸化是指由蛋白质激酶催化的把ATP的磷酸基转移到底物蛋白质氨基酸残基（丝氨酸、苏氨酸、酪氨酸）上的过程，蛋白质磷酸化是最著名的翻译后修饰之一。在真核生物中，蛋白质磷酸化影响所有细胞区室，包括线粒体。磷酸化是研究类型最为广泛的，它是通过酶促反应将磷酸基团转移到靶底物蛋白质氨基酸（丝氨酸、苏氨酸和酪氨酸）残基的可逆过程，哺乳动物中有500多种激酶催化蛋白质的磷酸化。磷酸化与细胞信号转导、神经活动、肌肉收缩、生长发育密切相关。

乙酰化就是将有机化合物分子中的氮、氧和碳原子上引入乙酰基CH_3CO-的反应，乙酰化在乙酰基转移酶的作用下将乙酰基与蛋白质的赖氨酸残基进行连接。乙酰化具有广泛的功能，在转录调节、蛋白质降解、应激反应和细胞代谢调节中起重要作用。组蛋白乙酰化对染色体结构和转录调控的影响是最深入的研究领域。在组蛋白和DNA上都发现了大量的修饰，组蛋白似乎比DNA更高度修饰，有许多赖氨酸、精氨酸、丝氨酸、苏氨酸、酪氨酸和组氨酸残基被修饰。赖氨酸表现出一系列不同的修饰，至少有12个潜在的标记已被报道，包括甲基化、乙酰化、甲酰化、丙酰化、丁酰化、巴豆化、丙二酰化、琥珀酰化、5-羟基化、泛素化、苏莫化和ADP核糖基化。

这种不同的组蛋白修饰是由酶家族调控的，酶家族可以将修饰转移到组蛋白上（例如甲基转移酶），许多组蛋白修饰及其调节酶在人类癌症中是失调的。组蛋白修饰酶要么发生躯体改变，要么在肿瘤进展早期表达失调，表明这些酶是细胞内稳态的关键调节器，因此，这些酶是治疗干预的有价值的靶点。

1996年，类泛素蛋白修饰分子SUMO1及SUMO化修饰首次被研究报道，近20年来，从酵母到人等各种真核细胞都发现其修饰的底物蛋白，SUMO化修饰已经被视为一种很普遍的蛋白翻译后修饰方式。对于SUMO化人们已经进行了各种研究，以确定SUMO结合酶和去结合酶的意义，但底物选择的潜在机制仍然缺乏。在拟南芥SUMO研究中，需要探索和研究识别特定SUMO蛋白酶靶标及其相拓亚型的蛋白质组学策略。到目前为止发现的SUMO蛋白酶只作用于SUMO1和SUMO2，针对其他SUMO蛋白的SUMO蛋白酶还没有被发现。关于作物中SUMO蛋白酶的研究有限，作物中可能存在许多尚未被发现的SUMO蛋白酶。由于SUMO化在多种生理过程中发挥作用，并影响多种激素，这些研究需要在作物上重复进行。

二、代谢性翻译后修饰

代谢性PTM可以有效地调节各种免疫功能和过程。一种可能性是进一步探索这些代谢性PTM如何影响药物结合，从而影响药物疗效。靶向修饰的糖酵解酶，如丙二酸化的GAPDH或琥珀酸化的PKM2可以抑制炎症疾病中免疫细胞的过度激活，如巨噬细胞，而不影响其他细胞类型的糖酵解。

另一个可以探索的前景是代谢修饰的药理诱导，二甲基亚酰胺介导免疫细胞中GAPDH的琥珀酸化，这有助于它的抗炎作用。在治疗自身免疫性疾病时，有可能使用代谢物衍生物，来诱导某些代谢性PTM，也有可能竞争性地抑制特定蛋白质靶标的修饰。

三、翻译后修饰与疾病

心血管疾病是世界上死亡率最高的疾病，其治疗和预后是亟待解决的问题。除了常规治疗外，目前基于基因的诊断技术为心血管疾病的治疗提供了一个新的视角。与遗传变化相反，PTM大多是可逆的，这可为开发针对异常PTM的治疗提供基础方法。

目前，关于不同PTM的研究主要是作为单个例子来讨论的，然而，不同的PTM之间存在相互作用，例如，乙酰化和乙酰化之间的串扰，组蛋白去乙酰化酶（HDAC）和HDAC抑制剂的磷酸化在心脏功能控制中发挥调节作用。了解PTM的建立和维持机制，这些机制的破坏如何导致心血管疾病的发生和发展，及PTM之间的串扰，将有助于更好地开发基于PTM的诊断来治疗心血管疾病。

PTM是蛋白质功能调节的一种重要方式，是蛋白质在翻译后发生的化学变化，主要由识别特定蛋白质中特定靶序列的酶催化，与许多重要的生命活动、疾病发生密切相关。肠易激综合征（irritable bowel syndrome，IBS）是一种胃肠道的功能障碍性疾病，以反复腹痛、腹胀以及排便规律改变等为主要特征。乙酰化修饰对IBS的调节主要体现在内脏超敏性方面。内脏高敏感性是IBS的重要发病因素，在反复应激或皮质酮水平改变诱导的内脏超敏反应中，通过改变大脑和脊髓中的组蛋白乙酰化水平，可导致促伤害性和抗伤害性基因表达产生特定变化，且HDAC抑制剂有可能成为IBS相关的内脏超敏反应症状的潜在治疗方法。

　　IBS的多种临床症状给患者的日常学习、生活等方面带来严重影响。PTMs与IBS内脏高敏感性、肠黏膜屏障等方面关系密切，这为深入研究PTMs在IBS中的作用奠定了基础，为明确IBS的发病机制、临床诊断和治疗提供了更多的潜在靶点。

参考文献

[1] WAGATSUMA K，SAKATA M，ISHIBASHI K，et al. Direct comparison of brain [^{18}F] FDG images acquired by SiPM–based and PMT–based PET/CT: phantom and clinical studies[J]. EJNMMI Phys，2020，7(1): 70.

[2] ZHANG Z，MA Y，LI S，et al. Ranging performance model considering the pulse pileup effect for PMT–based photon–counting lidars[J]. Opt Express，2020，28(9): 13586–13600.

[3] LEE S，LEE MS，WON JY，et al. Performance of a new accelerating–electrode–equipped fast–time–response PMT coupled with fast LGSO[J]. Phys Med Biol，2018，63(5): 05nt3.

[4] KOWALSKA D，MACULEWICZ J，STEPNOWSKI P，et al. Ionic liquids as environmental hazards–Crucial data in view of future PBT and PMT assessment[J]. J Hazard Mater，2021，403: 123896.

[5] ABRIEU A，LIAKOPOULOS D. How does SUMO participate in spindle organization? [J]. Cells，2019，8(8): 801.

[6] KROONEN JS，VERTEGAAL ACO. Targeting SUMO signaling to wrestle cancer[J]. Trends Cancer，2021，7(6): 496–510.

[7] WANG Y，YANG W. Proteome–scale analysis of protein S–acylation comes of age[J]. J Proteome Res，2021，20(1): 14–26.

[8] NUKUI M，ROCHE KL，JIA J，et al. Protein S–Nitrosylation of Human Cytomegalovirus pp71 Inhibits its Ability to Limit STING Antiviral Responses[J]. J Virol，2020，94(17): e00033–20.

[9] DHARADHAR S，KIM RQ，UCKELMANN M，et al. Quantitative analysis of USP activity in vitro[J]. Methods Enzymol，2019，618:281–319.

[10] PARRY A，RULANDS S，REIK W. Active turnover of DNA methylation during cell fate decisions[J]. Nat Rev Genet，2021，22(1): 59–66.

[11] ONDRUSKOVA N，CECHOVA A，HANSIKOVA H，et al. Congenital

disorders of glycosylation: Still "hot" in 2020[J]. Biochim Biophys Acta Gen Subj, 2021, 1865(1): 129751.

[12] LIU HM, MA LL, CAO B, et al. Progress in research into the role of abnormal glycosylation modification in tumor immunity[J]. Immunol Lett, 2021, 229: 8–17.

[13] HUANG B, ZHOU N, CHEN X, et al. Insights into the electrocatalytic hydrogen evolution reaction mechanism on two–dimensional transition–metal carbonitrides (MXene)[J]. Chemistry (Weinheim an der Berg Strasse, Germany), 2018, 24(69): 18479–18486.

[14] DISKIN C, RYAN TAJ, O'NEILL LAJ. Modification of proteins by metabolites in immunity[J]. Immunity, 2021, 54(1): 19–31.

[15] LIU J, QIAN C, CAO X. Post–translational modification control of innate immunity[J]. Immunity, 2016, 45(1): 15–30.

[16] XU Y, WU W, HAN Q, et al. Post–translational modification control of RNA–binding protein hnRNPK function[J]. Open Biol, 2019, 9(3): 180239.

[17] HUANG KY, KAO HJ, HSU JB, et al. Characterization and identification of lysine glutarylation based on intrinsic interdependence between positions in the substrate sites[J]. BMC Bioinform, 2019, 19(Suppl 13): 384.

[18] SRIVASTAVA M, SADANANDOM A, SRIVASTAVA AK. Towards understanding the multifaceted role of SUMOylation in plant growth and development[J]. Physiol Plant, 2021, 171(1): 77–85.

[19] YANG Y, HE Y, WANG X, et al. Protein SUMOylation modification and its associations with disease [J]. Open Biol, 2017, 7(10): 170167.

[20] LI P, JING H, WANG Y, et al. SUMO modification in apoptosis[J]. Journal of Mol Histol, 2021, 52(1): 1–10.

[21] SHI X, QIU H. Post–translational S–nitrosylation of proteins in regulating cardiac oxidative stress[J]. Antioxidants (Basel, Switzerland), 2020, 9(11): 1051.

[22] HUYNH FK, HU X, Lin Z, et al. Loss of sirtuin 4 leads to elevated glucose and leucine–stimulated insulin levels and accelerated age–induced insulin resistance in multiple murine genetic backgrounds[J]. J Inher Metab Dis, 2018, 41(1): 59–72.

[23] ALEDO JC. Methionine in proteins: The Cinderella of the proteinogenic amino acids[J]. Protein Sci, 2019, 28(10): 1785–1796.

[24] ZHANG X, SHAO H, ZHENG X. Amino acids at the intersection of nutrition and insulin sensitivity[J]. Drug Discov Today, 2019, 24(4): 1038–1043.

[25] CHEN MH, FU QM. The roles of AMPK in revascularization[J]. Cardiol Res and Pract, 2020, 2020: 4028635.

[26] GONZÁLEZ A, HALL MN, LIN SC, et al. AMPK and TOR: The yin and yang of cellular nutrient sensing and growth control[J]. Cell Metab, 2020, 31(3): 472–492.

[27] SULIS DB, WANG JP. Regulation of lignin biosynthesis by post–translational protein modifications[J]. Front in Plant Sci, 2020, 11:914.

[28] UVERSKY VN. Functions of short lifetime biological structures at large: the case of intrinsically disordered proteins[J]. Brief Funct Genom, 2020, 19(1): 60–68.

[29] JAMES AM, HAYWOOD J, MYLNE JS. Macrocyclization by asparaginyl endopeptidases[J]. New Phytol, 2018, 218(3): 923–928.

[30] MØLLER IM, IGAMBERDIEV AU, BYKOVA NV, et al. Matrix redox physiology governs the regulation of plant mitochondrial metabolism through posttranslational protein modifications[J]. Plant Cell, 2020, 32(3): 573–94.

[31] MULDER MPC, WITTING KF, OVAA H. Cracking the ubiquitin code: the ubiquitin toolbox[J]. Curr Issues Mol Biol, 2020, 37: 1–20.

[32] DUCKER C, SHAW PE. USP17–mediated de–ubiquitination and cancer: Clients cluster around the cell cycle[J]. Int J Biochem Cell Biol, 2021, 130: 105886.

[33] TAN S, LUSCHNIG C, FRIML J. Pho–view of auxin: Reversible protein phosphorylation in auxin biosynthesis, transport and signaling[J]. Mol Plant, 2021, 14(1): 151–165.

[34] HUANG B, LIU Y, YAO H, et al. NMR–based investigation into protein phosphorylation[J]. Int J Biol Macromol, 2020, 145: 53–63.

[35] ARDITO F, GIULIANI M, PERRONE D, et al. The crucial role of protein phosphorylation in cell signaling and its use as targeted therapy (Review)[J]. Int J Mol Med, 2017, 40(2): 271–280.

[36] DIMITROV B, MOLEMA F, WILLIAMS M, et al. Organic acidurias: Major gaps, new challenges, and a yet unfulfilled promise[J]. J Inher Metab Dis, 2021, 44(1): 9–21.

[37] LIU H, MA L, LIN J, et al. Advances in molecular mechanisms of drugs affecting abnormal glycosylation and metastasis of breast cancer[J]. Pharmacol Res, 2020, 155: 104738.

[38] FLORENZANO P, HARTLEY IR, JIMENEZ M, et al. Tumor–induced osteomalacia[J]. Calcif Tissue Int, 2021, 108(1): 128–142.

[39] HODUL M, GANJI R, DAHLBERG CL, et al. The WD40–repeat protein WDR–48 promotes the stability of the deubiquitinating enzyme USP–46 by inhibiting its ubiquitination and degradation[J]. J Biolog Chem, 2020, 295(33): 11776–11788.

[40] ALIYEV E, LADRA–GONZÁLEZ MJ, SÁNCHEZ–ARES M, et al. The authors reply PMC and PMT: Real medicine and not just biology[J]. Am J Surg Pathol, 2021, 45(5): 724–6.

[41] KOWALSKI RM, BLACK KJ. Protection motivation and the COVID–19 virus[J]. Health Commun, 2021, 36(1): 15–22.

[42] ZHANG X, CHEN X, YAO Y, et al. A disc–chip based high–throughput acute toxicity detection system[J]. Talanta, 2021, 224: 121867.

第三篇

蛋白质翻译后修饰与动脉粥样硬化

　　AS是心血管疾病的主要病因，具有较高的死亡率，尽管人们的生活方式和医疗水平取得了巨大进步，但随着年龄的增长，AS的患病率仍在增加，针对AS，人类目前没有特别有效的治疗方法。AS是一种慢性进行性炎症过程，主要表现为脂质堆积、泡沫细胞增殖、炎症反应、动脉粥样硬化斑块形成和破裂、血栓形成和血管钙化等一系列病理过程，最终导致血管壁狭窄及部分组织供血不足。然而，针对AS，目前临床上还没有特别有效的治疗方法。PTM是对翻译后的蛋白质进行共价加工的过程，修饰一个或者多个氨基酸残基，可以改变蛋白质活性、稳定性、亚细胞定位和蛋白间相互作用。人类大约有2~2.5万个基因，通过可变剪切和可变转录形成大约10万个转录本，这些转录本在翻译过程中通过剪切变异体和翻译后修饰，最终形成100万个以上的蛋白质。蛋白翻译后修饰极大扩展了蛋白质组的多样性和功能的复杂性，已经成为蛋白质组学研究的核心，在许多生理活动中发挥着非常重要的作用。蛋白翻译后修饰对蛋白的转录活性、稳定性、定位等多个方面产生影响，从而促进或抑制AS的发病过程。

　　近期发现，较多的蛋白质翻译后修饰水平会影响心血管疾病发生的蛋白翻译后修饰过程，因此，在此将主要探讨蛋白质翻译后修饰在AS中的作用及其调控机制。

第一章

蛋白质SUMO化修饰在动脉粥样硬化中的作用与机制

AS是许多心血管疾病的病理生理基础。翻译后修饰参与了AS的起始和进展。蛋白质翻译后修饰与血流改变引起的内皮细胞功能障碍（ECD）、氧化应激和胆固醇稳态有关。本章就SUMO化修饰在AS发展中的分子作用进行讨论，以更好地理解这一病理变化。

第一节　SUMO化修饰

PTM是一个可逆的过程，可以高效调节蛋白质的活性，从而影响蛋白质的一些生物学功能。此外，PTM过程涉及多种修饰剂的参与，修饰剂主要由一些化学物质和蛋白质本身组成。泛素在蛋白质降解和蛋白质靶向中起着重要作用，是PTM的重要成分。在过去的20年里，泛素家族已经成为人们研究PTM的热点，它们都通过一系列的酶反应共价连接到目标蛋白上的赖氨酸残基上并且发挥重要作用。最近发现的泛素类蛋白中，SUMO家族作为影响细胞生长、分化和应激反应的主要调控成分而受到关注。与导致蛋白质翻转的泛素化不同，SUMO化具有多种功能，如改变蛋白质稳定性、调节蛋白质转运、指导蛋白质–蛋白质相互作用和调节蛋白质活性等。探究种类和功能众多的SUMO分子与AS之间的关系是非常有意义的。

一、SUMO分子

SUMO分子是一种结构上和泛素分子相似的分子，在生物进化中高度保守，广泛存在于动植物中，可以参与PTM。SUMO基因在不同生物体中数量差异非常大，但是SUMO分子在不同生物中非常相似。人类基因组中有四个不同的基因编码不同的SUMO蛋白，分别为SUMO1、SUMO2、SUMO3和SUMO4。SUMO2和SUMO3具有92%的同一性，它们与SUMO1同一性仅为48%。SUMO1、SUMO2和SUMO3在所有检测的组织中都有表达，但SUMO4的转录主要局限于肾脏、淋巴结和脾脏。SUMO1是一个由101个氨基酸组成的12 kDa蛋白，与9 kDa泛素蛋白在结构和序列上有关联，因为这两个修饰剂的一级结构约有18%的相似度，其三维结构相似度为48%。SUMO1和SUMO2/3家族存在功能差异，首先，各种SUMO蛋白酶对不同的环境条件的敏感性不同，其在亚细胞内的定位和丰度也存在差异。其次，这两个SUMO基团的底物也不同，有些底物既可以被SUMO1修饰，也可以被SUMO2/3修饰。虽然SUMO分子底物存在差异，但通常SUMO1和SUMO2/3修饰的蛋白都以核酸为主，参与核酸结构和功能的调节。这种不同SUMO分子底物的差异在生物学上的重要性尚不清楚。SUMO2在小鼠胚胎发育过程中是必不可少的，而SUMO3则是可有可无的，说明SOMU2和SUMO3分子相似度即使达到92%，它们之间的功能还是存在差异。SUMO3分子丝氨酸2位点可以被磷酸化，而SUMO2分子不能被磷酸化，因为它在这个位置有一个丙氨酸。高度相同的SUMO2和SUMO3蛋白在功能、调控或底物池上的差异可能与它们自身翻译后修饰的差异有关。

二、SUMO化修饰

SUMO化是一种通过酶的作用使SUMO共价附着在蛋白质上的过程。SUMO化的酶催化过程，包括异源二聚体激活酶SAE1/2、单体结合酶Ubc9以及多种连接酶和异肽酶。SUMO分子被翻译为前体形式，开始由特定的异肽酶处理，去除C端残基，生成成熟的SUMO分子，以C端diglycine终止。SUMO4在90号位置有脯氨酸残基，阻止了异肽酶的加工，相反，它只在特定条件下由水解酶进行加工。成熟形态的SUMO分子与SUMO E1激活酶SAE1/2相互作用。SAE1为346个氨基酸多肽，SAE2为640个氨基酸，在173残基处含有催化半胱氨酸。SUMO分子与SAE2亚基相互作用，SAE2亚基也包含一个核定位信号，这有助于核内SUMO化成分的富集。SAE1和2蛋白一起形成U形异源二聚体复合物，具有一个大凹槽，凹槽底部有ATP结合部位。SUMO分子结合SAE2位置的SUMO二甘氨酸基序腺苷化，然后激活的SUMO可以通过硫酯共价连接到半胱氨酸。在SAE1/2-SUMO复合物形成之后，激活酶将SUMO分子转移到SUMO E2结合酶Ubc9上。与包含许多E2酶的泛素途径不同，Ubc9是唯一的SUMO分子结合酶，并与所有4个SUMO分子一起发挥作用。所有E2酶都有一个保守的结构域基序，称为UBCfold。在这个结构域内含有催化槽，其中含有活性位点半胱氨酸和氨基酸。SAE1/2与Ubc9的结合允许SUMO 分子C端转移到半胱氨酸，同样是通过硫酯连接的形成，并且SAE2-Ubc9相互作用的结构背景在物种间高度保守。最后，Ubc9将SUMO分子转移到底物蛋白上，在底物蛋白上，SUMO分子通过赖氨酸的Epsilon氨基和SUMO分子上甘氨酸C端羧基之间的异肽键与赖氨酸残基共价连接形成复合体。SUMO分子异肽酶具有双重作用，它们参与了SUMO分子的成熟和SUMO分子从其靶标蛋白的脱偶。SUMO分子中有6种异肽酶，分别为1～3和5～7。在哺乳动物细胞中，异肽酶的位置是不同的，异肽酶1位于PML体，异肽酶6位于细胞质，异肽酶3位于核仁，异肽酶2位于核孔复合物。因此，偶联物的去SUMO化可能发生在不同的亚细胞位置，而单个底物对特定的异肽酶的接触可能提供了其他水平的调控。此外，在6种异肽酶的成熟和去共轭活性方面也观察到特定的功能差异。异肽酶1和异肽酶2一般可以加工所有的SUMO1～3前体，而SENP5优先加工SUMO3前体。在解共轭作用方面，异肽酶1主要与SUMO1缀合物起作用，而其他异肽酶主要与SUMO2/3结合。此外，异肽酶6和异肽酶7最适应于SUMO2/3链的分解。异肽酶的多样性和特异性可以调节动态可逆的SUMO化过程。

在功能上，SUMO化修饰比泛素修饰更加多样化。泛素化的主要作用是靶向蛋白质使蛋白酶体降解，SUMO化并不直接作用使蛋白质降解。SUMO化可以通过与泛素化竞争赖氨酸残基来阻止蛋白质体的降解。人类蛋白质中超过25%的SUMO化位点是已知的泛素化位点，通过这种竞争调节降解的过程比较常见。

SUMO化修饰的作用底物没有泛素化的底物广泛，但SUMO化作用底物都是一些重要的细胞调节蛋白。SUMO分子与靶蛋白共价连接后，可能对许多生理过程产生重要作用。例如，通过调节蛋白质与蛋白质之间的相互作用，影响靶蛋白在细胞内的分布，阻碍泛素蛋白对靶蛋白的共价修饰，提高靶蛋白的稳定性。此外，SUMO化还借助各种方式参与DNA复制和修复，以及转录调控过程。

第二节　SUMO化修饰在动脉粥样硬化中的作用

AS是过程复杂的慢性炎症性疾病，涉及内皮激活、内皮功能障碍和局部炎症反应等多个关键病理步骤。SUMO化修饰是真核细胞中常见的较新发现的PTM，参与多种细胞生命活动，如DNA的转录活性、细胞增殖分化、蛋白质的稳定性和定位细胞凋亡以及细胞信号转导等。SUMO化在AS发生发展的多个环节中起到重要的调控作用。

一、SUMO化修饰与湍流导致的内皮激活

作为AS的早期病理改变，内皮激活过程与SUMO化修饰有着密切的联系。管腔内血液的湍流被认为是造成内皮激活的原因之一，进而导致内皮功能障碍和局部AS。血管内表面由单层内皮细胞排列，这些细胞不断暴露于流动产生的力，包括摩擦力、拉伸力和静水压力。在大动脉中，AS斑块主要发生在血流缓慢或紊乱的区域，说明局部血流模式在AS斑块的形成和进展中起着至关重要的作用。不同的流动模式可以调节内皮细胞的结构和功能，并调节内皮细胞中促炎、促凋亡基因的激活。血流模式包括稳定层流（s-flow）和扰动流（d-flow）。s-flow刺激内皮细胞分泌抑制凝血、白细胞炎症和SMC增殖的因子，并促进内皮细胞增殖。暴露于s-flow的区域AS斑块是罕见的，似乎这种流动模式可以抵抗AS的形成。d-flow可引起炎症、细胞凋亡、内皮细胞增殖和血管反应性受限。大多数AS

斑块位于暴露于d-flow的动脉区域，如弯曲区域。由于d-flow是促进AS发生的，而s-flow是抗AS发生的，因此，了解不同类型的flow诱导的分子信号通路以及对内皮细胞的影响至关重要。长期稳定血流可上调KLF2、eNOS等AS保护和抗氧化基因。相反，d-flow可诱导细胞凋亡和促炎基因的表达，并导致内皮细胞中渗透性和炎症反应增强。低剪切应力激活调控内皮基因表达的剪应力反应启动子元件和转录因子，随之上调了内皮中促进AS发生的基因和蛋白质，其中多个蛋白的SUMO化修饰参与了AS的发生。

d-flow介导的过氧亚硝酸盐会促进PKCζ的活化，随后诱导p53的SUMO化、p53-Bcl-2结合和内皮凋亡。d-flow还可以激活丝氨酸/苏氨酸激酶p90RSK，p90RSK使SENP2的368号位点苏氨酸368（T368）磷酸化。T368磷酸化促进异肽酶2的出核，导致eNOS表达下调、促炎症黏附分子的表达和细胞凋亡上调，从而导致AS斑块的形成。此外，d-flow还在ERK5Lys6和Lys22残基处增加SUMO化修饰，并且该SUMO化抑制了转录因子MEF2转录活性和随后的KLF2启动子活性以及KLF2介导的eNOS表达。因此，d-flow介导的SUMO化在AS早期参与内皮激活和内皮功能障碍发挥了重要作用。

二、SUMO化修饰与氧化应激

20世纪90年代，科学家发现了几种小型泛素样分子，包括SUMO分子。尽管有序列相似性，SUMO分子在结构上与泛素有相似的蛋白质折叠，但SUMO分子表面带电残基的分布与泛素不同。出芽酵母菌只表达一种形式的SUMO（由SMT3基因编码），而哺乳动物细胞表达四种SUMO分子，分别为SUMO1、SUMO2、SUMO3、SUMO4。SUMO分子通过调控细胞转录，从而调节细胞稳态。SUMO分子在细胞应激反应过程中也有非常重要的作用，许多细胞应激导致SUMO偶联物的形成增加。SUMO分子可以共价结合在蛋白质上，调控它们的形成、定位和功能。当给定的SUMO化位点发生突变时，SUMO分子有时会附着在相同基质中的其他位点上，对整体结果的影响很小。

类似于泛素化，SUMO化发生主要通过催化酶的一系列生化反应产生。在第一步中，SUMO分子为一个无活性的前体蛋白，SUMO化蛋白酶删除一个小肽糖基形成SUMO分子。这暴露了一个二甘氨酸基序，随后连接到E1酶。这一过程涉及SUMO化通过ATP依赖的硫酯化与Sae2中反应性半胱氨酸残基的共价结合。通过硫酯连接，SUMO化然后转移到E2结合酶Ubc9的半胱氨酸残基上。在体外，E2酶足以使SUMO化与底物中的赖氨酸残基结合，尽管人们认为在体内E3连接酶促进了这一过程。E3连接酶可以作为一个支架，将带SUMO化电荷的Ubc9和底物结合在一起，从而促进SUMO化过程的效率和特异性。另外，E3连接酶可以刺激E2酶将SUMO转移到它的底物。

蛋白质SUMO化的一个重要方面是它是一个动态和可逆的过程。SUMO化蛋白可以被同样的蛋白酶去SUMO化，这些蛋白酶可以将无活性的SUMO化前体转化为活性形式（ULPs/SENPs）。并且，这些酶在SUMO化周转的空间调控中具有重要作用，对染色体凝聚、有丝分裂和转录等许多细胞过程都至关重要。在酿酒酵母中，Ulp1和Ulp2对类泛素化（SUMOylated）蛋白的活性在很大程度上取决于它们的定位，Ulp1的活性似乎高度局限于核孔复合物，而Ulp2可能对位于核浆中的蛋白质更有活性。

三、SUMO化修饰与雌激素受体

AS的发病率在男性和绝经前女性之间存在明显的性别差异，这与女性的雌激素与雌激素受体有明显的关系。雌激素受体通过降低低密度脂蛋白胆固醇（LDL-C）、甘油三酯（TG）、脂蛋白a，升高高密度脂蛋白胆固醇（HDL-C）以阻止粥样硬化斑块的形成。雌激素受体具有提高内皮细胞eNOS基因表达的功能，雌激素受体α是被多种翻译修饰调控的核转录因子，响应雌激素受体α天然配体17-β雌二醇，调节许多生理过程。

雌激素受体α是SUMO1修饰的新靶标，其修饰位点位于D结构域铰链区的赖氨酸残基。雌激素受体α的SUMO化严格依赖激素配体的存在，SUMO1修饰正调节配体依赖性雌激素受体α转录活性。

利用酵母双杂交系统筛选来自人类心脏cDNA文库的雌激素受体α相互作用蛋白，发现FHL2、Ubc9和PIAS1在17β-雌二醇存在下与雌激素受体α相互作用。这些蛋白质主要与雌激素受体α的DNA结合和配体结合结构域相互作用。

四、SUMO化与动脉粥样硬化的共同靶点

（一）SUMO化与MK2

MK2是一种促炎激酶，通过阻断p38的核保留和抑制丝裂原和应力激活蛋白激酶1（MSK1）的磷酸化，增加NF-κB活性。在VCAM-1和MCP-1表达降低的LDLR$^{-/-}$小鼠中，MK2缺失可显著抑制TNFα诱导的内皮细胞炎症反应和斑块形成。MK2K339的SUMO化修饰可抑制其激酶活性，阻止肌动蛋白丝重塑和TNF-α介导的内皮细胞迁移。虽然MK2的SUMO化修饰的确切作用尚不清楚，但它可能是内皮细胞功能的重要调节因子。

（二）SUMO化与丝裂原激活蛋白激酶

MAPK是一个丝氨酸/苏氨酸激酶家族，可以调节多种细胞功能，如细胞增殖、分化、生存和凋亡。MAPK家族包括四个主要亚家族，其中，ERK5是最重要的亚家族之一。ERK5（也被称为MAPK7）在血管内皮的止血中具有关键的作用，并在预防AS中发挥重要的作用，因为它既是一种激酶，又是一种转录共激活因子。与所有MAPK一样，ERK5需要thrx-thr基序磷酸化才能激活，并且在C端有一个反式激活基序，调节抗炎基因。内皮细胞特异性ERK5敲除小鼠出现凋亡、炎症和AS斑块形成加速。ERK5的激活是对s-flow和上游MEK5α的诱导的反应。一旦激活，富含精氨酸的中间区域就会结合过氧化物酶体增殖物激活受体γ（PPARγ）和上调PPARγ的转录活性。ERK5和PPARγ的直接关联导致PPARγ的辅抑制因子SMRT1的释放，下调PPARγ的转录活性。ERK5-PPARγ关联介导的smrt1释放导致抑制TNF介导的NF-κB激活，从而导致炎症反应。ERK5激活可增加PPARδ的转录活性，并抑制血红素氧合酶1诱导的炎症反应。MEK5α/ERK5激活增加了肌细胞增强因子-2（MEF-2）的转录活性，而MEF-2是转录系统的关键组成部分，是KLF表达的调节所需，并导致炎症减少。KLF家族，特别是KLF2和KLF4，是ERK5的靶点，在血管生物学中发挥重要作用，包括调控EC炎症、血管张力和通透性。

高血糖、氧化应激和d-flow是ERK5 SUMO化的诱导剂，导致内皮细胞功能障碍和炎症。在正常情况下，ERK5没有被SUMO化，而SENP2通过不断去除这

种病理修饰（ERK5 SUMO化）来保护内皮细胞。SENP2敲低导致ERK5 SUMO化水平升高，从而诱导细胞凋亡和炎症。d-flow通过上调ROS的产生诱导细胞凋亡和炎症反应。ROS诱导内源性的赖氨酸6和22的ERK5酰化，从而抑制内皮细胞中ERK5的转录活性。这种SUMO化修饰介导的ERK5抑制降低了s-flow介导的KLF2启动子活性，降低了内皮细胞中KLF2和eNOS的表达。

（三）SUMO化与P90RSK

P90RSK是一种特征明确的丝氨酸/苏氨酸激酶，其独特之处在于具有两个不同的激酶功能域，分别位于两端。该酶在糖尿病引起的心血管疾病的内皮细胞功能障碍中发挥重要作用。P90RSK特异性结合ERK5的C端并磷酸化S496残基，导致内皮细胞和血管反应性激活，从而增加VCAM-1的表达，降低eNOS。P90RSK可在senp2依赖的通路中调节ERK5的SUMO化。通过d-flow激活P90RSK导致SENP2-t368磷酸化，从而导致SENP2去SUMO化活性降低，增加细胞核内p53和ERK5的SUMO化。抑制ERK5的转激活活性导致抗炎基因表达降低，导致内皮细胞功能障碍。

（四）SUMO化与KLF

VSMCS的增殖受细胞周期素介导的细胞周期进程的促进，受CDK抑制剂的抑制。KLF家族的转录因子都含有锌指结构。KLF4是家族成员之一，在促进多能干细胞的形成、肿瘤发生、炎症和心血管疾病中发挥着重要作用。

SUMO化使KLF4在响应环境和细胞刺激的转录调控中具有双重作用。非SUMO化KLF4与p300相关，并作为p21转录的激活因子和细胞增殖的负调控因子。Ubc9促进KLF4的SUMO化，因此，共抑制子包括NCoR、HDAC2和LSD2，被招募到p21启动子。抑制p21的表达可导致VSMCS的增殖。相反，KLF家族成员，特别是KLF2和KLF4都是ERK5的靶点，在调节内皮细胞炎症、血管张力和通透性方面发挥关键作用。s-flow诱导KLF2和KLF4在内皮细胞中高表达，但d-flow和糖尿病介质，如AGEs和H_2O_2抑制。这些因子通过与CBP/p300辅因子竞争NF-κB的结合位点来抑制炎症。KLF2/4下调NF-κB转录活性导致细胞因子、趋化因子和黏附分子等促炎介质的表达减弱。此外，诱导KLF2/4表达可导致eNOS表达上调，具有舒张血管、抗炎和抗凝作用。ERk5激活导致MEF2反转录，从而下调KLF2/4。

（五）SUMO化与p53

肿瘤抑制因子p53在细胞对各种应激反应中是否发生凋亡或细胞周期阻滞中起着重要作用。细胞核p53升高、促凋亡基因和细胞周期调节因子上调是细胞对DNA损伤或应激的反应。p53在AS和血流敏感的内皮细胞生物学中的作用是复杂的。在人类AS斑块的内皮细胞中，已经观察到p53升高，这表明p53与AS发展有密切关系。转基因小鼠研究表明，p53过表达通过下调抗AS因子KLF2导致内皮细胞炎症和功能障碍。

内皮细胞暴露于d-flow导致p53从细胞核转位到细胞质，这个过程是由PKCζ介导的p53 SUMO化调控。d-flow通过诱导ROS产生导致PKCζ活化。因此，PKCζ的激活是通过其C端激酶结构域与PIASγ的环结构域的相互作用发生的。环结构域包括SUMO化连接酶的催化位点。PIASγ-PKCζ关联可能通过改变其三级结构而提高PIASγ的酶活性。PIASγ-PKCζ关联上调p53 SUMO化。SUMO化的p53被从细胞核运输到细胞质。细胞质中，p53通过与Bax和Bcl-2的直接相互作用诱导凋亡，阻止Bax/Bcl-2的抗凋亡功能，导致内皮细胞凋亡。在人类中发现了SENPs的六种亚型，包括SENP2。敲除SENP2小鼠内皮细胞中斑块形成加速，炎症和凋亡上调，这种缺失导致p53和ERK5 SUMO化水平升高。

（六）SUMO化与AMPK

AMPK是一种应激激活激酶，通过调节代谢、蛋白质合成、自噬和凋亡来控制细胞对各种应激的反应。酶是由三个亚单位，包括一个催化（α）和两个调节（β，γ）亚单位。在非应激细胞中，AMPK定位于细胞质，激活后转移到细胞核。AMPK可以通过减少ROS的产生和eNOS的激活来抑制内质网应激。

AMPK在内皮细胞炎症调节和AS形成中的作用是依赖于亚型的。α1亚型是促炎的，α2是抗炎的。AMPKα1$^{-/-}$/ApoE$^{-/-}$敲除可减少AS斑块的形成，而AMPKα2$^{-/-}$/LDLR$^{-/-}$敲除可增加AS斑块的形成。SUMO2修饰AMPKα2可以激活该酶，并通过泛素化保护其不被灭活。然而，SUMO化抑制AMPKα1的活性。

五、SUMO化在调节胆固醇稳态中的作用

SUMO修饰参与了维持代谢稳态所需的大多数细胞过程。胆固醇是维持细胞正常功能所必需的主要脂类之一，有助于质膜的组成并参与跨膜受体信号传递。除了这些功能，需要胆固醇的合成类固醇激素、胆汁酸、维生素D。胆固醇水平需要严格控制，在过量时，胆固醇对细胞有毒，其体内平衡的破坏与各种疾病，如AS等心血管疾病有关。

（一）SUMO化修饰对蛋白质功能的影响

SUMO化修饰影响蛋白质的功能，涉及许多不同的代谢途径，包括胆固醇稳态。在许多情况下，这是通过调节转录因子和染色质调控来实现的。SUMO化与转录因子的结合通常与抑制转录相关。SUMO化还可以改变其他因子的DNA结合能力，如热休克转录因子2（HSF2）的SUMO1修饰。SUMO化也会干扰其他翻译后修饰，如乙酰化、磷酸化和泛素化。乙酰化和SUMO化之间的竞争通常代表着转录因子活性和非活性形式之间的转换。SUMO化也可以影响磷酸化，即使修饰发生在不同的氨基酸残基上，如转录因子STAT5。同样，SUMO化可以通过抑制泛素化作用控制转录因子的稳定性。SUMO化和泛素途径之间的联系控制基因组稳定性涉及SUMO化靶向泛素连接酶，它通过SIM基序结合到SUMO化蛋白上，并将其靶向泛素化。

除了调节转录因子的特异性作用外，SUMO化还通过修饰组蛋白和其他染色质相关蛋白在染色质重构中发挥重要作用。在H4中，SUMO化增加了与组蛋白去乙酰化酶HDAC1和异染色质蛋白1-γ（HP1-γ）的相互作用，这与SUMO化在转录抑制中的作用一致。最近，SUMO化被证明是与基因沉默相关的异染色质H3K9me3分子标记沉积所必需的。此外，SUMO化在pi-RNA引导下沉积抑制性染色质标记是转录沉默所必需的。因此，SUMO化通过改变特定转录因子的特性和调控染色质结构，在多个水平上调控基因表达。

（二）胆固醇的合成与吸收

胆固醇是细胞的重要组成部分，参与细胞膜的通透性和流动性以及跨膜信号

通路的调节。它也是所有类固醇激素、维生素D、氧甾醇和胆汁酸的前体，调节多种代谢途径。细胞内高水平的胆固醇对细胞有一定毒性，其积累可导致心血管疾病的发生。因此，需要严格控制胆固醇合成、吸收和排泄之间的平衡，从而保持胆固醇含量在合理的范围内。在低细胞胆固醇浓度下，细胞会上调胆固醇的摄入量并增加胆固醇的合成。在高胆固醇浓度下，氧甾醇通过与核受体肝X受体（LXR）结合并增加胆汁酸对胆固醇的清除来调节胆固醇的内稳定。

在脊椎动物中，胆固醇的来源是从头合成和饮食摄取。相反，节肢动物和线虫不能从头合成甾醇，必须直接从饮食中获取胆固醇。在哺乳动物中，参与合成胆固醇的主要细胞是肝细胞和肠细胞。胆固醇是由ER中的乙酰辅酶A从头合成的，其限速酶是羟甲基戊二酰辅酶A还原酶（HMG-CoAR），它催化甲戊酸酯的合成。肠上皮细胞吸收胆固醇的过程由NPC1L1（Niemann-Pick-C1-like-1）蛋白调控，在ER膜上与脂肪酸酯化。胆固醇酯在高尔基体中进一步加工，形成乳糜微粒，分泌到循环中。游离胆固醇通过转运蛋白ATP结合亚家族G成员5和8（ABCG5和ABCG8）返回肠道。

胆固醇的生物合成和吸收都受到ER胆固醇水平的传感机制的调控，该机制通过转录因子家族固醇调节元件结合蛋白（SREBP）发挥作用。SREBP被翻译为非活性前体，并通过与SCAP（SREBP解裂激活蛋白）的结合而保留在ER膜上。该蛋白包含一个甾醇敏感结构域：在甾醇存在的情况下，SCAP-SREBP与INSIG1（胰岛素诱导蛋白1）相互作用，以防止SREBP修饰。在低胆固醇条件下，SCAP-SREBP与INSIG1分离，并转移到高尔基体，在那里，高尔基体发生蛋白水解，释放出成熟的核蛋白。一旦被转移到细胞核，SREBP就会激活参与胆固醇合成和摄取的基因的转录。

胆固醇和其他脂类在体内的运输需要脂蛋白，它由一个含有胆固醇酯和三酰甘油的疏水核心和一个由磷脂、游离胆固醇和载脂蛋白形成的亲水外壳组成。血液中携带胆固醇的主要脂蛋白是LDL和HDL。LDL颗粒将胆固醇输送到需要脂质的细胞，而HDL则将多余的胆固醇从外周组织输送到肝脏。为了防止胆固醇积累的毒性作用，核受体家族的几个成员控制固醇的储存、运输和分解代谢。LXR可以防止胆固醇在肠上皮细胞中积累。在哺乳动物中，胆汁酸的合成和排泄构成了主要的胆固醇分解代谢途径，而肝脏受体同源物1（LRH-1/NR5A2）、LXR和FarnesoidX受体（FXR/NR1H4）是这些途径的重要调控因子。胆汁酸的水平通过细胞色素P4507A1（CYP7A1）的转录调控紧密调控，细胞色素P4507A1是胆汁酸生物合成途径中的限速酶。LXRα上调CYP7A1的mRNA表达，并通过胆汁酸合成和排泄消除多余的胆固醇，而FXR作为胆汁酸受体，通过抑制CYP7A1转录抑制胆汁酸合成。

（三）SUMO化修饰对胆固醇合成的影响

胆固醇生物合成途径，又称甲戊酸途径，在胆固醇稳态中起着关键作用。通过一系列的酶促步骤，乙酰辅酶A首先转化为甲戊酸，最终转化为法尼酰二磷酸，法尼酰二磷酸是胆固醇、甾体激素、胆汁酸等类甾醇异戊二烯类以及非甾醇类异戊二烯类的主要前体。

甲戊酸途径的第一步是由HMG-CoA合酶（hmg-1）催化。在线虫中，HMGS-1的功能被SUMO负调控和灭活。Sapir等发现HMGS-1在体内被SUMO化，表明RNAi敲除SUMO1几乎完全消除其SUMO化。

SREBP是基本螺旋-环-螺旋亮氨酸拉链（basichelix-loop-helixleucinezipper，bHLH-Zip）家族的转录因子，该家族在哺乳动物中包括三种亚型：SREBP-1a、SREBP-1c和SREBP-2。SREBP-2是控制胆固醇代谢相关基因表达的主要亚型，它调节胆固醇生物合成途径中的基因表达和编码胆固醇摄取所需蛋白的基因。当细胞甾醇浓度降低时，SREBP转运到细胞核并上调这些基因的表达。在线虫和果蝇等无脊椎动物中，只有一种SREBP，它类似于脊椎动物SREBP-1c，控制脂肪酸的生物合成。

SREBP在细胞核中的调节是由翻译后修饰驱动的，如磷酸化和SUMO化。SREBP-2与E2的SUMO结合酶UBC9相互作用，在单位点上被SUMO1修饰（Lys464）。这种修饰抑制了SREBP-2的转录活性，而SREBP-2在靠近SUMO化位点的S455位点磷酸化，增加其转录活性。突变分析表明，磷酸化和SUMO化作为相互排斥的竞争性拮抗信号。SREBP SUMO化通过招募包括组蛋白去乙酰化酶3（HDAC3）的辅抑制因子复合物间接抑制转录。虽然SUMOylated SREBP-2和HDAC3之间没有直接的相互作用，但HDAC3的存在对于抑制转录活性是必要的。

高水平的胆固醇诱导核受体LXRs的转录活性，形成专性异二聚体与视黄酮X受体（RXRs）。氧甾醇是胆固醇的含氧衍生物，是胆固醇生物合成途径中的中间前体（如去胆甾醇），构成LXRs内源性配体。Oxysterols也可以阻止SREBP-2的激活。在没有激活配体的情况下，LXR-RXR异源二聚体与DNA上的反应元件结合。在这种基础状态下，异二聚体复合物吸收辅抑制因子，如核辅抑制因子1（NCoR1）和维A酸和甲状腺激素受体（SMRT）的沉默调节因子，使染色质保持在压抑的转录状态。LXR家族包括两种亚型：在肝脏、肠道、肾脏和巨噬细胞中表达的LXRα（由NR1H3编码）和广泛表达的LXRβ（由NR1H2编码）。这些胆固醇敏感转录因子调节肠上皮细胞中参与甾醇摄取和转运的基因。除了防止肠上皮细胞中的胆固醇积累，LXRs还控制巨噬细胞和肝脏中涉及甾醇分泌和分解代谢的基因的表达。

LXR的激活可由去乙酰化、磷酸化和SUMO化调节。氧化性胆固醇促进LXR的SUMO化，并随后对促炎基因进行转录抑制。在巨噬细胞和肝细胞中，LXR配体激活的SUMO化可以稳定NF-κB的共抑制因子并下调靶基因的表达。在星形胶质细胞中，LXRα和LXRβ的总和SUMO化通过阻断STAT1与启动子的结合来阻止基因表达。在LXRα中，SUMO2偶联是由HDAC4的E3连接酶活性介导的，而在LXRβ中，SUMO1偶联是由激活的STAT1蛋白抑制剂（PIAS1）介导的。与LXR类似，配体诱导的FXR、LRH-1和过氧化物酶体增殖物激活受体γ（PPARγ）的SUMO化也参与了促炎症基因的抑制。在无脊椎动物中，SUMO化可抑制果蝇的全身炎症反应。然而，胆固醇介导的SUMO化在炎症控制中的作用尚未见报道。

通过RCT，多余的胆固醇从外周组织被移除，进入循环系统，并被运送到肝脏，转化为胆汁酸和排泄。RCT对维持细胞胆固醇稳态至关重要，是AS发展的重要因素。巨噬细胞的细胞胆固醇流出是通过ABCA1和ABCG1转运蛋白的作用介导的。参与RCT的主要脂蛋白是HDL-c。HDL-c可以通过两种途径传递到肝脏：一种是直接通过与肝脏清除受体B类1型受体（SR-B1）结合，另一种是间接通过含有载脂蛋白的VLDL或LDL传递。SR-B1在肝脏的功能除了选择性摄取胆固醇外，还包括胆汁分泌胆固醇。另一种排泄胆固醇的途径是经由小肠的跨肠胆固醇流出（trans-肠胆固醇外排）。

核受体LRH-1影响胆固醇通量和RCT相关基因的表达，如清道夫受体B类成员1（SCARB1）、ABCG5和ABCG 8。SUMO化修饰LRH-1激活辅抑制因子（prospero homeobox protein 1，PROX1），从而抑制RCT相关基因的LRH-1依赖转录。相应地，K289突变导致LRH-1SUMO化缺失导致RCT增加。LRH-1SUMO化在胆固醇稳态和AS中的体内功能。人LRH-1K224（小鼠LRH-1K289对应的赖氨酸残基）的SUMO化结合到肝癌细胞中由NCOR1、HDAC3和G蛋白通路抑制因子2（GPS2）组成的转录辅抑制因子复合物。

胆汁酸的合成是肝脏胆固醇分解代谢的重要途径。在低膳食胆固醇的条件下，胆固醇转化为胆汁酸的量减少。经典胆汁酸生物合成路线的限速步骤是胆固醇7a-羟化酶（CYP7A1）。核受体FXR与RXR异二聚，作为细胞内胆汁酸传感器，控制胆汁酸的合成和运输。FXR通过LRH-1和孤核受体小异源二聚体伙伴（SHP，NR0B2）的反馈调节抑制胆汁酸合成途径。在无胆汁酸的情况下，LRH-1与LXRα协同刺激CYP7A1酶的表达。作为对胆汁酸的反应，FXR诱导SHP的表达，进而抑制LRH-1，阻止胆汁酸合成的激活。在HepG2细胞中，FXR分别被SUMO1修饰在活化功能-1（AF-1）和配体结合域的保守残基K122和K275上，从而减弱了其作为转录激活因子的功能。SUMO1降低了配体依赖的结合和（或）FXR/RXRα对SHP启动子的招募。胆汁酸的稳态也通过SHP的SUMO化得以维持。当肝胆汁酸水平升高时，E3连接酶RanBP2/Nup358介导SHP的SUMO2修饰。SHP的SUMO化促进了其核转运，并增加了其与抑制性组蛋白修饰酶LSD1和HDAC1的相互作用，从而抑制胆汁酸的合成和进口转运。

受到SUMO化负调控的RXR和PPAR在胆固醇代谢中与LXRs和FXRs形成异二聚体。巨噬细胞中PPAR家族的激活通过ABCA1诱导LXR基因表达和LXRα依赖的胆固醇流出。然而，SUMO化修饰是如何单独或联合其他翻译后修饰来特异性调节胆固醇稳态中的核受体和其他转录因子的，还需要进一步的研究。

第三节　SUMO化修饰在治疗动脉粥样硬化中的前景

SUMO化通过调控不同的靶蛋白来参与相对应的疾病发生过程，也有蛋白，如PPARγ受到的SUMO化修饰会在AS发展的不同阶段起作用。SUMO化修饰对斑块形成是抑制还是促进作用也要根据其调控的具体蛋白而论。目前已有的针对AS的药物多基于炎症靶点，SUMO化对炎症的生物学效应可能在很大程度上取决于通过SUMO化修饰的单个蛋白质。在SUMO化系统的各种组分中，SUMO化连接酶对于控制底物特异性是最重要的。PIAS1选择性地影响NF-κB和STAT1靶基因的诱导，优先选择炎性细胞因子和趋化因子，这种选择性使得PIAS1成为治疗AS等炎症性疾病的潜在治疗靶点。而针对蛋白翻译后SUMO化修饰的调控，需要依赖于更精确的特定于具体蛋白和位点的机制。

SUMO化参与NO的产生、炎症反应和内皮细胞凋亡以及衰老，从而导致早期的内皮细胞功能障碍。SUMO化在调节PPARα/γ和LDL-R与血脂异常高度相关。

LDL-R基因表达和功能是维持脂质稳态所必需的。胆固醇的核内的元素结合蛋白（SREBP）可以调控LDLR的表达，而LDLR的表达是通过泛素、SUMO化或磷酸化修饰来调控的。依赖ERK的SREBP-2磷酸化导致SREBP2转录活性和LDL-R表达的增加，而相反的结果是由SREBP-2的SUMO化得到，提示SREBP-2的SUMO化作用抑制其转录活性，进而降低LDL-R表达。PPARγ除了在脂质代谢中起重要作用外，还在VMSCs增殖中起关键作用，但不是PPARγ SUMO化无能突变体（PPARγ-k107r），促进VMSCs迁移和增殖。E1酶抑制剂和E2酶抑制剂在治疗AS方面取得了积极的效果，然而，由于缺乏底物特异性，这些抑制剂有潜力扰乱正常的生理过程。此外，尽管有许多生物标记物已被确定为AS的预测标志物或治疗靶点，但目前还只有很少的SUMO化蛋白作为潜在的生物标志物参与诊断。例如，作为S100A4、S100家族的一员，SUMO化蛋白是为数不多的参与SUMO化的潜在生物标志物之一。S100A4 SUMO化可以通过刺激Ⅱ型胶原降解MMP-13酶的产生抑制AS斑块的形成，提示S100A4 SUMO化具有潜在的临床应用和诊断价值。

　　以上这些发现为阐明调控蛋白质的精确机制提供了一个起点，为更好地理解这个疾病的过程提出了更好的诊断、预后和治疗指标。SUMO化可能会为未来AS的治疗提供更多的方向。

第二章

蛋白质泛素化修饰在动脉粥样硬化中的作用与机制

泛素-蛋白酶体系统参与真核生物细胞许多生物学功能，如细胞增殖、生物信号转导等。泛素-蛋白酶体系统在心血管疾病中具有重要的作用，可调节AS、缺血再灌注损伤等疾病。

第一节　泛素化系统

泛素化是指泛素分子在一系列酶的作用下，在细胞中筛选出靶蛋白分子，并且对靶蛋白进行特异性修饰，从而改变蛋白质的理化性质及功能。调控泛素化的酶主要包括泛素化激活酶、结合酶、连接酶和降解酶等。泛素化具有调节蛋白质的代谢、定位和降解等功能，同时参与细胞周期、增殖、凋亡、基因表达、损伤修复及炎症免疫等一系列生命活动。

泛素-蛋白酶体系统（ubiquitin-proteasome system，UPS）介导了真核生物的80%以上的蛋白质降解，该蛋白质降解途径具有依赖ATP、高效、高选择性的特点。泛素化的具体过程主要包括泛素化激活酶E1、泛素化结合酶E2和泛素连接酶E3参与的一系列酶促反应。首先，酶E1在ATP的参与下，连接在泛素分子的CyS残基上，从而激活泛素分子，激活后的泛素分子被E1酶转移到E2酶上，最后E2酶和不同种类的E3酶一起识别不同的靶蛋白分子，对靶分子进行泛素化修饰，从而影响靶蛋白分子的生物学结构和功能。E3酶形状如同一个"V"字形，靶蛋白连接在E3酶的空隙中。泛素化修饰的蛋白质会分解为较小的多肽、氨基酸以及可以再次利用的泛素分子。

第二节　泛素化修饰在动脉粥样硬化中的作用

一、泛素化与动脉粥样硬化

AS是一种以炎症、氧化为特征的血管疾病。UPS的主要功能之一是使错误折叠和损坏的蛋白质降解，蛋白质的错误折叠导致暴露疏水区域，由分子识别热休克蛋白（Hsp）家族的伴侣。这些伴侣促进蛋白质的重新折叠，它们也相互作用泛素E3连接酶，如Parkin和hsc70相互作用蛋白（CHIP）的羧基端，促进不可逆错误折叠蛋白的多聚泛素化，导致它们被蛋白酶体降解。如果不可逆错误折叠的蛋白质数量超过了UPS的容量，就会发生蛋白质聚集。

自噬，一种聚合的降解过程，蛋白质是被破坏的细胞结构，包括整个细胞器，被包裹在膜泡中并被降解与溶酶体的融合，已经与UPS连接。在蛋白酶体抑制上，自噬被激活，在蛋白酶体受损的情况下提供了一个重要的补偿机制活动。尽管自噬在AS中的作用尚不清楚，但证据表明自噬在斑块中受到氧化脂质、炎症和缺氧的刺激，并影响晚期AS斑块的组成和稳定性。

炎症已经被认识到作为病变形成、发展和不稳定的驱动力。转录因子NF-κB的激活在血管炎症中起着重要作用。NF-κB家族的转录因子包括5个成员：relA（p65）、relB、c-Rel、p105/p50、p100/p52，均含有Rel同调域，便于二聚和转位到细胞核。健康的人类血管中含有p50和p65，分布在细胞质中。而在AS病变的内膜和内侧细胞中，p50和p65主要分布在细胞核内。进一步的研究表明了NF-κB

活化的典型活化途径的特殊作用血管炎症。蛋白酶体介导抑制剂的降解kappa光多肽核因子NF-κB分子B细胞抑制剂α（IκBa）中的基因增强剂。

UPS调节血管细胞稳态和它在某些病理条件下是失调的。氧化应激被认为有不同的影响蛋白酶体的降解能力取决于降解程度底物氧化：轻度氧化的蛋白底物降解有效，而降解敏感性广泛氧化的蛋白质的含量由于蛋白质聚集物的形成而降低。脂质过氧化产物，如4-羟基-2-壬烯醛（HNE）和HNE交联氧化蛋白能够抑制蛋白水解活性蛋白酶体。此外，蛋白酶体系统的所有成分，包括去泛素化酶，都受到广泛或慢性氧化应激的损害。

持续的氧化应激和严重的情况，如缺血再灌注损伤表明会导致蛋白酶体活性降低。巨噬细胞是AS病变进展的中心，能够产生ROS的蛋白酶体已经被证明是几种归纳的必要条件，保护巨噬细胞免受氧化作用的防御蛋白压力。然而，ox-LDL能够抑制巨噬细胞中的蛋白酶体活性，从而导致蛋白质积累和巨噬细胞凋亡。相反，聚集的LDL被显示为抑制泡沫细胞凋亡诱导E2泛素结合酶介导蛋白酶体降解。

二、泛素化对动脉粥样硬化不同病理阶段的影响

UPS除了在清除受损蛋白中的作用外，还参与了许多生物过程，包括炎症、增殖和凋亡，这些都是AS的重要特征。除主要危险因素外，胰岛素抵抗、餐后高血糖、慢性高血糖等与糖尿病密切相关的因素在动脉粥样硬化过程中发挥作用，可能需要干预的这些危险因素经常在个别患者中"聚集"，并可能相互作用，促进AS向斑块不稳定发展。

氧化应激的增强也可以刺激另一个转录因子，即缺氧诱导因子1α（hypoxia-inducible factor，HIF-1α）的表达（HIF-1α可调节氧平衡）。编码血管内皮生长因子的基因被HIF-1α所管控，而血管内皮生长因子对于滋养血管的再生有重要意义。滋养血管的再生在AS的起始阶段就已经发生，并影响着随后的进展及最终粥样斑块引起的并发症。此外，HIF-1α也能促进VSMCs的增殖以及泡沫细胞的生成。

内皮细胞功能紊乱损害了其屏障功能，导致LDL等循环粒子进入内皮下间隙，残留其中并被氧化修饰。伴随而来的内皮细胞的激活促进了单核细胞的趋

化，并进入内膜下，随后内膜下的单核细胞转换为巨噬细胞。胆固醇吸收、排出的不平衡伴随着酯化作用的增强，其在细胞质小滴的储蓄促进了巨噬细胞转为泡沫细胞。除此之外，VSMCs从收缩表型转化为新陈代谢表型也发生在AS的进展阶段。

脂肪分化相关蛋白在AS过程中有重要意义，其与不同类型细胞中的脂质小滴均有联系，而UPS则被用来降解这些包含脂质小滴的细胞。UPS与泡沫细胞之间最大的联系是低密度脂蛋白表达的增加可刺激泛素结合酶的表达，而泛素结合酶可以调节泛素化靶向标志物和p53的降解，从而抑制巨噬细胞降解，促进巨噬细胞吞噬脂肪形成泡沫细胞。

UPS可能与胰岛素抵抗、糖尿病和心血管疾病的产生有关。UPS是细胞蛋白降解的主要途径。除了在清除受损蛋白中的作用外，UPS还参与了许多生物过程，包括炎症、增殖和凋亡。UPS在糖尿病患者AS的起始、进展和并发症阶段似乎具有不同程度的功能活性。

蛋白酶体被视为斑块细胞炎症与凋亡之间的潜在联系点。当γ干扰素表达时，纤维帽中的血管平滑肌细胞通过FAS/FAS配体途径激活凋亡，上述过程与蛋白酶体中诱导型β5亚基的诱发相关。这种蛋白酶体亚型的转化促进了Mcl-1的蛋白水解化过程，也减弱了对促凋亡因子的抑制。

UPS可与Bcl-2相互作用，将促凋亡或抗凋亡因子作为靶向降解目标。凋亡抑制基因可与胱天蛋白酶靶向结合，并介导其降解破坏。但在对凋亡刺激应答的过程中，凋亡抑制基因会被自动泛素化并最终被降解。UPS可以通过调节细胞内p53的水平影响细胞凋亡。UPS也负责促增殖转录因子c-Myc的降解，而c-Myc的聚集可导致UPS功能的损害，并通过FAS/FAS配体路径促进细胞内凋亡。上述转录因子均在AS中起重要作用。

UPS调节基本的细胞功能，包括有丝分裂、脱氧核糖核酸复制和修复、细胞分化和转录调节以及受体内化，这些功能均在心脏中发挥作用。展望未来，随着探索的不断深入，会有越来越多位于心肌细胞中的E2/E3复合物及其特异性作用的靶蛋白底物被发现。从治疗的观点来看，将UPS的功能调整到一个良好的状态对于心肌保护是至关重要的。同时保持UPS在蛋白质质量控制的基础性作用也非常关键。在不远的将来，期望可以开发出能够对UPS进行调节，使其达到较好功能状态从而保护心脏的新型治疗剂。虽然对于此领域的研究仍面临着许多挑战，但相关医务工作人员对该领域的探索最终会使心脏病患者获益。

三、泛素化与自噬

自噬是细胞清除错误折叠的蛋白或者受损的细胞器，维持内环境稳态的重要方式。AS是一种复杂的血管炎症疾病，而自噬是细胞稳态的溶酶体降解过程，在一定范围内自噬激活可调节炎症反应，AS伴有炎症反应并且与自噬密切相关。

泛素是一种由76个氨基酸组成的小蛋白质，存在于真核生物的所有组织中。哺乳动物、酵母和植物之间只有3种氨基酸的差异，泛素表现出了显著的进化保守性。它作为一种修饰剂，通过酶级联共价连接到细胞蛋白上，包括三类酶，即E1（激活）、E2（结合）和E3（连接）。用泛素标记蛋白的过程称为泛素化，是目前已知的控制细胞生理和病理事件的最通用的细胞调控机制之一。泛素化还可以调控关键的细胞过程，包括基因转录、细胞周期进程、DNA修复、细胞凋亡、病毒出芽和受体内吞。在真核生物三种主要的蛋白质降解途径中，泛素化是最主要的，它通过靶向底物蛋白酶体、溶酶体，并作为溶酶体系统的一部分自噬体。

自噬在被发现时，被认为是一种由营养限制激活的一般非选择性降解途径。自那以后，自噬被认为与人类病理生理学有关，包括癌症、神经退行性变、免疫反应和衰老。通过对自身细胞质内容物的"自我消化"，细胞在有限的能量供应期间循环利用所有营养物质。此外，在正常（富营养）条件下，基础自噬作为细胞内质量控制系统，包括受损或冗余细胞器的蛋白质聚集物被选择性地清除。与经典的饥饿诱导的自噬相比，这种形式的自噬需要区分正常和"异常"的细胞成分。自噬被认为是选择性的，如何识别需要被降解的物质，并且开始自噬，其机制还不是非常明确。然而，这一过程显然涉及泛素化。泛素化的物质由泛素受体传递，类似于蛋白酶体，泛素依赖的传感器系统确定特异性底物。在自噬清除之前，这些受体需要将泛素化的物质"拴"到新生的自噬小体上，自噬小体表面携带UBL蛋白，即LC3或GABARAP蛋白。因此，结合泛素和LC3或GABARAP蛋白的自噬受体能够通过选择性自噬控制蛋白降解。

HSP家族的分子伴侣可以协助新生合成蛋白的折叠，当它们运输到细胞室，并促进变性或损伤蛋白的重新折叠。另一方面，折叠中间体的疏水表面被细胞质屏蔽，从而阻止了蛋白质的聚集。如果重折叠的蛋白质不成功，E3泛素连接酶，如co-chaperone羧基末端的热休克cognate70（HSC70）相互作用的蛋白质（芯片），诱导泛素化，从而选择展开或受损蛋白质优先降解的UPS。UPS在保证细胞质量方面有重要的作用，与大部分降解机制高度选择性的方式通过泛素链的共价连接。这些链作为向26S蛋白酶体传递的识别基序，如果伴侣蛋白介导的复性机制和UPS的能力超负荷，就会发生蛋白质聚集。错误折叠的蛋白质积累导致所谓的包涵体（也称为聚集体）的形成，然后被运送到溶酶体进行自噬降解。

虽然长期以来一直认为蛋白酶体和自噬体机制是两个互补的（但严格独立的）降解系统，具有不同的识别对象，但越来越多的证据表明存在许多交叉。一个错误折叠的蛋白质如何被降解部分取决于每个降解系统的相对活性。目前还不清楚当UPS受损时，自噬是否可以同等代替UPS。这些系统之间的分子连接可能是HDAC6，HDAC6是一种微管相关的去乙酰化酶，它与多泛素化蛋白相互作用，可以通过增加自噬来挽救UPS的缺陷。此外，如果长期抑制自噬可增加蛋白酶体底物水平，导致p62积累及UPS受损。分子伴侣在识别错误折叠的蛋白降解过程中起着非常重要的调节作用。例如，衰老的细胞错误折叠的蛋白质的数量逐渐增加。为了应对这种情况，衰老细胞将共同伴侣的表达从Bag1转换到Bag3，以控制对错误折叠蛋白的识别，并将它们聚集成包含p62的聚集物。Bag1在年轻细胞中高表达，促进蛋白酶体降解，而Bag3在衰老细胞中上调，与自噬活性增加和p62形成增强相关，这表明，Bag1/Bag3的比例决定了蛋白酶体和自噬降解。此外，p97/VCP是一种与HDAC6相互作用的伴侣，它与两种降解系统都有联系，既可以通过UPS降解蛋白质复合物，也与用于自噬的蛋白质聚集物相互作用。

另一种蛋白酶体和溶酶体降解之间的相关发生在底物水平。泛素编码预测相应的降解系统是根据特定类型的泛素链选择的。这一过程的主要因素是泛素E3连接酶，因为它们与特定的E2酶一起负责连接不同的泛素链。耐伴侣蛋白重折叠的错误折叠蛋白由具有k48链的E3连接酶芯片泛素化，并由蛋白酶体降解。CHIP与E2酶泛素偶联酶结合，使K63链33成为靶向底物的自噬机制。以α-synuclein为例，在CHIP泛素化后，α-synuclein既可以被蛋白酶体降解，也可以被自噬降解。

四、泛素化与炎症

炎症在AS的所有阶段都是至关重要的，从血管壁斑块的形成到最终破裂导致冠状动脉缺血、中风或外周动脉闭塞。降低循环LDL水平的治疗是AS治疗的基础。然而，随着炎症越来越多地参与AS的发病机制，一种新的抗炎疗法已经出现，可能提供降低LDL以外的额外治疗益处。几个临床试验强调了抗炎策略在心血管医学中的治疗潜力。例如，Canakinumab抗炎血栓形成研究试验结果表明抗体介入抑制减少复发性心血管疾病患者hsCRP水平升高（在2 mg/L），在秋水仙碱心血管试验结果（COLCOT），秋水仙碱复合端点减少心血管死亡和各种报告的复发性AS性心血管疾病患者近期心肌梗死。这些具有里程碑意义的试验强调，抗炎干预有可能减少复发性AS性心血管疾病患者的大量残余炎症风险，这推动了寻找新的免疫调节策略来缓和AS炎症的研究。

在人类AS病变中T细胞是一个主要的细胞类型，占65%的免疫细胞。人类斑块的转录组和流式细胞术分析表明，辅助T细胞CD4$^+$和CD8$^+$在心血管疾病症状的患者中升高，这说明了这些细胞在AS中的重要性。研究表明，调节T细胞激活是缓和AS炎症的一个重要策略。T细胞活化的三步过程是由T细胞受体（TCR）的连接开始的，其次是由免疫检查点蛋白提供的第二个信号。在抗原呈递细胞上表达的共刺激和共抑制分子是免疫检查点蛋白家族的主要成员，可能增强或阻碍T细胞激活。第三种信号由可溶性因子提供，如细胞因子。在过去的20年里，E3泛素连接酶、casitasB系淋巴瘤原癌基因B（Cbl-B）和淋巴细胞无力相关的基因（GRAIL）已经成为T细胞激活的关键调控因子。

泛素化和其他PTM过程导致肽泛素与底物蛋白上的赖氨酸残基结合，是许多生物过程的关键调控机制，包括免疫细胞激活。泛素化作用影响目标蛋白的功能、细胞定位和（或）降解，功能结果取决于生成的泛素信号，如单或多泛素化。泛素化首先将泛素结合到E1泛素激活酶上，然后，泛素被转移到E2泛素结合酶上，随后，泛素-E2复合物与E3泛素连接酶相互作用，导致泛素和目标蛋白之间形成共价键。E3泛素连接酶是一个由600个蛋白组成的家族，它决定了泛素化过程的底物特异性。E3泛素连接酶分为三种类型：新基因（环）E3连接酶，同源于E6相关蛋白羧基端（HECT）E3连接酶和环间连接酶（RBR）。环连接酶作为E2连接酶的支架和靶标，而HECTE3连接酶具有催化功能，促进泛素转移到目标蛋白，RBR连接酶利用环连接酶和HECT连接酶的杂交机制诱导泛素化。脱泛素酶对泛素的去除使泛素化成为一个高度动态的过程。E3泛素连接酶家族成员在调控许多导致AS的炎症和代谢过程中发挥着复杂多样的作用。例如，环E3连接酶膜相关RING-CH-type限制循环炎症单核细胞和阻碍动脉粥样化形成的数量，而HECTE3连接酶神经前体cell-expressed发育抑制基因4（NEDD4-1）限制从巨噬细胞胆固醇流出，促进泡沫细胞的形成和AS。

E3连接酶也在调节T细胞激活和T细胞耐受之间的平衡中发挥重要作用。通过调节TCR、免疫检查点蛋白、细胞因子受体和（或）其下游信号通路的表达，E3连接酶决定T细胞激活的阈值。E3连接酶Cbl-B、Itch和GRAIL在T细胞无能量时上调，在一种低反应状态中，免疫细胞没有获得全部的效应功能，表明这些酶可以作为T细胞激活的天然抑制剂。

环型E3泛素连接酶（Cbl-B）在外周血淋巴组织的CD4$^+$和CD8$^+$T细胞中高度表达。免疫检查点蛋白在这些细胞中Cbl-B表达的调节中起关键作用。然而，共刺激分子促进Cbl-B的降解，共抑制分子诱导Cbl-B的表达，从而调节T细胞激活的各种途径，如TCR和细胞因子诱导信号。Cbl-B不仅限制TCR的稳态表达，而且在抗原介导的激活下促进其下调。此外，Cbl-B促进泛素化介导的TCR早期下游信号蛋白降解，如PKC θ和磷脂酶C γ（PLCγ）。Cbl-B的缺失也解除了cd28介导的T细胞激活的共刺激需求，降低了这些细胞的激活阈值。除此之外，Cbl-B限制了IL-2的产生，并抑制了IL-2受体下游的MAPK/ERK介导的信号通路，从而减少了这些细胞的增殖。Cbl-B的遗传缺陷导致极度反应器T细胞表型，以增加细胞因子和蛋白酶的产生，触发自身免疫现象。例如，T细胞依赖自身抗体产生和各器官淋巴细胞的浸润，并增加了实验性自身免疫性疾病，如实验性自身免疫性脑脊髓炎的可能。在系统性红斑狼疮和多发性硬化症患者中，降低Cbl-B的表达也增强了CD4$^+$T细胞的效应功能，降低了调节性T细胞的抑制能力，说明Cbl-B是临床相关的T细胞驱动炎症的负调控因子。

除了在调节T细胞活性的作用，Cbl-B也影响其他免疫细胞。例如，Cbl-B的遗传缺陷增加了B细胞的增殖，并引发了T细胞独立抗体的产生，这可能是由于cd40诱导的共刺激敏感性增加，增强了Irf4、NF-κB和JNK介导的信号通路。在单核细胞和巨噬细胞中，Cbl-B通过抑制LFA1β2链磷酸化限制LFA1-ICAM1介导的单核细胞向炎症组织的募集。Bcl-B还促进TLR4的泛素化，这阻碍了脂多糖诱导的MyD88激活和IκBα的降解，而IκBα增强了髓细胞内NF-κB依赖的炎症通路，并改善了脓毒症诱导的巨噬细胞介导的肺部炎症。

Cbl-B主要表达于人和小鼠AS斑块内的T细胞和巨噬细胞。在人类AS斑块中，Cbl-B的表达与坏死核心的大小呈负相关，这表明Cbl-B可能在阻碍AS进展中发挥作用。在小鼠研究中，Cbl-B基因缺陷加重ApoE$^{-/-}$小鼠AS的作用得到了证实。在AS发生的初始阶段，Cbl-B的缺失增加了单核细胞（包括CCR1、CCR2和CCR7）上趋化因子受体的表达，这增强了这些细胞向血管炎症部位的招募，并增加了斑块中巨噬细胞的丰富度。Cbl-B的缺乏也增加了CD36介导的骨髓源性巨噬细胞的脂质摄取，促进泡沫细胞的形成，并增强了LPS诱导的炎症介质，如

TNF-α、IL-6和ROS的产生，表明Cbl-B的缺乏诱导了AS单核细胞和巨噬细胞表型。

当AS进展时，适应性免疫细胞，特别是T细胞，被招募到斑块中。缺乏Cbl-B可增加ApoE$^{-/-}$小鼠循环、脾脏和AS斑块中CD8$^+$T细胞的数量，从而增加这些细胞产生的IL-2。此外，Cbl-B$^{-/-}$ CD8$^+$T细胞对凋亡更有抗性，对调节性T细胞的抑制不敏感。在AS的后期，Cbl-B$^{-/-}$ CD8$^+$T细胞引起斑块中的巨噬细胞死亡，导致坏死核心形成增加，从而促进斑块向临床不良病变发展。尽管Cbl-B也在非造血细胞（如SMC）中表达，但在造血细胞Cbl-B$^{-/-}$ ApoE$^{-/-}$小鼠中进行的CD8$^+$T细胞衰竭研究证实，Cbl-B$^{-/-}$小鼠AS的进展主要是由CD8$^+$T细胞驱动的。这些数据表明，在AS发生过程中，Cbl-B抑制了细胞毒性T细胞反应，从而限制了斑块的炎症和进展。因此，增强Cbl-B活性可能是AS的一种治疗策略。

对人类E3连接酶抗炎潜力的认识来自对麻风病患者的观察，麻风病是一种由麻风病分枝杆菌引起的感染性疾病，与反应低下的T细胞表型相关。麻风病患者的CD4$^+$和CD8$^+$T细胞中，Cbl-B表达增加了80%，从而增强了共抑制分子CTLA4的表达，下调了CD28，从而提高了T细胞激活的阈值。此外，这些细胞产生较少IL-2，这进一步限制了T细胞介导的对麻风的免疫。同样，克氏锥虫、结核分枝杆菌和寄生虫感染与GRAIL表达增加导致的严重CD4$^+$T细胞低反应性相关。表型上，在感染期间上调GRAIL的T细胞具有一种耗尽的、抗炎的表型，其特征是高表达CTLA4和程序性细胞死亡蛋白1（PD1），低IFNγ和IL-2的产生。尽管感染性疾病患者的免疫反应无疑不同于AS性心血管疾病患者的炎症反应，但这些数据至少表明，Cbl-B和GRAIL表达的增加限制了人类T细胞的炎症倾向。

鉴于在人类AS病变中存在大量激活的T细胞，调节T细胞活性是一种有希望的策略，以靶向治疗AS性心血管疾病患者的残余炎症风险。尽管对Cbl-B的实验性AS和人类AS性心血管疾病的研究是有限的，这些研究结果，结合免疫学领域的研究，识别Cbl-B抑制T细胞活化，提高表达或E3泛素连接酶，可能会因此成为一个有吸引力的战略驱动的T细胞炎症在动脉粥样硬化性心血管疾病中的应用。

第三节 泛素化修饰在治疗动脉粥样硬化中的前景

UPS可以调节氧化应激产生，这与AS的初始阶段联系紧密。UPS在多种细胞NF-κB激活通路中起中心作用，如介导黏附分子表达、细胞因子释放和细胞增殖。UPS也可以影响泡沫细胞的形成和维持，这两者都与AS的进展密切相关。AS的并发症阶段似乎与蛋白酶体活性的降低有关，蛋白酶体活性是由衰老细胞中氧化应激水平的累积介导的。在这方面，AS与神经退行性疾病和蛋白质质量疾病有相似之处。UPS，特别是蛋白酶体复杂PQC机制是一个重要的组成部分，它可以防止不正常蛋白质的积累，这些物质都对细胞和它的环境，具有保护而不是抑制蛋白酶体功能。例如，短暂和可逆的低水平蛋白酶体抑制已被清楚地证明发挥有益的作用，如增加细胞对氧化应激的抵抗力。关键是这种蛋白酶体抑制可以被理解为一种调节，而不是一种类似于心脏预处理的保护作用的抑制方案。否则，一种更局部和局域的蛋白酶体抑制模式将受到青睐，如在药物洗脱支架中的应用。特别是晚期斑块在全身应用蛋白酶体抑制剂后可能变得脆弱。

抑制circ-Nfix可通过NEDD4L降解Ybx1，促进心肌梗死后心脏再生，增强心脏功能，这可能是改善MI70术后预后的一种有前景的策略。TGFβ1/SMADs通路抑制心肌纤维化的作用，提示Calhex 231可能是一种治疗扩张型心肌病的新药物。京都基因与基因组百科全书分析表明，circRNA-WWP1可以通过下调ANF和miR-23a来抑制心肌肥厚，circRNA-WWP1是一个潜在的新的治疗心肌肥厚的靶点。二甲双胍和AMPK激活剂激活AMPK和SMURF1，继而降解ALK1，抑制bmp9诱导的SMAD1/5，提示AMPK激活剂联合二甲双胍提高抗vegf耐药相关疾病治疗效果的临床新应用。miR-486-SMURF2-SMAD调控成骨作用的调控通路可能在抑制主动脉瓣钙化方面具有治疗潜力。

第三章

蛋白质磷酸化修饰在动脉粥样硬化中的
作用与机制

磷酸化修饰是近期被发现较多的在蛋白质水平影响心血管疾病发生的PTM过程，本篇将探讨蛋白质磷酸化修饰在AS中的作用及调控机制。

第一节　磷酸化修饰

磷酸化是蛋白质翻译后修饰研究最广泛的领域之一，它协调多种细胞功能，如细胞生长、分化和凋亡。磷酸化的历史始于1906年洛克菲勒研究所的福玻斯·莱文发现磷酸化的卵黄蛋白，之后，费舍尔和克雷布斯在1955年因揭示了这种可逆过程作为一种主要的生物调节机制的重要性而获得诺贝尔奖。第一个发现的磷蛋白是糖原磷酸化酶，在真核生物中有数千个不同的磷酸化位点，约30%的蛋白质可能被磷酸化（见图3-1）。

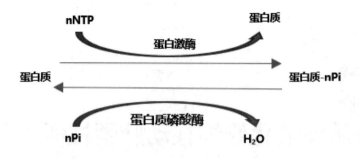

图3-1　蛋白质的磷酸化过程

注：蛋白质的磷酸化和去磷酸化是可逆反应，该可逆反应是由同一种酶催化完成的，磷酸化和去磷酸化可给予或去除某种酶或蛋白质的功能，在生物代谢调控过程中有重要作用

磷酸化修饰几乎参与了细胞的全过程。蛋白激酶和磷酸酶分别是磷酸化和去磷酸化蛋白质的酶，这些酶在平衡状态下工作，调节蛋白质的功能。蛋白激酶是最大的基因家族之一。据估计，大约2%～5%的人类基因组编码蛋白激酶和磷酸酶。虽然酪氨酸激酶是调节细胞生长和分化的最重要的激酶类，但丝氨酸/苏氨酸激酶类是最大的激酶类。

磷酸化赋予蛋白质构象变化，从而改变其对另一种蛋白质的亲和力，激活或失活一种酶蛋白。许多蛋白质可以被一个蛋白激酶磷酸化，多个蛋白激酶也可以磷酸化一个蛋白质，从而产生一个高度复杂但同步的细胞编程级联来响应这一反应。蛋白质组学研究表明，关键调节蛋白的磷酸化通常发生在多个位点。一种蛋白质经历一个以上的蛋白翻译后修饰，例如磷酸化和糖基化。β-连环蛋白通常被泛素-蛋白酶体系统降解，并且该过程由糖原合酶激酶3β（GSK3β）和蛋白激酶Cα（PKCα）样酶调节。一方面，磷酸化对正常的细胞过程至关重要，而另一方面，异常的磷酸化是疾病状态下许多结构、功能和调节蛋白改变的主要原因之一。

磷酸化是许多蛋白质的强大调节因子，参与细胞内的基本过程，如生长、增殖和细胞分裂等。磷酸化的增加或减少被认为是磷酸化失调导致信号转导受损的主要机制。然而，磷酸化酶（蛋白激酶）的突变引起磷酸化的改变，并破坏AS相关蛋白活化或失活的微妙平衡，被认为是AS的原因和结果。蛋白翻译后修饰可以提供疾病状态下细胞编程紊乱的关键信息，并作为治疗的主要目标，磷酸化成为AS研究中一个快速发展的领域。

第二节　磷酸化酶在动脉粥样硬化中的作用

磷酸化酶是可以催化蛋白质发生磷酸化的酶。蛋白质发生磷酸化过程被认为是神经类信息在细胞内进行传递的最后环节，最终导致离子通道蛋白的状态发生变化，本节主要讲述部分磷酸化酶（蛋白激酶）与AS的关系。

一、PI3K对动脉粥样硬化的促进作用

（一）PI3K的结构和功能

PI3K家族是一个主要用于调控磷脂代谢路径和磷脂源中信使分子形成的催化酶体系，通常在免疫受体下游的调控中激活，其家族成员产生3个磷酸肌醇，特别是3，4，5-三磷酸磷脂酰肌醇，这是一种细胞内信号传导的酶，与许多生物学效应有关，如增殖、迁移、代谢平衡和细胞存活等。根据其结构特征和底物特异性，PI3K分为三类，即第一类、第二类和第三类。

1. Ⅰ型PI3K

第一类PI3K家族，其唯一成员能够产生磷脂酰肌醇三磷酸［PtdIns（3，4，5）P3］，分为两个子类：ⅠA类以p110（α、β或δ）催化亚单位和p85调节亚单位为特征，而ⅠB类由单个蛋白（p110γ或PI3Kγ）构成，该蛋白可与衔接蛋白（p101或p84/p87）相连。第一类PI3K家族的每个成员都是由基于细胞类型和细胞表面受体的不同途径激活的。ⅠA类p85亚单位在酪氨酸残基上磷酸化时，具有结合共有YXXM基序的独特性，该基序发现于酪氨酸激酶受体或衔接分子的胞质内尾并且ⅠA类PI3K在酪氨酸激酶受体刺激的下游被激活，这些受体有EGFR（表皮

生长因子受体）、PDGFR（血小板衍生生长因子受体）、FGFR（成纤维细胞生长因子受体）、GHR（生长激素受体）、IGFR（胰岛素样生长因子受体）、胰岛素受体和不同的IL受体等。在免疫细胞中，这一类是在TCR（T细胞受体）、BCR（B细胞受体）、自然杀伤细胞刺激受体、Fc受体和TLR活化之后招募的。免疫受体的交联导致酪氨酸激酶的激活，酪氨酸激酶负责ITAMs（免疫受体酪氨酸激活基序）的磷酸化。加入该基序的含SH2（Src同源性2）的酪氨酸激酶在共刺激受体上产生PI3K对接位点，如T细胞上的CD28和B细胞上的CD19，或在与LAT（激活T细胞的接头）相互作用的衔接分子上。

2. Ⅱ型PI3K

第二类PI3K包含一个C2结构域和一个PX结构域（Phox同源结构域），该结构域能够结合PI3K–C2磷脂酰肌醇蛋白聚糖和磷脂酰肌醇蛋白聚糖的两种脂质产物，从而将这些PI3K定位于质膜。由于PI3Kα或PI3Kβ的表达模式无处不在，因此导致缺乏催化亚基p110α或p110β的小鼠胚胎死亡，证明两种亚型对发育都是必需的。相比之下，缺乏p110γ或p110δ的小鼠是有活力的和可育的，没有明显的特异性表型。

3. Ⅲ型PI3K

第三类PI3K结构与第一类相似，是一个异二聚体，这个异二聚体由一个催化亚基加上一个调节亚基构成。第三类PI3K含有一个单一成员，是酿酒酵母Vps34的同源物，仅产生单磷酸化结构［PtdIns（3）P］。Ⅲ型PI3K只催化PI产生PI（3）P，参与蛋白质和囊泡的投送。另有研究表明，第三类型PI3K对免疫细胞行使功能起着重要作用（见图3–2）。

（二）PI3K通过参与炎症反应影响动脉粥样硬化发展

AS通常认为是一种炎症性病理改变，白细胞在不同类型的细胞因子作用下定向迁移并在炎症部位积累，通过PI3K的特异性抗体的显微注射实验证明了β和δ亚型参与了AS相关的炎症性疾病。体外实验显示了PI3Kδ在控制中性粒细胞定向运动中的作用，体内实验发现PI3Kγ优先参与白细胞迁移。在PI3Kγ缺陷小鼠中，在细菌注射诱导的腹膜炎小鼠模型中，中性粒细胞和巨噬细胞的募集减少。针对PI3Kγ的选择性抑制剂能够减少小鼠腹膜对RANTES

的趋化性模型中中性粒细胞的募集（在激活时受到调节，正常的T细胞表达和分泌）。

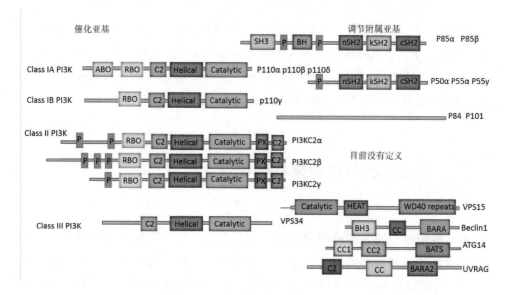

图3-2　PI3Ks的领域组织

注：第一类、第二类和第三类PI3K催化亚单位共有一个由C2结构域、螺旋结构域和激酶结构域组成的核心区域，但在蛋白质的其他区域有所不同。虽然ⅠA类调节亚单位的结构域结构定义明确，但ⅠB类调节亚单位没有明确的结构域结构，而Ⅱ类PI3Ks没有调节亚单位的报道。第三类PI3K蛋白、VPS34，与一系列辅助蛋白结合形成至少两种不同的复合物

　　PI3Kγ在内皮细胞中虽然显示出较低的水平，但在中性粒细胞与炎症血管壁的相互作用中起着重要作用。使用野生型中性粒细胞重组的PI3Kγ缺陷小鼠证明了在急性肺损伤模型中中性粒细胞的积累减少了45%，在PI3Kγ缺陷小鼠微血管中，中性粒细胞附着减少了约70%，黏附的这种改变因p110δ的缺乏而增加，表明PI3K ⅠA类和ⅠB类都是内皮细胞在细胞因子刺激下有效募集中性粒细胞所必需的。

　　PI3K也参与了T细胞迁移。PI3Kγ缺陷CD4⁺和CD8⁺T细胞向CCL19和CXCL12以及低剂量CCL21的迁移明显减少。PI3Kγ的缺乏对T细胞迁移速度的影响可以忽略不计，但会导致T细胞转角的增加。由T细胞中PI3K ⅠA类的增强激活诱导的系统性红斑狼疮由于PI3Kγ缺失得到改善，但是对T细胞侵袭激活诱导的系统性红斑狼疮没有任何影响，表明PI3K ⅠA类优于PI3K ⅠB类参与体内T细胞迁移。

PI3Kδ激活可以介导抗原受体诱导和细胞因子诱导的CD62L（L-选择素）下调。p110δ和PI3K抑制剂的激酶活性突变体阻止了蛋白水解切割途径和控制活化T细胞CD62L表达的转录。来自表达无催化活性的p110δ的小鼠的T细胞对TCR诱导的迁移失去了敏感性，并且不能有效地定位于抗原组织，表明p110δ参与了T细胞的转运，并且对该激酶的药理学抑制可以减少T细胞介导的炎症。综上所述，PI3K引起炎症性病理改变，进一步引起AS，同样，PI3K抑制剂可以减少免疫细胞介导的炎症反应，对AS的治疗有重大意义。

二、Rho激酶与动脉粥样硬化

Rho激酶参与调节多种细胞功能，如平滑肌收缩、细胞迁移和增殖。虽然Rho激酶活性的增加与内皮功能障碍、脑缺血、冠状血管痉挛和代谢综合征有关，但选择性Rho激酶抑制剂对Rho激酶的抑制导致内皮一氧化氮合酶（eNOS）的上调、血管炎症的减少和AS斑块形成的减少。

（一）Rho激酶

Rho激酶是160 kDa的蛋白丝氨酸/苏氨酸激酶，最初的特征是能够通过增加肌球蛋白轻链（MLC）的磷酸化来介导RhoA诱导的应力纤维和局灶性粘连的形成。Rho激酶是细胞凋亡、生长、代谢和迁移的重要调节因子。Rho激酶不仅可以通过肌动蛋白细胞骨架收缩影响紧密和黏附的连接，也可以调节巨噬细胞的吞噬活性和内皮细胞的渗透性。

从胚胎发育早期到成年，Rho激酶1和Rho激酶2在小鼠组织中普遍表达，但Rho激酶1基因优先在肺、肝、脾、肾和睾丸中表达，而Rho激酶2基因在心脏、骨骼肌、脂肪组织和大脑中高度表达。Rho激酶在心血管疾病尤其是AS的病理生理学中起着关键作用（见图3-3）。

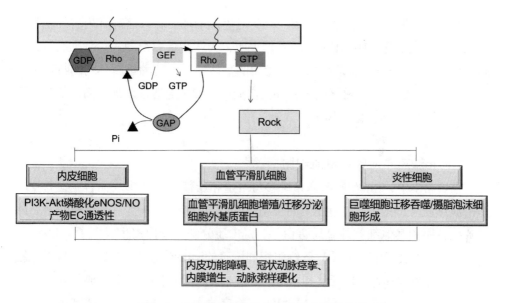

图3-3　Rho激酶在脉管系统中的生物学作用

注：Rho激酶在内皮细胞中被抑制引起PI3K/Akt的快速磷酸化和激活，进一步引起一氧化氮的产生增加。在血管平滑肌细胞中，Rho激酶的抑制调节细胞迁移和增殖，并参与血管炎症和损伤的病理机制。最后，通过抑制巨噬细胞的趋化性及其向泡沫细胞的转化来抑制Rho激酶

（二）脉管系统中的Rho激酶

1.Rho激酶和内皮细胞

血管内皮形成血管的内层，并在健康的脉管系统中作为物理屏障。此外，内皮也是一个分泌器官，释放某些血管活性物质。当内皮功能发生障碍时，会使内皮源性一氧化氮（eNOS）生物利用度降低，这是AS的最早表现之一。NO在生物体中利用度提高的部分取决于一氧化氮合酶（NOS）表达和活性的增加以及活性氧对NO失活的减少。慢性缺氧、肿瘤坏死因子、凝血酶、ox-LDL和细胞增殖等会降低NOS基因的稳定性。慢性缺氧和细胞增殖会激活RhoA香叶酰香叶酰化和Rho激酶活性。他汀类药物能提高NOS基因的稳定性，抑制RhoA香叶酰香叶酰化和Rho激酶活性。因此，RhoA/Rho激酶通过改变NOS基因的稳定性来反向调节NOS的表达。

Rho激酶参与内皮NOS的调节。抑制Rho激酶导致Akt通过磷脂酰肌醇3-激酶

（PI3K）快速磷酸化和活化，导致一氧化氮生成增加。在人脐静脉内皮细胞和人冠状动脉内皮细胞（HCAE）中的数据表明，天然脂蛋白A〔Lp（a）〕通过其载脂蛋白（a）成分引起肌动蛋白细胞骨架的重新排列。这种重新排列的特点是中心应力纤维形成增加，血管内皮钙黏蛋白分散，细胞通透性增加，而用低密度脂蛋白或纤溶酶原治疗没有影响。

2.Rho激酶和血管平滑肌细胞

在VSMCs中，Rho/Rho激酶系统参与增殖和迁移。就AS形成而言，血管壁的平滑肌细胞（SMC）会对生长因子做出反应，并在整个内膜中迁移和增殖。除了产生胶原和其他细胞外基质蛋白外，SMC还分泌血管内皮生长因子、TNF-α、IL-1和其他促炎激酶准分子。纤维组织和增殖的SMC覆盖在成熟的脂质核上，脂质核富含坏死碎片，SMC迁移和增殖的表型是斑块稳定性的关键组成部分。

在左旋硝基精氨酸甲酯（LNAME）治疗的大鼠中，Rho激酶抑制剂减轻炎症反应和血管重塑。然而，这些研究大多使用Rho激酶的抑制剂：法舒地尔或Y-27632。这两种抑制剂都通过抑制ATP依赖的激酶结构域发挥作用，这种结构域在两种Rho激酶亚型之间高度同源。因此，无论是法舒地尔还是Y-27632，都不能区分Rho激酶1和Rho激酶2介导的细胞过程。此外，当在体内长时间和高浓度应用时，这些药物抑制剂还可以抑制其他丝氨酸/苏氨酸激酶，如蛋白激酶和PKC。

（三）Rho相关卷曲螺旋形成激酶与动脉粥样硬化

Rho相关卷曲螺旋形成激酶（ROCK）是肌动蛋白细胞骨架的重要调节因子，而肌动蛋白细胞骨架的变化是血管收缩和重塑、炎症细胞募集和细胞增殖的基础。ROCK在血管疾病的许多方面如异常血管张力、内皮功能障碍、炎症、氧化应激和血管重塑等起着关键作用。AS的病理生理过程通常始于血管壁内皮功能障碍，导致内皮细胞活化和促炎细胞募集，随后的局部炎症促进白细胞黏附的趋化性和活化血小板向受损内皮的募集。这一过程导致血管壁对血浆中脂质成分的渗透性增加，富含脂质的单核细胞在动脉内膜中积累，分化成巨噬细胞衍生的泡沫细胞。随着更多的炎症细胞亚群和细胞外脂质的积累，这些早期斑块（也称为脂肪条纹）发展成成熟的AS斑块。通过分泌细胞因子和生长因子，这些"早期斑块"刺激自身生长，导致细胞外基质成分的进一步沉积以及斑块和狭窄的进展，最后由斑块细胞分泌的基质降解蛋白酶和细胞因子引起的纤维帽的变薄。

ROCK途径参与了炎症性AS过程的许多步骤。ROCK激活下调NOS的表达，抑制ROCK可防止缺氧诱导的eNOS的下调。LPA诱导的内皮通透性增高需要RhoA/ROCK激活。在猪体内模型中，长期喂养ROCK的抑制剂会出现动脉硬化性冠状动脉病变的消退的现象；相反，用Y-27632抑制ROCK后，会使喂食高胆固醇饮食的低密度脂蛋白受体缺陷突变小鼠早期AS斑块的发展，这可能与T淋巴细胞积累的显著减少有关。用ROCK抑制剂Y-27632治疗ApoE$^{-/-}$ AS小鼠可以抑制AS斑块中ERM磷酸化。此外，骨髓来源细胞中ROCK1缺乏的突变小鼠在低密度脂蛋白受体缺乏时斑块减少，这是由于ROCK1缺陷巨噬细胞的趋化性、胆固醇摄取和泡沫细胞形成减少导致的。

ROCK和内皮功能障碍与人类代谢综合征之间的联系以及冠状动脉疾病患者中ROCK活性升高和内皮功能受损存在相关性。此外，用法舒地尔（ROCK抑制剂）治疗降低了AS患者ROCK的过度活性，改善了内皮依赖性血管舒张以及血流介导的内皮依赖性扩张。在健康个体中，ROCK可能并不"过度活跃"，可能是由于健康个体对ROCK的抑制导致Rho转录增加的负反馈环，反过来导致Rho下游效应的补偿性增加，包括抑制NOS的产生。健康个体中的ROCK抑制可能导致NO产生过量，导致过亚硝酸根的形成，这可能导致NOS解偶联和内皮功能恶化。

（四）Rho相关卷曲螺旋形成激酶作为心血管疾病的治疗靶点

RhoA/ROCK途径参与血管生成、脑缺血、勃起功能障碍、高血压、心肌肥大、心肌缺血–再灌注损伤、新内膜形成、肺动脉高压和血管重塑。例如，ROCK抑制剂，如法舒地尔能预防蛛网膜下腔出血后的脑血管痉挛，改善系统性高血压、肺动脉高压、血管痉挛型心绞痛、稳定型心绞痛、中风和慢性心力衰竭患者的症状和预后情况。Y-27632可以抑制血管损伤后AS的形成和动脉重塑的发展。ROCK活性参与高血糖介导的PAI-1的表达，表明ROCK可能是糖尿病患者心血管损伤的关键调节因子。此外，ROCK抑制剂在阿尔茨海默病、支气管哮喘、癌症、脱髓鞘疾病、青光眼和骨质疏松症的动物模型中有作用。

他汀类药物的许多所谓的"多效性"效应可能是由ROCK抑制介导的，然而，他汀类药物治疗通过抑制ROCK获得的临床益处的程度仍有待确定。截至现在，法舒地尔是抑制ROCK的唯一批准的药物。法舒地尔可能是第一个有希望用于心血管疾病，如急性中风和肺动脉高压的ROCK抑制剂之一。另一种ROCK抑制剂SAR407899的活性是法舒地尔的8倍。在动物模型中，这种新型ROCK抑制剂的抗高血压作用已被证明优于法舒地尔和Y-2763274，因此，SAR407899可能是一种治疗心血管疾病的新型强效ROCK抑制剂。最后，一种异构体选择性ROCK2抑制剂SLx-2119对ROCK2的选择性似乎是ROCK1的100倍，并且可能比双ROCK抑制剂具有更有利的安全性。因为ROCK1和ROCK2都介导心血管疾病的各个方面，就疗效而言，选择性ROCK同工型抑制可能没有优势，尽管这种策略可能被证明比双重ROCK同工型抑制更安全。因此，抑制ROCK可能是减少心血管疾病的治疗靶点。

三、AMPK通过自噬调节在动脉粥样硬化中的作用

AMP激活的蛋白激酶（AMPK）发现其作用因子是激酶，随后分别命名为HMGCR激酶和ACC激酶。随着该激酶的成功纯化，直到1989年，发现它可以受AMP3的变构调节，因此，AMPK的名称才最终被采用。AMPK的底物除了控制甾醇和脂肪酸合成的关键调控酶外，还有两种催化脂肪分解和糖原合成的酶（激素敏感型甘油三酯脂肪酶和糖原合成酶）。AMP、ADP和ATP等核苷酸作为AMPK活性的变构调节剂的认识加深了对AMPK的认识。目前认为，AMPK在缺氧、饥饿、缺糖或肌肉收缩等细胞应激后被激活，从而增加ADP：ATP或AMP：ATP的比值。除了这些典型的功能外，AMPK还被证实与细胞的生长、发育、寿命和细胞极化有关。当AMP/ATP比值上调时，LKB1被认为可以磷酸化AMPK。然而，在细胞内Ca^{2+}释放过程中，AMPK仍然可以被CaMKβ激活，或者被TAK-1激活来作为促炎细胞因子或凋亡的诱导剂，即使在没有检测到核苷酸变化的情况下也是如此。AMPK与多种人类疾病的关系，包括癌症、2型糖尿病、AS、心肌缺血/再灌注损伤和神经退行性疾病。此外，AMPK可以调节多种生理过程，包括脂质和葡萄糖代谢以及能量失衡的正常化。AMPK的激活显著地减缓了AS的发展，加上AMPK会通过自噬抑制细胞凋亡和炎症，促进胆固醇外流和胞吐。

AMPK广泛表达于多种组织和器官，包括骨骼肌、肝脏和血管。在营养缺乏、饥饿和缺氧/缺血的条件下以及各种药物的影响下被激活，自噬消除了细胞内的代谢废物，形成了新的材料，并为新的蛋白质和膜的生产提供了能量。这

一过程是在低营养条件下维持代谢稳态、促进细胞存活的程序性调节。自噬过程包括四个顺序步骤：①噬菌体的启动和成核；②自噬小体的扩张；③自噬小体成熟为自溶酶体；④自噬的执行。自噬具有多种类型，包括伴侣介导的自噬、巨型自噬和微型自噬。自噬功能失调和AMPK活性降低与AS的形成有关。由于技术的限制和结构和调控机制的复杂性，目前尚不清楚AMPK直接作用于AS发生发展中的作用。因此，AMPK的特殊功能和自噬在AS中的特性正受到人们的广泛关注。

（一）自噬是AMPK与脂质代谢之间的桥梁

AS是氧化低密度脂蛋白渗入内皮内膜，通过巨噬细胞的吞噬作用形成斑块，进而导致一系列临床并发症。AMPK促进能量产生，并通过感知细胞内α-磷酸三苯酯和腺苷酸浓度来抑制能量消耗。

自噬可以通过调节脂质代谢来维持斑块的稳定。"脂噬"是指通过自噬刺激清除斑块中巨噬细胞和SMC衍生的泡沫细胞中的脂滴。脂滴主要储存细胞内三酰甘油（TAG）。肝细胞自噬的抑制促进了脂滴中甘油三酯的储存，并减弱了水解脂肪酸的氧化。TGL通过促进自噬调节肝脂滴分解代谢和脂肪酸氧化并且自噬通过溶酶体酸性脂肪酶的水解刺激巨噬细胞中的胆固醇流出。野生型p53诱导的磷酸酶1（Wip1）是哺乳动物西罗莫司（mTOR）依赖性自噬抑制剂的机制靶点，它控制自噬依赖性巨噬细胞胆固醇代谢。Wip1的缺失积极调节脂质代谢，防止饮食诱导的肥胖，并减少AS斑块的发展。ox-LDL诱导的内皮细胞自噬促进脂质底物的分解代谢和清除。因此，自噬通过脂质的传递促进脂质代谢，自噬缺陷导致溶酶体功能障碍，增强细胞内脂质积累，促进AS的发展。

mTORC1-ULK1途径负责自噬诱导，由mTOR和raptor组成。AMPK通过抑制PI3K/AKT信号来抑制mTORC1。AMPK对自噬的调节并不仅仅依赖于mTOR，还通过ULK1和beclin-1的直接磷酸化激活自噬。ULK1在营养丰富的条件下与mTORC1结合，导致ULK1磷酸化抑制自噬。mTORC1在低营养条件下从ULK1复合物中分离，并触发自噬体的成核和延伸。AMPK/eEF2激酶信号通路的激活也促进自噬。总之，AMPK可以通过各种信号途径调节自噬介导的代谢过程（见图3-4）。

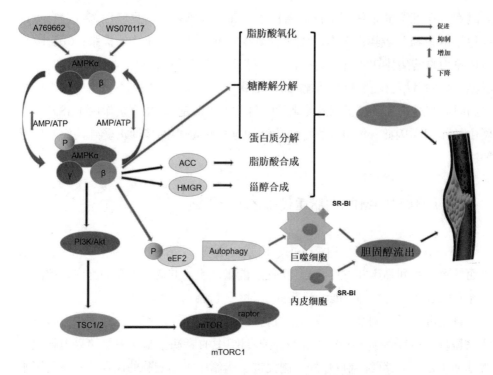

图3-4　AMPK和自噬通过促进胆固醇流出和脂质代谢来减轻动脉粥样硬化

注：AMPK是一种异源三聚体蛋白复合物，由催化α亚基和调节β和γ亚基组成。AMPK是在低营养条件下通过增加细胞内腺苷酸/腺苷酸比例而被激活的。AMPK活化抑制ATP消耗过程并促进ATP生成过程。新型合成小分子，如A769662和WS070117也能激活AMPK。AMPK活化促进脂肪酸氧化、糖酵解和蛋白质分解。AMPK活化还通过抑制ACC和HMGR抑制脂肪酸和甾醇合成，并通过促进脂质代谢减轻AS病变。AMPK通过抑制PI3K/Akt/TSC1/2信号通路来促进自噬。AMPK/eEF2激酶信号通路也可能参与自噬

（二）AMPK和自噬调节动脉粥样硬化中三磷酸腺苷结合盒转运蛋白A1的表达

自噬通过调节ABCA1表达介导胆固醇流出。在巨噬细胞中，胆固醇流出的调节是减轻AS发展的重要过程。AMPK还通过调节清道夫受体CD36向质膜的转移来促进脂肪酸的摄取。内皮细胞暴露于HDL也诱导AMPK激活和减少AS的形成。因此，AMPK通过调节ABCA1的表达来减少巨噬细胞的脂质积聚。在没有自噬的情况下，胆固醇流出到ApoA-Ⅰ几乎是不可能的，但是流出到HDL是不受

影响的，这表明对于自噬介导的胆固醇流出是必需的。AMPK和自噬通常通过调节胆固醇转运相关蛋白的表达来促进胆固醇代谢和减轻AS的发展，探索AMPK调节自噬和通过促进巨噬细胞胆固醇流出来缓解AS发展的作用是当前研究的重点。

（三）动脉粥样硬化相关细胞中的AMPK和自噬

1.巨噬细胞中的AMPK和自噬

巨噬细胞吞噬ox-LDL形成泡沫细胞是AS斑块中最重要的机制之一，这一过程也被认为是一种炎症反应。AMPK的活化减少了多种促炎细胞因子的释放（见图3-5），同时AMPK活化还通过降低粒细胞/巨噬细胞集落刺激因子的表达和细胞周期停滞来抑制氧化低密度脂蛋白诱导的巨噬细胞增殖。

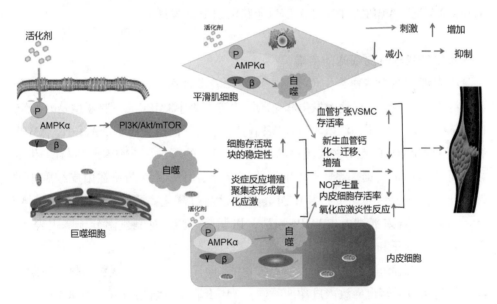

图3-5　某些AMPK激活剂通过PI3K/Akt/mTOR信号通路诱导巨噬细胞自噬

注：炎症、巨噬细胞聚集和氧化应激被抑制，细胞存活和斑块稳定性增加。内皮细胞的AMPK激活和自噬诱导一氧化氮产生，促进细胞存活，减少氧化应激和炎症反应。AMPK活化和自噬还促进细胞存活和血管舒张，抑制细胞迁移和增殖，并减少血管平滑肌细胞中新内膜的形成和血管钙化

巨噬细胞的炎症反应、氧化应激和凋亡增加了自噬功能障碍引起的泡沫细胞

的形成，从而促进斑块坏死并加速AS的进展。自噬通过抑制炎症体的形成和活化来抑制巨噬细胞凋亡，并且自噬可防止缺陷性传出细胞增多和损伤性巨噬细胞凋亡。因此，自噬功能障碍增加了晚期AS斑块的总坏死面积和低密度脂蛋白/小鼠的氧化应激损伤。动物实验中，在接受治疗的ApoE小鼠中，巨噬细胞凋亡增加，AS发展加速，主要是由于miR-384-5p的上调，这破坏了Beclin-1介导的自噬对巨噬细胞的保护作用。

选择性抑制细胞中的PI3K/Akt/mTOR途径可有效诱导自噬，这一过程可减少AS斑块中巨噬细胞的聚集，通过避免细胞损伤和减少炎症因子的释放来增强斑块的稳定性。小檗碱通过激活/mTOR信号通路诱导的自噬来预防巨噬细胞炎症，抗衰老酶SIRT1的特异性乙酰化酶抑制剂sirtinol抑制作用增加了促炎因子的表达，诱导了人类THP-1细胞中的缺陷性自噬并降低了AMPK活性，并且西罗莫司（mTOR抑制剂）消除了sirtinol的不良反应。这些结果表明，巨噬细胞自噬的AMPK调节通过AMPK/mTOR相关信号通路阻止AS的发展。

2.AMPK与内皮细胞的自噬

内皮细胞在维持血管生理功能方面发挥着多种作用，包括控制AS、血栓形成、纤维蛋白溶解、炎症的发生和血压。内皮细胞中AMPK的主要亚型是α1，NO通过依赖钙调素的蛋白激酶β（CaMKKβ）信号激活内皮细胞中的AMPK，AMPK激活还通过eNOS的AMPK依赖性磷酸化增加NO的释放。AMPK激活与NO生成之间可能存在正反馈关系。AMPK通路还介导各种外源性药物在内皮细胞中的保护作用。例如，非诺贝特和WY14643通过与过氧化物酶体增殖物激活受体α（PPARα）结合来促进内皮AMPK激活，以调节血脂，抑制黏附分子基因表达，刺激eNOS磷酸化和释放NO。

AMPK在监测内皮细胞氧化应激的发生方面显示出独特的优势。氧化应激和细胞氧化还原失衡也导致内皮功能障碍。AMPK活化对细胞内氧化还原反应的不平衡非常敏感，有利于细胞存活，NO生物利用度的降低与血管壁活性氧生成的增加有关，内质网应激增强和体内AS是由于活性降低所致。培养的内皮细胞中活性氧水平的增加有助于AMPK活化。AMPK活化还显示出内皮细胞的抗炎特性，如减少TNF-α诱导的单核细胞与人主动脉内皮细胞的黏附。AMPK通常对血管内皮细胞的生理功能表现出有效的保护作用，当内皮发生损伤时，保护功能丧失，促进了AS的发展。

内皮细胞死亡可能增加血管通透性和血小板聚集，促进血栓形成，增加AS

相关急性心血管事件的风险。在各种刺激因素的调节下，内皮细胞会发生自噬，例如，内质网应激诱导的凋亡伴随着自噬，这有利于内皮细胞的存活；抗氧化剂姜黄素诱导的自噬促进氧化应激下内皮细胞的存活。自噬现象的缺陷会促进内皮细胞活性氧生成和炎性细胞因子产生。自噬也可以减少血管紧张素Ⅱ对内皮功能障碍的不利影响。因此，自噬在维持内皮功能和生存能力方面起着至关重要的作用。

eNOS表达增加通过AMPK激活促进自噬，NOS表达减少伴随着自噬受损。自噬的丧失导致内皮细胞功能障碍，这可能是由于NO产生的减少。高浓度葡萄糖和脂肪酸诱导的内皮细胞能量代谢失衡减弱了AMPK活性和ULK1磷酸化，从而减少了自噬。这些数据表明，AMPK和自噬之间的潜在联系，通过NO的产生和影响氧化还原状态调节内皮功能。

3.AMPK与血管平滑肌细胞的自噬

VSMCs的血管收缩功能主要协调各种生理和病理刺激。血管发生炎症、泡沫细胞形成进而导致AS斑块的形成部分归因于VSMCs增殖和迁移。VSMCs上表达AMPK的α1和α2催化亚基，动物实验发现LDlr$^{-/-}$和AMPKα2$^{-/-}$小鼠在喂食高脂饮食后出现晚期主动脉根部粥样硬化斑块，且LDlr$^{-/-}$和AMPKα2$^{-/-}$小鼠的损伤比喂食类似食物的LDlr$^{-/-}$动物更严重。这些发现表明AMPKα2亚单位在血管系统中表现出抗AS的特性。内皮中的AMPK激活与血管平滑肌细胞的功能相关，尤其是通过增加NO的产生而引起的血管舒张。VSMCs的AMPK激活也诱导血管舒张和平滑肌收缩减弱。AMPK激活通过调节VSMCs收缩和迁移发挥抗AS作用，例如AMPK通过激活抑制胰岛素样生长因子-1（IGF-1）介导VSMCs迁移。

细胞间或细胞外刺激，如活性氧、脂质、生长因子和细胞因子，这些刺激会诱导VSMCs自噬，同样，在VSMCs中适当的自噬可以有效改善AS，VSMCs中自噬水平降低会导致AS后多聚体的积累和新内膜的形成而加速血管衰老。另一方面，自噬是表型转换和钙化的重要调节因子，例如，用血小板衍生生长因子（PDGF）治疗VSMCs促进了自噬，减少了收缩表型标记的产生，并增加了合成表型标记的表达，这增强了氧化应激条件下受损蛋白质的VSMCs消除和对血管损伤的抵抗。然而，一种自噬抑制剂spautin-1阻断了PDGF诱导的效应。血管平滑肌细胞的自噬缺陷通过改变Ca^{2+}稳态影响血管反应性。氧化低密度脂蛋白激活mTOR有助于VSMCs增殖，白藜芦醇诱导的AMPK激活通过抑制PI3K/Akt/mTOR/p70S6K途径抑制DNA合成和VSMCs增殖。这一结果表明，AMPK通过自噬相关的信号通路影响

VSMCs功能。AMPK活化和自噬通过影响VSMCs功能、增殖、存活和表型来改善AS的发展。

炎症反应、ER应激和脂蛋白氧化是AS的危险因素，也可以刺激自噬。生理性自噬维持正常的心血管功能，而自噬的缺陷和过度激活会促进心血管疾病的发展。过度的自噬消除了细胞溶质和细胞器的主要部分，并导致巨噬细胞、内皮细胞和（或）血管平滑肌细胞的死亡。因此，精细调节巨噬细胞自噬的时间进程和水平对于预防AS可能是至关重要的。AS中自噬的总体功能后果可能是保护性的或不适应的，这取决于具体情况。

AMPK信号在心血管健康和疾病方面有明显的影响。敲除AMPK导致动态蛋白相关蛋白（DRP1）积累和线粒体分裂，通过增加活性氧生成和损害内皮功能促进AS的发展。水杨酸盐和AICAR诱导的活化通过调节DRP1磷酸化和抑制ER应激和炎症体来改善内皮功能。二甲双胍激活可通过降低DRP1和防止线粒体断裂来预防内皮功能障碍和AS。以前的证据表明，AMPK激活维持斑块稳定性，并通过自噬调节减弱AS的进展。

（四）动脉粥样硬化中AMPK和自噬的药理学调节

随着AMPK激活剂的发展，AMPK激活剂在病理状态下的治疗效果将被更精确地定义。临床和实验室研究表明，AMPK的药理激活剂可显著防止AS的发展。例如，二甲双胍诱导的AMPK活化增加了NO的磷酸化，增加了NO的生物利用度，降低了VSMCs增殖、迁移和炎症反应。二甲双胍还通过AMPK激活维持能量稳态平衡、心肌细胞功能和心肌活力。他汀类药物是降低胆固醇功能的HMG-CoA还原酶抑制剂。他汀类药物还能激活，增加牛和人内皮细胞中eNOS的表达。AICAR诱导的活化抑制巨噬细胞增殖，降低内质网应激。

许多促进自噬的新兴药物可用于治疗心血管疾病，评估其药理毒性的临床试验正在进行中。西罗莫司及其衍生物（如依维莫司）通过抑制mTOR刺激自噬，可有效稳定AS斑块。这些药物还能增强巨噬细胞RCT。海藻糖通过增加NO生物利用度、降低氧化应激和降低衰老小鼠炎症细胞因子的表达来促进自噬和恢复血管内皮功能。几种抗心律失常药物和钙通道阻滞剂（CCBs），如洛哌丁胺、胺碘酮和维拉帕米，通过改变细胞内钙水平诱导自噬。维拉帕米还通过自噬诱导控制血管损伤后新内膜的形成。氨基酸饥饿增加了胞质钙离子浓度，并随后激活CaMKK-β，以促进AMPK激活和自噬诱导。葛根素有利于治疗各种代谢综合征，它还通过AMPK/mTOR介导的信号传导通过自噬激活显著恢复乙醇处理的肝细胞的细胞活力并减少脂质积累。AMPK激活剂AICAR和二甲双胍还在动物模型中恢复了自噬对酒精诱导的肝损伤的预防作用。

许多具有抗AS作用的药物被用于临床治疗，但是应该监测这些药物的某些不良反应。例如，mTOR抑制剂可能导致高血糖症和高胆固醇血症，这与斑块稳定性不相容。这些药物是否促进细胞死亡，如斑块中的巨噬细胞，尚不清楚。对无不良反应的新型mTOR抑制剂的评估无疑会提高其对心血管疾病的疗效。CCB还具有抗AS作用，如抑制活性氧生成和炎症反应、激活PPAR-γ和抑制VSMCs迁移和增殖。这些药理作用是否归因于AMPK活化和自噬诱导尚不清楚。

AMPK和自噬在心血管生理和疾病中的重要性日益得到认可。然而，我们对AMPK和自噬在心血管系统中的确切作用的理解还很不完整。

自噬介导的过程与AMPK活化和AS的发展有关，但AMPK调控自噬的确切机制仍有争议。开发或报道了近200种显示抗AS作用的小分子AMPK激活剂。然而，这些激活剂的治疗作用可能不涉及自噬调节，这些分子中只有少数用于人类临床试验。因此，药理药物更能特异性激活AMPK和调节自噬对于治疗AS相关疾病可能是可以实现的。此外，我们对自噬与AS进展之间的关系的理解有所提高，但用于治疗各种心血管疾病的适当自噬调节仍处于探索阶段。由于缺乏检测AS斑块中自噬的理想方法，因此，通过自噬调节防止AS的发展仍然存在许多挑战。

四、p38丝裂原活化蛋白激酶在动脉粥样硬化和主动脉瓣硬化中的作用

p38丝裂原活化蛋白激酶（p38MAPK）是丝裂原活化的丝氨酸/苏氨酸激酶家族的成员，与细胞外信号调节激酶（ERKs）和c-Jun N末端激酶（JNKs）一起。p38MAPK在某些致病刺激下被促炎细胞因子激活，或者当细胞受到细胞外刺激时被激活，另外，内质网中缺失折叠蛋白或DNA损伤引发的细胞内应激也可导致p38MAPK激活（见图3-6）。众所周知，AS和主动脉瓣硬化是由炎症引起的疾病，研究人员对p38MAPK与AS的关系进行了广泛深入的研究。

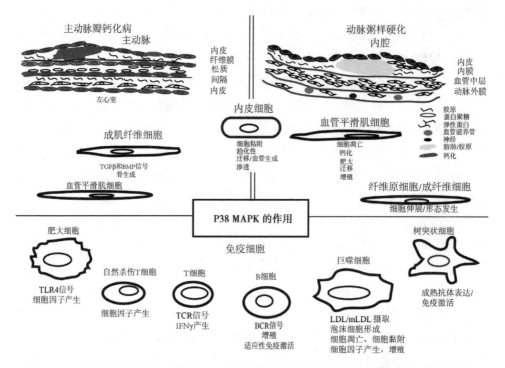

图3-6　p38丝裂原活化蛋白激酶信号在钙化性主动脉瓣疾病和动脉粥样硬化中的功能参与

注：左上：钙化性主动脉瓣疾病（CAVD）病变。由纤维层、海绵层和心室组织层组成的主动脉瓣叶的横截面示意图。这些层由产生瓣膜间质细胞的基质分散，并在面向主动脉或左心室的两侧由内皮细胞排列。脂质主要积聚在富含胶原的纤维层，这也是钙化发生的地方。右上图：AS病变。含有AS斑块的血管壁的横截面示意图。血管壁由富含胶原的内膜层组成，内膜层由与血流直接接触的内皮细胞排列而成。下面的介质层包含血管平滑肌细胞（VSMCS），它们响应来自外膜层的神经信号而收缩和扩张，从而调节局部血压。外膜包含供应血管平滑肌细胞的神经和血管。AS斑块在内膜层形成，并由来自介质的血管平滑肌细胞稳定

（一）p38MAPK参与内皮细胞迁移

内皮细胞排列在血管的管腔表面和主动脉瓣叶的两侧，并且对其覆盖的组织建立了保护屏障。当组织受损时，内皮细胞在刺激因素的影响下被激活，开始修复受损组织，处理入侵的细胞和分子。在这个过程中，内皮细胞表达黏附分子，使炎症细胞附着和入侵。也有其他研究表明p38MAPK可能在AS形成过程中参与了内皮细胞的迁移以及证明参与内皮细胞通透性的调节。HDL与心血管疾病发

展的风险呈负相关且可以抑制p38MAPK的活性，导致IL-6分泌减少。相比之下，在其他研究中，HDL和氧化高密度脂蛋白（ox-HDL）被证明能激活人脐静脉内皮细胞、巨噬细胞和血管平滑肌细胞中的p38MAPK信号。p38MAPK在内皮细胞中的哪些功能与AS和（或）血管性疾病的发展和进展有关，或者甚至可能成为代表疾病的驱动因素或抑制剂，需要进一步研究。

血管内皮细胞和瓣膜内皮细胞都可能经历内皮-间质转化（endothelial-to-mesenchymal transition，EndMT），伴随着α平滑肌肌动蛋白（α-SMA）表达的上调、收缩特性的获得和浸润下层组织层的能力。血管和瓣膜内皮细胞的胚胎干细胞移植是在发育和维持成人组织稳态的过程中，通过补充驻留在组织中的血管内皮细胞和平滑肌细胞来实现的。然而，在AS和血管性的发病机制中，EndMT允许内皮细胞向间质细胞（VICs）或SMC过渡，并进一步获得成骨细胞样特性。在病变中观察到成骨细胞样细胞，成骨过程被认为在晚期疾病阶段驱动组织钙化。在同一项研究中，TGFβ和Wnt/β-连环蛋白信号被证明在细胞水平上驱动菌株诱导的内皮细胞向VICs的转化。有趣的是，在其他研究中，p38MAPK也被证明在血管内皮细胞受到剪切应力时被激活，对肌动蛋白动力学和细胞-细胞排列产生影响。p38MAPK是否影响瓣膜和（或）血管内皮细胞的EndMT至今尚未研究。

（二）血管平滑肌细胞是动脉粥样硬化进展的驱动因素

VSMCs是血管壁中含量最多的细胞类型，少量VSMCs也存在于健康的瓣膜小叶中，尽管在这里，主要的细胞类型是VICs。SMC产生基质蛋白，包括胶原蛋白，为组织提供所需的稳定性和灵活性。在AS中，VSMCs保护它们免受可能引起斑块破裂并因此导致血栓形成的管腔压力，另一方面，VSMCs也是AS进展的驱动因素。AS终末期病变中，SMC凋亡增加，进而使斑块不稳定，斑块的不稳定就会使斑块破裂的风险增加。此外，凋亡的SMC释放基质囊泡，作为钙晶体的成核位点，从而使斑块钙化。

LDL分子也被证明在SMC中诱导p38MAPK通路。ox-LDL氧化低密度脂蛋白颗粒。根据不同的方法，产生的氧化程度或氧化程度最低的低密度脂蛋白颗粒因颗粒中磷脂和蛋白质修饰的程度和类型而异。广泛和最低限度氧化的低密度脂蛋白颗粒与不同的模式识别受体相互作用，诱导不同甚至相反的细胞过程。

p38MAPK信号通过激活不同的细胞反应参与所有疾病阶段，这些反应似乎取决于信号分子的存在，如修饰的低密度脂蛋白（mLDL）、神经酰胺、转化生长因子β或血管紧张素Ⅱ，以及其他分子。

由于SMC只占健康主动脉瓣细胞的一小部分，它们对心血管疾病发展的贡献尚未得到广泛研究。然而，在钙化的主动脉瓣中，SMC的数量增加，并且显示它们与钙化区域共同定位。后一项研究的作者推测，在血管中，TGFβ可能与瓣膜组织中存在的细胞类型的SMC的转分化有关，导致观察到的SMC数量增加。p38MAPK是否在瓣膜SMC中的表达类似于在血管SMC中的表达，目前还没有研究。

（三）主动脉肺泡间质细胞、肌成纤维细胞和血管成纤维细胞

瓣膜间质细胞是主动脉瓣的主要细胞类型。它们存在于纤维层、海绵层和脑室层，通过层特异性细胞外基质沉积维持组织稳态。在主动脉瓣硬化的发展和进展过程中，VICs起着积极的作用。已经表明，在早期瓣膜病变中，VICs转化为激活的、表达平滑肌肌动蛋白的肌成纤维细胞（MFBs）。一部分多功能干细胞进一步分化为成骨样细胞，表达成骨因子并产生富含钙的骨基质，提示凋亡性血管瘤是钙化结节形成的起始部位，同时也支持主动脉瓣钙化。

许多信号网络可能相互作用，驱动主动脉瓣硬化中VICs的病理转化，到目前为止，详细的分子过程及其时序还没有完全了解。然而，TGFβ1被认为在驱动该过程中起主要作用。通过与其在VICs和MFBs上表达的同源受体相互作用，TGFβ1激活Smad信号级联，诱导成骨基因的转录，促进主动脉瓣的成骨和钙化。在猪主动脉瓣中，显示TGFβ1通过Smad、细胞外信号调节激酶（ERK）1/2和p38MAPK信号传导诱导钙结节形成、活性氧产生和VICs衰老。p38激酶也与TGFβ介导的成骨转录因子RUNX2的诱导有关，并且似乎是成骨细胞分化所必需的。此外，p38MAPK被证明参与骨形态发生蛋白2（BMP2）信号传导，这是Smad信号传导和RUNX2表达的另一种有效诱导物。不依赖于TGFβ1，ox-LDL可能通过晚期糖基化终产物前成骨受体（RAGE）诱导VICs中p38MAPK和JNK磷酸化。此外，p38MAPK已被证明在VICs中被鞘氨醇1-磷酸和LPS激活，诱导促炎、促血管生成和成骨过程。因此，在主动脉瓣VICs和MFBs中，p38MAPK似乎参与了主要的成骨信号通路，并支持驱动组织钙化的细胞成骨转化。

在AS中，外膜层中的成纤维细胞也在早期时间点被激活，并具有转化为MFBs的能力。它们是否导致主动脉瓣硬化中类似VICs的斑块钙化，目前尚不清楚。实验表明，天然LDL可以在成纤维细胞中诱导p38MAPK信号，从而影响细胞

扩散和形态。

（四）单核细胞和巨噬细胞

在AS和主动脉瓣硬化中，单核细胞参与到患者早期病变中，并在新陈代谢过程中进入人体组织后迅速分化为巨噬细胞，巨噬细胞再以不同方式促进病变进展。到目前为止，诱导体内泡沫细胞发育而形成的LDL修饰的确切作用和性质还没有明确阐明，包括ox-LDL和酶修饰的LDL。重要的问题是巨噬细胞p38MAPK激活和泡沫细胞的形成似乎都需要摄取mLDL。

体外实验中验证了AS相关巨噬细胞中p38MAPK激活的生物学结果。首先，p38MAPK是驱动泡沫细胞形成的正反馈机制的一部分。ox-LDL和eLDL诱导巨噬细胞p38MAPK活化，进而通过PPARγ介导的LDL摄取受体，如CD36的上调来增强LDL摄取。在另一项研究中，ox-LDL通过p38MAPK介导的趋化因子受体CXCR2的上调增强了单核细胞的黏附能力。另外，ox-LDL介导的p38MAPK诱导对于细胞因子粒细胞-巨噬细胞集落刺激因子（GM-CSF）的产生和巨噬细胞的增殖非常重要。综上所述，体外研究为p38mapk在AS相关巨噬细胞中的促炎作用提供了一致的证据，通过促进巨噬细胞增殖和慢性炎症而使疾病进展加快。

（五）其他免疫细胞

除了巨噬细胞，AS和主动脉瓣病变中还存在其他免疫细胞，如肥大细胞、T细胞、自然杀伤T细胞、B细胞和树突状细胞等。

肥大细胞，一种参与过敏反应和伤口愈合的白细胞群体，已在AS和主动脉瓣病变中检测到，并显示出在体外响应ox-LDL刺激时诱导p38MAPK磷酸化。有研究者怀疑p38MAPK与其他MAPK和NF-κB一起作用于TLR4，在ox-LDL存在的情况下诱导促炎细胞因子的表达，从而通过募集炎性细胞促进疾病进展，并因此导致AS斑块不稳定。

T淋巴细胞与主动脉瓣钙化结节和AS的纤维帽和斑块相关。淋巴细胞在病变发展的早期浸润，很可能是由巨噬细胞、平滑肌细胞和（或）间质细胞分泌的促炎细胞因子从血流中募集的。黏附分子，如VCAM-1、ICAM-1和P-选择素的表达通过活化的内皮细胞促进它们进入组织。在疾病晚期，转化组织中的新血管生成可能为T淋巴细胞提供额外的途径。T细胞被认为通过维持支持组织重塑和不稳定的慢性炎症环境来促进病变的进展。此外，细胞毒性T细胞诱导靶细胞凋亡，产生钙结晶的成核位点。活化和克隆扩增的细胞毒性CD8⁺T细胞特异性靶向并杀死破骨细胞，破骨细胞是一种通常在骨组织中发现的细胞类型，介导钙吸收和骨转换。尽管p38MAPK已被证明参与了T细胞受体（TCR）信号传导，并对T细胞中干扰素γ（IFNγ）的产生非常重要。

自然杀伤T（NKT）细胞是一种识别由抗原呈递细胞结合CD1表面分子呈递的脂质抗原的T细胞。在AS中，NKT细胞存在于CD1表达泡沫细胞的区域，并被怀疑通过分泌多种细胞因子促进局部炎症。与此一致，在ApoE$^{-/-}$小鼠模型中，NKT细胞刺激在CD1抗原存在的情况下加剧AS。NKT细胞的促AS功能被认为是颗粒酶B和穿孔素分泌的结果，这两种分子具有细胞溶解活性。有趣的是，除了其溶细胞功能，NKT细胞还与新血管生成有关，新血管生成经常能在AS斑块中观察到，并被认为有助于斑块不稳定。促血管生成功能被认为是由脂抗原刺激的NKT细胞分泌的IL-8介导的，它诱导内皮细胞中表皮生长因子受体（EGFR）的表达。NKT细胞也存在于硬化的主动脉瓣中，并且在小鼠模型和人类瓣膜中显示与疾病进展相关。细胞因子IL-2已被证明可上调NKT细胞中p38MAPK，从而产生促炎和抗炎细胞因子。p38MAPK介导的细胞因子产生的增加已被证明是受翻译调控的，但不是在基因表达水平上。与这些结果相反，在另一项研究中，p38MAPK已被证明可抑制NKT细胞分泌IL-2和IL-4，而对p38MAPK的抑制可挽救细胞因子的分泌。

在AS病变和钙化心脏瓣膜中检测到了B淋巴细胞。随着在病变和患者血液循环中检测到抗AS相关表位的抗体，他们受到了更多的关注。一般来说，存在两种不同类型的抗体：由先天类B-1细胞产生的所谓天然抗体和由常规B-2细胞作为适应性免疫反应的一部分产生的抗体。针对自身抗原的天然抗体，包括来自氧化代谢的产物，如ox-LDL，具有AS保护作用，而由B-2细胞介导的适应性免疫反应会引发局部炎症，并且相当容易导致AS。p38MAPK信号在AS或血管性相关B细胞的背景下尚未被研究。然而，已经表明p38MAPK在B细胞受体刺激下被激活，导致B细胞增殖。p38MAPK与转录因子MEF2C协同作用，特异性地在B细胞中介导适应性免疫反应。

树突状细胞存在于健康的主动脉和主动脉瓣中。树突状细胞的内源性功能是向T细胞呈递抗原，以便在存在外来抗原的情况下激活适应性免疫反应。在AS病变中也检测到树突状细胞，尤其是在易于破裂的部位。然而，树突状细胞在AS中的作用还不为人所知。关于p38MAPK通路对树突状细胞功能重要性的实验结果是双方面的。一方面，p38MAPK活性是未成熟树突状细胞成熟所必需的。另一方面，树突状细胞祖细胞中p38MAPK抑制导致抗原呈递和免疫激活增强。p38MAPK通路是否与AS和（或）主动脉瓣病变的树突状细胞功能相关，以及是否对疾病的发展或进展有影响，迄今尚未进行研究。

尽管有相似之处，AS和主动脉瓣硬化在发病机制上是不同的。这一点突出表现在，尽管它们有共同的风险因素，但并非所有AS患者都受到主动脉瓣硬化的影响，反之亦然。此外，有效应用于AS治疗的他汀类药物对主动脉瓣硬化患者没有临床益处。免疫细胞存在于健康组织中，然而，当它们被招募到早期病变并在疾病过程中建立慢性炎症部位时，它们的数量急剧增加。p38MAPK在不同的环境和细胞类型中参与炎症信号，并在AS和心血管疾病研究中获得了兴趣，特别是因为这些疾病已被认为是炎症驱动的。

五、动脉粥样硬化中的蛋白激酶C

蛋白激酶C（PKC）是一种普遍存在的细胞酶，是一个同源丝氨酸/苏氨酸激酶家族。根据第二信使的要求，至少有11种亚型分为三组：经典型、新型和非典型。经典PKC含有a、bⅠ、bⅡ和g亚型，需要Ca^{2+}、二酰基甘油（DAG）、磷脂酰丝氨酸和佛波酯来激活。新的PKC含有d、e、h和u亚型，这些亚型只需要DAG激活，对Ca^{2+}不敏感。非典型PKC含有z和i/l亚型，它们缺乏钙敏感的C2结构域，只含有一个非典型C1结构域。这些酶对DAG和钙无反应，并被其他脂质衍生的第二信使激活。蛋白激酶的调节域包含几个共有的亚区。存在于所有PKC亚型中的C1结构域参与识别佛波酯和达格。DAG是质膜中产生的脂质第二信使，是与磷脂酶C同工型偶联的七种跨膜受体或酪氨酸激酶的结果。该结构激活域的结合能力在常规和新型PKC亚型中都有作用，但在非典型亚型中受到限制。C2结构域作为Ca^{2+}传感器，存在于传统亚型和新亚型中。这三个PKC基团的成员包含假底物或自动抑制结构域，其结合催化结构域中的底物结合位点，以防止在没有辅因子或激活剂的情况下激活。收到刺激信号后，PKC从细胞质转移到质膜和其他细胞器，在那里它们经历构象变化，从底物结合袋中排出自抑制假底物结构域，并被激活。虽然DAG被认为是PKC的激活剂，但由不同的不饱和脂肪酸产生的DAG对PKC可能有不同的影响。这些结果表明，细胞膜磷脂脂肪酸组成的改变与PKC亚型的差异易位和活化有关。证据表明，PKC亚型调节内皮细胞、血管平滑肌细胞和巨噬细胞的功能，表明这些激酶在调节AS的进展中具有潜在的作用。

（一）巨噬细胞参与泡沫细胞形成的蛋白激酶C调节

在富含细胞因子的亚内皮微环境中，单核细胞分化为巨噬细胞，然后响应细胞胆固醇和脂质的不平衡调节而产生泡沫细胞。维持巨噬细胞中胆固醇含量的稳态受到几种机制的严格调控，包括胆固醇摄取、酯化和流出。在巨噬细胞中，脂蛋白的摄取由两种不同的方式介导：受体依赖的内吞作用和受体依赖的机制。CD36和清道夫受体A类（SR-A）都负责脂蛋白衍生胆固醇的受体依赖性内吞作用。巨噬细胞也可以通过非受体依赖的液相胞饮作用摄取天然LDL，这种胞饮作用可以是微胞饮作用（<0.1 mm小泡）或大胞饮作用（0.5~5.0 mm液泡）。在巨噬细胞内，胆固醇经历由酰基辅酶A-胆固醇酰基转移酶（ACAT）介导的酯化作用，导致胆固醇酯的积累和泡沫细胞的形成。为了避免大量胆固醇积累，巨噬细胞可以通过特定的转运蛋白流出胆固醇，包括ABCA1、ABCG1和SR-B1。ABCA1和ABCG1的表达在转录水平上由肝脏X受体调节（LXR）。最近的一系列研究表明，ABCA1也在转录后水平受到多种miRNA的调节，包括miR-33、miR-758和miR-144。胆固醇摄取和酯化的增加和（或）胆固醇流出的减少导致动脉壁中巨噬细胞泡沫细胞的产生。

有几种信号通路参与细胞胆固醇含量的调节，其中PKC发挥着重要作用。检查胆固醇流出中特定PKC亚型作用的研究表明，血浆中的抗AS因子apelin-13可能激活PKCα，PKCα随后磷酸化ABCA1的丝氨酸残基，抑制钙蛋白酶介导的ABCA1蛋白水解并减少泡沫细胞的形成。在人类初级巨噬细胞中使用PKC抑制肽和小干扰RNA（siRNA）的研究表明，PKCα和PKCβ调节ApoE的分泌和ApoE介导富含甘油三酯的脂蛋白的清除，并促进胆固醇从泡沫细胞中流出。在人类巨噬细胞中，由TNF-α刺激的PKC抑制ABCA1、ABCG1和LXRa的表达水平，并上调CD36和SR-A的表达。这些结果表明，选择性PKC抑制剂可能对AS有潜在的治疗作用。进一步对药理学抑制剂或肽抑制剂的研究表明，PMA激活的巨噬细胞的液相胞饮作用被靶向PKCα和PKCβ的假底物肉豆蔻酰化肽抑制剂抑制了约50%。然而，PKCα的小分子抑制剂HBDDE显示出最小的抑制作用。相比之下，PKCβ的小分子抑制剂LY333513可以完全抑制PMA激活的巨噬细胞中胆固醇的积聚。此外，siRNA对蛋白激酶B的抑制通过降低SR-A的表达阻止了人巨噬细胞对ox-LDL的摄取。这些结果表明，PKCβ在泡沫细胞形成中起着关键作用。此外，TLR2诱导的PKCβ信号在小鼠巨噬细胞系转录水平上调ABCA1表达。同时抑制这些细胞中的PKCδ也降低了PKCβ的表达，这发生在ERK的下游，并间接调节SR-A的表达，但不调节CD36的表达。此外，PKCδ激活的Akt和ERK都在人发生AS的动脉和浸润的CD68阳性巨噬细胞中高度表达，进一步突出了PKCd的重要性。尽管敲除蛋白激酶Cd导致ABCA1蛋白表达减少，但细胞胆固醇的最终积累仍然减少。这些结果表明，在调节PKCd缺陷细胞的细胞胆固醇水平方面，与胆固醇流出相比，胆固醇摄取的作用更为显著。几种细胞因子是巨噬细胞的有效激活剂，包括干扰素γ（IFng）、IL-4和IL-13。除了控制巨噬细胞的炎症反应，它们还调节这些细胞中胆固醇摄取或流出的受体的表达。通过受体相关的JAK激酶、下游STAT转录因子（STAT1、STAT3和STAT6）和含有p38MAPK、PKCd的信号复合物，受IL-13刺激的人单核细胞表达更高水平的CD36，并有利于成为泡沫细胞。总之，这些研究表明，根据所检测的各种刺激，不同的PKC亚型似乎通过相关表面受体的调节表达参与胆固醇和脂质摄取和流出的调节（见图3-7）。

（二）蛋白激酶C对血管平滑肌细胞功能的调控

针对不同导致AS的因素，VSMCs可以从收缩表型转变为合成表型，发生细胞迁移和增殖。然而，VSMCs的凋亡可能是由于ox-LDL的持续摄取而发生的。

胆固醇积累具有动态平衡，游离胆固醇（FC）从管腔被消化吸收到肠细胞中，经ACAT2催化酯化代谢后，FC形成胆固醇酯（CE）。这些脂质复合物通过受体介导的摄取进入肝细胞，经溶酶体胆固醇酯水解酶（CEH）水解后，胆固醇酯转化为果糖二磷酸钠。这个过程至少有三种方式，首先，FC以脂滴形式被ACAT2转化为CE储存。第二，掺入VLDL颗粒的CE被分泌到血浆中。第三，FC和磷脂可以用来形成胆汁胶束，胆汁胶束依次分泌到肠腔中，在肠腔中胶束与膳食FC混合后被肠细胞吸收。在巨噬细胞中，FC被ACAT1酯化，以脂滴形式储存。一些细胞色素可被胞质CEH水解成纤维细胞，纤维细胞可通过三磷酸腺苷结合盒A-1和三磷酸腺苷结合盒1从巨噬细胞中排出。游离胆固醇被卵磷脂：胆固醇酰基转移酶（LCAT）酯化成胆固醇酯，与高密度脂蛋白颗粒结合。然后将胆固醇输送到肝脏，用于再吸收到肝细胞中或用于胆汁排泄。已经有动物实验表明，与野生型小鼠相比，PKCδ敲除小鼠由于凋亡现象的减弱而增加了动脉硬化的概率。然而，PKCδ通过调节ERK信号通路，也可以调节VSMCs增殖。

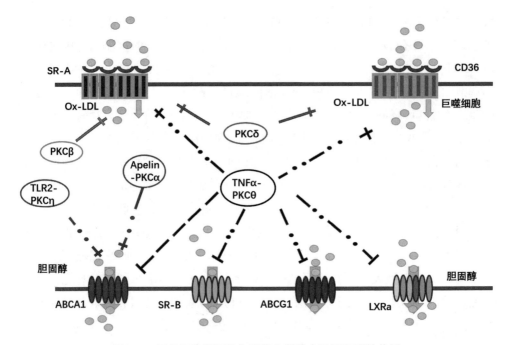

图3-7　巨噬细胞胆固醇含量稳态受体中PKC亚型的作用

注：受体，包括SR-A、CD36、ABCA1、ABCG1、SR-B和LXRa，参与调节巨噬细胞中胆固醇含量的稳态。几个PKC亚型参与了这一过程，PKC亚型可能会增强或抑制这些受体的表达。由apelin 13激活的PKCa磷酸化ABCA1的丝氨酸残基并抑制ABCA1的蛋白水解。TNF-α刺激的PKC抑制ABCA1、ABCG1和LXRa的表达水平，并上调CD36和SR-A的表达水平。PKC-siRNA抑制PKC减弱了TNF-α介导的对这些分子表达的影响。TLR2激动剂帕姆CSK的刺激增加了ABCA1的表达，这种作用被PKC-siRNA的治疗所阻断。PKCb和PKCd组成性地调节这些受体的表达，敲除这些PKC亚型分别导致SR-A和SR-A及CD36表达减少。

与正常主动脉组织相比，人AS动脉的组织标本中PKCδ的表达广泛且升高。PKCδ还被证明负责产生关键的化学引诱剂MCP-1，并诱导TNF-α激活的培养血管平滑肌细胞中白细胞的迁移。在糖尿病小鼠中，与非糖尿病小鼠相比，PKCδ的遗传缺陷导致缺血肢体的血流量和毛细血管密度增加。在血管损伤的大鼠模型中，使用涂有由阳离子聚（β-氨基酯）纳米层和编码PKCδ的质粒DNA组成的聚电解质薄膜的导管球囊治疗动脉可以显著减少内膜增生。

除了PKCδ，其他PKC亚型在调节血管平滑肌细胞凋亡或增殖中也有不同的作用。在这方面，小鼠体内PKCβ的缺乏导致AS进展的显著减少。此外，VSMCs

中PKCβⅡ的组织特异性缺失表明，这种激酶对于动脉损伤后的新内膜扩张至关重要，与赋形剂治疗的猪相比，经口服PKCβ抑制剂RBX治疗的猪在梗死损伤后三个月具有明显更好的心肌收缩力和心肌性能恢复。综上所述，PKC亚型，尤其是PKCβ和PKCδ，猜测PKC亚型参与在AS过程中的VSMCs的增殖、凋亡和迁移中起到重要作用。

（三）人体临床试验中的蛋白激酶C抑制剂

虽然在许多研究中已经使用了几种药理学PKC抑制剂来检查体外和体内阻断PKC的效果，但是在人体中对特定PKC抑制剂的临床试验仍然非常有限。到目前为止，只有两种PKC亚型参与维持巨噬细胞胆固醇含量稳态的受体中PKC亚型的作用。它的受体，包括SR-A、CD36、ABCA1、ABCG1、SR-B和LXRa，参与调节巨噬细胞中胆固醇含量的稳态。PKC亚型可能会增强或抑制这些受体的表达，但是PKC抑制剂没有在AS患者中进行过专门的临床评估。

第四章

蛋白质糖基化修饰在动脉粥样硬化中的作用与机制

糖尿病是AS的主要危险因素，明显增加了冠状动脉粥样硬化性心脏病的发生率和死亡率。冠心病合并糖尿病患者冠脉病变弥散，范围广泛，病变部位斑块极不稳定，容易发生破裂，引发急性心血管事件，甚至猝死。因此，研究糖尿病中触发AS的因素对疾病的防治意义重大。近年来，有关糖尿病引发AS的分子机制取得了重大进展，其中，糖基化的脂质和蛋白在AS发生和发展中的作用日益受到关注。

第一节　糖基化修饰

蛋白质糖基化是单糖或多糖通过共价键连接到目标蛋白质的特定残基上。蛋白质糖基化作为机体中最常见，也是最复杂、最重要的蛋白质翻译后修饰之一，它的发生不仅有力地促进了生物体蛋白质组的扩展，使其超出基因组的编码范围，而且对蛋白质的功能、稳定性、亚细胞定位和其他特性也有深远的影响。

参与蛋白质糖基化的不同糖的绝对数量给蛋白质组的构成带来了相当多的变化，含有五到九个碳的糖，包括每种糖的几种异构体，都参与蛋白质的糖基化。这些糖可能的化学修饰是通过在修饰糖的几个不同位置添加一个或多个候选物，如羟基、甲基、氨基或乙酰基，进一步扩大了可用构件的种类。连接包含多糖或寡糖的许多可能的排列代表了多样性的又一来源，与立体化学、糖的填补顺序和提供糖在连接中的位置相关性都有助于蛋白质糖基化的发生。寡糖组成的微异质性，甚至是修饰相同蛋白质的聚糖，也带来了更多的变化。

一、糖基化修饰分类

蛋白质翻译后糖基化修饰主要可分为两种：N-糖基化与O-糖基化。大多数糖蛋白只发生一种类型糖基化，但是有些蛋白多肽同时也会发生两种糖基化。蛋白质糖基化的不同类型已经有文献记载，每一个类型都涉及不同的蛋白质-糖连接（见图3-8）。

（一）N-糖基化

N-糖基化是一种存在于生命所有领域的蛋白质修饰系统，其特征在于不同物种中发现的N-连接聚糖的高度结构多样性和大量糖基化蛋白质。基于结构、功能和系统发育的方法，并验证了其高度保守的过程，这些过程是这种独特的一般蛋白质修饰系统的基础。

蛋白质的天冬酰胺（N）-连接糖基化（ALG）是进入分泌途径的蛋白质最常见的共翻译和翻译后修饰。N-糖基化在许多生物过程中起着重要作用，包括蛋白质折叠、内质网中依赖于糖基化的质量控制过程、蛋白质稳定性和蛋白质-蛋白质相互作用等，这种蛋白质修饰在真核生物和原核生物中都有发现。尽管出现了许多变异，但对代表生命所有三个领域的模型生物的研究表明，三个同源过程代表了N-糖基化的核心：①聚糖是通过各种糖基转移酶逐步掺入单糖，由脂质锚上的核苷酸激活构件组装而成的。脂质连接的寡糖（LLO）从细胞质重新定向到真核细胞内质网膜或原核细胞质膜的腔侧，作为糖基化的供体。在翻转到内质网的腔侧后，LLO可以在许多真核生物中进一步延伸；②当转运到内质网腔时，糖基化共有序列的蛋白质作为受体；③寡糖基转移酶（OST）催化寡糖整体转移到受体多肽的天冬酰胺侧链。在与蛋白质共价连接后，N-聚糖可以在真核生物中被修饰，这种顺序加工与分泌途径相结合，导致物种特异性甚至细胞类型特异性的氮连接聚糖多样性。

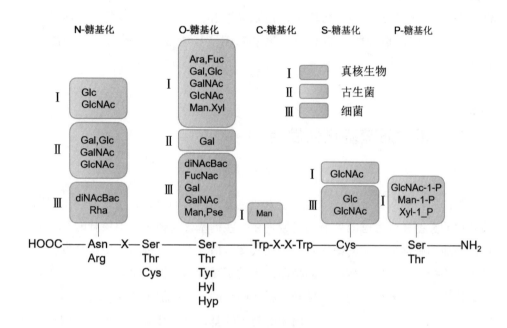

图3-8　糖基化修饰类型

注：在真核生物（Ⅰ）、古细菌（Ⅱ）和细菌（Ⅲ）中，糖与不同形式的蛋白质糖基化中的特定残基相连。修饰的残基可以是定义的序列基序的一部分。非标准氨基酸:Hl，羟基赖氨酸；Hyp，羟脯氨酸；x，任何氨基酸（N-糖基化基序中的脯氨酸除外）。糖:阿拉伯糖；双乙酰杆菌胺；岩藻糖；岩藻氨酸，N-乙酰岩藻糖胺；Gal，半乳糖；Glc，葡萄糖；半乳糖胺，N-乙酰半乳糖胺；GlcNAc，N-乙酰氨基葡萄糖；人，甘露糖；Pse, pseudaminic酸；Rha，鼠李糖；Xyl，木糖。糖的磷酸化形式用后缀x′-1-P′表示

（二）O-糖基化

O-糖基化糖链没有固定的核心结构，位点也没有保守序列，组成可以是一个单糖，也可以是多糖，因此，O-糖基化机制比N-糖基化更加复杂。

N-糖基化涉及复杂程度不等的聚糖的附着，以选择天冬酰胺（或不太常见的精氨酸）残基，而在O-糖基化中，单糖（N-乙酰氨基葡萄糖）或聚糖被添加到丝氨酸、苏氨酸，以及不太常见的酪氨酸或其他含羟基的残基上。其他形式的蛋白质糖基化，如C-糖基化和S-糖基化，前者色氨酸通过碳碳键而不是其他地方使用的糖苷键被甘露糖修饰，后者半胱氨酸被修饰不太常见。仅在低等真核生物中观察到β-糖基化，包括磷酸糖与丝氨酸或苏氨酸的连接。蛋白质也可以被糖磷酸肌醇锚修饰，羧基末端残基通过聚糖桥与膜磷脂酰肌醇相连。

二、蛋白质糖基化的发生

蛋白质翻译后糖基化修饰的发生方式也有相当大的差异，主要取决于蛋白质糖基化的类型和所考虑的生命结构域。在一些糖基化途径中，单核苷酸活化的糖直接添加到修饰蛋白质的靶残基上。在大多数情况下，这种蛋白质结合的糖是通过顺序连接额外的核苷酸激活的糖而产生的更精细的多糖的第一个单位。在其他糖基化途径中，多糖最初通过核苷酸激活的糖的顺序添加组装在脂质载体上。脂质连接的多糖可以转移到目标蛋白中的特定残基，或者在添加到目标蛋白之前通过额外的糖进一步细化，每一种糖都是从它们自己的脂质载体提供的。或者蛋白质结合的聚糖本身可以通过脂质载体递送的单个糖进一步增强。另一方面，相同类型的蛋白质糖基化可以在不同的生物体中采取不同的途径。

糖体是通过16种不同的糖基化途径产生的——根据糖–蛋白质键、与蛋白质连接的初始单糖和独特的起始酶来区分——它们由至少173种不同的糖基转移酶指导。除了2种脂质糖基化，这些糖基化途径包括14种不同类型的蛋白质糖基化，包括N-糖基化、11种O-糖基化、C-甘露糖基化和GPI锚定蛋白质的产生。蛋白质糖基化涉及一系列构建特征寡糖结构的连续步骤，包括确定待糖基化蛋白质的起始步骤、具有不同核心结构选项的立即核心延伸步骤、扩展（和重复）共同结构基序的延伸/分支步骤和终止寡糖链的封端步骤。

（一）蛋白质糖基化的开始

每种蛋白质糖基化的起始步骤都是不同的，并由一种或多种独特的糖基转移酶调节。对于N-糖基化，是一种寡糖基转移酶（OST）复合物；对于GPI锚定的蛋白质，是一种GPI-转酰胺酶复合物，它将预先组装的GPI锚转移到ER中选定蛋白质的C末端。173种糖基转移酶中共有47种直接启动蛋白质糖基化的步骤。糖基化的起始和可能的POMT导向的甘露糖基化共翻译发生。

N-糖基化是由寡蔗糖基转移酶（OST）复合物在内质网中引发的，该复合物分别与STT3A或STT3B催化亚单位组装用于共翻译和翻译后糖基化，这些亚单位似乎提供了对N-糖基化的一些调节。OST-STT3A复合物与ER肽易位子相关，而OST-STT3B复合物包括MAGT1或TUSC3氧化还原酶亚单位。OST-STT3B复合物似乎是释放寡糖的主要来源，寡糖来源于错误折叠的N-糖蛋白的去糖基化，用于蛋白酶体降解，并广泛存在于细胞质中。高尔基体丝氨酸/苏氨酸（Ser/Thr）和可能的酪氨酸（Tyr）的半乳糖型O-糖基化是由高尔基体中多达20种多肽半乳糖转移酶（GALNT）同工酶引发的，这些同工酶具有明显和部分重叠的特异性。值得注意的是，迄今为止只有15种被证实是活性酶，这导致产生简单的半乳糖α_1-丝氨酸/苏氨酸单糖结构，也称为癌症相关Tn抗原。高尔基体通常在靶蛋白中缺乏清晰的受体序列基序，但它们在底物特异性上表现出差异，并以合作方式协调蛋白中O-聚糖的位点和模式的调节。一些半乳糖凝集素直接将半乳糖凝集素转移到肽上，而另一些半乳糖凝集素仅转移到以前的半乳糖凝集素糖基化肽上（指定的后续糖基化）。后续糖基化可以发生在距初始糖基化位点的短距离（1~3个残基）或长距离（6~17个残基）内，后者由C端GalNAc结合凝集素结构域介导，这是后生动物糖基转移酶的独特性质。半乳糖凝集素型O-糖蛋白是广泛的，有3 000多种人O-糖蛋白和15 000多种已鉴定的O-糖蛋白。对具有残疾高尔基体基因的成对等基因细胞的O-糖蛋白质组的差异分析证实，给定细胞中高尔基体的表达谱决定了其O-糖蛋白质组，单个同工酶做出不同的非冗余贡献。一些高尔基体，例如高尔基体1和高尔基体2，对O-糖蛋白质有重要贡献，而另一些则起特定的蛋白质和功能作用。半乳糖凝集素型O-糖基化与其他翻译后修饰相互作用。Fuc、Glc和GlcNAc类型的O-糖基化在内质网中启动。这些类型的O-糖基化最突出的目标是NOTCH受体表皮生长因子（eGF）样重复序列。NOTCH受体O-糖基化代表了最复杂的糖基化介导的受体功能调节类型之一。Fuc型O-糖基化的起始由两个POFUT指导，其中，POFUT1为表皮生长因子重复序列，POFUT2

为相关的血小板反应蛋白1型重复序列。NOTCH中EGF重复序列的GLC-型O-糖基化受三个POGRET的差异调节：POGLUT1对许多NOTCH EGF重复序列具有广泛的特异性，而POGLUT2和POGLUT3对单个功能重要的重复序列（NOTCH1 EGF11和NOTCH3 EGF10）具有特异性，并在不同位置糖基化。表皮生长因子重复序列的糖基化受EOGT调节。所有这些起始酶都需要折叠的重复结构域来发挥活性，并且受体位点具有确定的序列基序。

人体糖基化起始于内质网，其过程至少涉及三种不同类型的起始酶。一种酵母相关的O-甘露糖基化类型由POMT1/2异聚体复合物指导。尽管酵母Man O-糖蛋白质体是多样的，与GalNAc型O-糖蛋白质体相似，但人POMT1/2复合物似乎选择性地靶向α-张力蛋白多糖中的黏蛋白样区域和其他蛋白质，其蛋白质数量非常有限。另外两种动物O-甘露糖基化，是由四个跨膜O-Man转移酶驱动的，主要针对钙黏蛋白（TMTCs），用于修饰钙黏蛋白超家族，以及一种尚未报道的选择性靶向plexins、受体酪氨酸激酶c-MET和RON27中发现的IPT结构域的酶。

甘露糖基部分也可以连接到Trp残基上，称为C-甘露糖基化。这种修饰由四种dpy-19样C-Man转移酶（DPY19L）糖基转移酶驱动，发生在内质网，推测为共翻译。

Xyl型O-糖基化是蛋白聚糖的特征，在高尔基体中由蛋白O-Xyl转移酶1（XYLT1）和XYLT2引发，两者都具有相对确定的序列基序。在选定的丝氨酸残基上，Xyl型糖基化引发了糖胺聚糖链的生物合成。XYLT1和XYLT2差异表达，具有重叠的底物特异性。蛋白多糖的多样性是有限的，但最近一项敏感的糖蛋白质组学策略几乎使已知的蛋白多糖的数量翻了一番。

羟基赖氨酸（hydroxylysine，HYL）-半乳糖糖基化仅限于胶原蛋白。前胶原赖氨酸羟化酶（procollagen-lysine 2-oxoglutarate 5-dioxygenase1-3，PLOD1-3）的活性产生HYL残基，这些残基随后被COLGALT1/2同工酶糖基化。这些反应发生在成熟胶原三螺旋形成之前的内质网中。除了催化赖氨酸羟基化之外，PLOD3还具有半乳糖基转移酶和葡萄糖基转移酶活性，至少在体外是如此，这表明这种酶也可能参与生成胶原连接的糖链。

O-GLCn酰化是一种高度丰富的糖基化反应，影响大多数细胞溶质和核蛋白，作为营养传感器和调节信号、转录和细胞代谢的主开关。胞质溶胶和细胞核中的酰基化作用由一种可溶性的糖基转移酶指导，该转移酶与一种糖基水解酶复合（OGT也称为MGEA5）用于动态调节蛋白质上与磷酸化4一致的O-GlcNAc修饰的开/关。OGT包含氨基末端跨膜和四肽三肽重复序列（TPRs），它们介导蛋白质–蛋白质相互作用并协调进入底物。被邻–酰基化修饰的残基不会进一步糖基化，但会带来特殊的分析挑战，不稳定且化学计量低。

（二）蛋白质糖基化继续加工修饰

蛋白质糖基化的过程包括通过糖基转移酶向生长的寡糖链中添加更多单糖的连续步骤，导致核心延伸和分支，以及多糖的最终封闭。对于N–糖基化，最初连接的预制N–聚糖寡糖被ER中的α–甘露糖苷酶修饰，并且MGATs顺序添加β–GlcNAc残基产生复杂类型的双触角、三触角和四触角N–聚糖核心结构。半乳糖凝集素型O–糖基化涉及四种不同的O–聚糖核心结构。POMT1/2驱动的人O–糖基化涉及三个不同的核心结构。TMTC引发的O–甘露糖基化似乎没有被加工，而是以人单糖的形式出现。Xyl型O–糖基化涉及一种常见的四糖，它由硫酸软骨素或硫酸乙酰肝素多糖延伸而来。

延伸和分支生物合成步骤可以在不同类型的蛋白质糖基化中共享，因此所涉及的糖基转移酶在多种糖基化途径中起作用。同分异构的二糖1型LacNAc（galβ1–3 GLC NAC）或N，N′–二乙酰基乳糖胺（LacDiNAc，gal NACβ1–4 GLC NAC）二糖也被发现是lac NAC聚糖共同支架上的末端二糖。这些延伸和分支反应大多与糖脂共享。封闭步骤主要涉及用岩藻糖和唾液酸N–乙酰神经氨酸（N–acetylneuraminic acid，Neu5Ac）修饰寡糖链的末端，并由大唾液酸转移酶和岩藻糖基转移酶家族指导。

加工步骤可能对某些类型的蛋白质糖基化是特异性的（途径特异性），或者在几种类型之间是共有的（途径非特异性）。大多数途径特异性酶没有相近的旁系同源物，推断通过这些酶的表达可以对细胞糖基化能力和产生的聚糖结构进行预测。这涉及糖基转移酶参与不同类型蛋白质糖基化的起始和大多数核心延伸步骤，但有几个明显的例外：半乳糖凝集素型的起始O–糖基化受20种GALNT同工酶调节；N–聚糖的三触角分支由MGAT4A和MGAT4B调节；GalNAc型O–聚糖分支形成Core2或Core4 O–聚糖由三种同工酶（GCNT1、GCNT3或GCNT4）介导；POFUT1介导的O–Fuc聚糖的延伸由三种同工酶（MFNG、LFNG或RFNG）调节；在四糖接头上决定硫酸软骨素或硫酸乙酰肝素糖胺聚糖生物合成的重要步骤分别由CSGALNACT1或CSGALNACT2和EXTL2或EXTL3控制。非特异性的糖基转移酶包括17种参与延伸步骤的酶，包括B3GNTs、B4GALTs、B3GALTs

和B4GALNTs，以及35种参与封闭步骤的糖基转移酶，包括FUTs、ST3GALs、ST6GALs、ST6GALNACs和ST8SIAs以及B3GATs、A4GNT和ABO。可以说，这些糖基化途径非特异性酶在糖体中引导着最大的多样性，尽管它们也产生共同的结构支架，这些支架可能在糖体的不同功能结合表位方面降低这种多样性。此外，这些糖基转移酶大部分属于同工酶家族，具有重叠的特性和非冗余功能，这至少部分地阻碍了通过分析酶表达来预测聚糖结构的能力。

（三）多糖的侧链修饰

硫酸化是最丰富多样的聚糖修饰。尽管35种高尔基硫转移酶参与聚糖硫酸化，但只有两种硫转移酶（TPST1/2）指导酪氨酸蛋白硫酸化。这些硫转移酶中的大多数用于修饰糖胺聚糖，在大部分的糖上产生的不同硫酸化模式作为蛋白质的不同结合基序，可起到广泛的基本生物学作用。尽管对糖胺聚糖的生物合成和硫酸化已有很好的了解，但对生物活性糖胺聚糖基序和指导这些基序的磺基转移酶同工酶的具体结构的了解仍然有限。一种不同类型的糖胺聚糖：硫酸角质素，存在于N-糖蛋白和O-糖蛋白上，并建立在多聚腺苷酸重复序列上。硫酸角质素的合成是由GlcNAc的6-O-硫酸化引发的，由CHST6/2进行，随后由B4GALT4进行半乳糖化，由B3GNT7进行延伸，进一步由Gal的6-O-硫酸化引发，涉及CHST1/3。约有14种硫转移酶可指导氮糖蛋白和氧糖蛋白的硫酸化，但这些同工酶的具体作用尚不完全清楚。

多糖的磷酸化调节糖基化。例如，细胞外激酶POMK磷酸化α-张力障碍蛋白中的O-Man残基，以诱导合成复杂的基质多糖——α-张力障碍蛋白上的细胞外基质结合基序。FAM20B磷酸化正在形成的四糖接头中的Xyl残基，这种磷酸化影响B3GALT6调节GAG合成的第三个合成步骤（见图3-9）。

唾液酸的乙酰化是一种丰富的修饰方法，调节唾液酸糖蛋白与细胞受体的相互作用，如唾液酸结合免疫球蛋白样凝集素（siglecs）。乙酰化还能抵抗大多数唾液酸酶7对唾液酸的去除。唾液酸乙酰化是通过CASD1对活化的Neu5Ac供体糖核苷酸进行9-O或7-O乙酰化，并通过高尔基体中的唾液酸转移酶将乙酰化的Neu5Ac掺入聚糖中而发生的。唾液酸9-O-乙酰酯酶可以作为NeuAc脱乙酰酶。某些病毒受体结合9-O-乙酰基Neu5Ac。因此，聚糖中唾液酸的乙酰化可以调节与内源性受体的相互作用，同时被病原体利用。

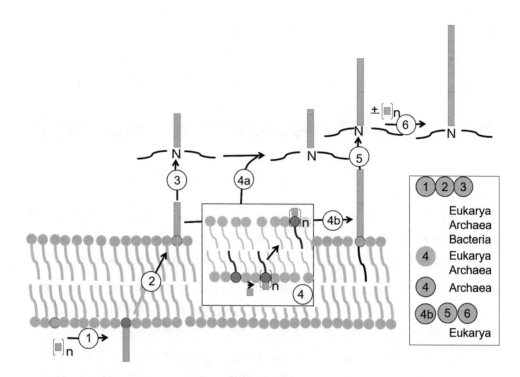

图3-9　硫酸化的聚糖修饰

注：唾液酸激活的单糖依次添加到质膜（细菌、古菌）或内质网膜（真核生物）细胞质面上的磷酸化脂质载体中（步骤1）。组装好的脂质连接的聚糖穿过细胞膜，面向细胞外部或内质网腔（步骤2）。在细菌中，N-糖基化不太常见，在古细菌中，几乎所有细菌都进行N-糖基化，在低等真核生物中，脂质连接的聚糖被转移到目标天冬酰胺（步骤3）。或者，可以补充额外的单糖，每种单糖来源于磷酸化的脂质载体，该载体装载在血浆或内质网膜的细胞质面上，并分别面向古细菌和真核生物的细胞外部或内质网腔（步骤4）。在古细菌中，蛋白质结合的聚糖本身可以被来自这些带单糖的脂质载体的糖修饰（步骤4a），而在高等真核生物中，七个单糖依次从这些载体转移到现有的脂质连接的七糖上，产生分支的14成员寡糖（步骤4b）。这种寡糖被转移到进入内质网的新生多肽中的天冬酰胺（步骤5）。接下来，作为蛋白质质量控制系统的一部分，蛋白质结合聚糖被修剪。折叠的蛋白质随后被运送到高尔基体，在高尔基体中添加新的糖，其他的被化学修饰，还有其他的从蛋白质结合的聚糖中去除（步骤6）。图中聚糖的延长对应于尺寸和复杂性的增加

第二节　糖基化终产物在动脉粥样硬化形成中的作用

晚期糖基化终产物（advanced glycation end products，AGEs）长期以来被认为是促进宿主细胞死亡和导致人类器官损伤的强效有毒分子。AGEs不仅可以诱导糖尿病并发症的发生或进展，还可以诱导许多疾病的病理生理，包括心血管疾病和神经退行性疾病，如阿尔茨海默病（Alzheimer disease，AD）、帕金森病（Parkinson's disease，PD）等。AGEs与其关键受体（RAGE）结合，在许多疾病中，RAGE在宿主细胞死亡过程中通过ROS和细胞外信号调节激酶1/2（extracellular signal-regulated kinase，ERK1/2）和NF-κB通路的强烈激活而高度表达。抑制血液或活化的巨噬细胞中的AGEs已被证明可以减少多种疾病的发生发展，并且已经开发了多种药剂来改善它们的不良反应。

蛋白质糖基化被赋予许多作用。在蛋白质水平上，糖基化与蛋白质折叠、溶解性、稳定性和活性、免受蛋白酶和亚细胞靶向的保护直接相关。例如，在内质网中，钙连接蛋白的分子伴侣和钙网蛋白通过评估修饰这种蛋白质的N-连接聚糖的组成来跟踪新生多肽的折叠状态。适当的蛋白质糖基化对于蛋白质复合物的形成、调节蛋白质-蛋白质相互作用以及更高级蛋白质结构的正确组装也很重要。在细胞水平上，蛋白质糖基化对于瞬时和持续的细胞-细胞和细胞-基质识别事件和其他相互作用都很重要，这可以通过改变糖基化对Fc受体抗体亲和力的影响来说明。事实上，在聚糖组成和结构方面存在着巨大的多样性，这有助于这种相互作用所需的高度特异性。与此同时，各种病原体可以利用表面暴露的聚糖来攻击靶细胞，或者通过结合这些部分作为细胞进入策略的一部分，或者通过依赖拟态，而呈现宿主样聚糖，目的是绕过靶细胞的防御。在病原体如何利用蛋白质糖基化进行攻击的一个突出例子中，肠道致病性大肠杆菌向宿主细胞注射一种酶，该酶修饰宿主防御蛋白质的糖基化产物，从而阻止它们的作用。

AGEs是蛋白质在转录后经非酶糖化/氧化修饰等一系列反应最终形成的棕色、带有荧光活性的稳定产物。蛋白质非酶糖基化在正常人即可发生，并随着年龄的增长而增加，但在持续高血糖、氧化应激、肾功能障碍等病理状态下，发生循环中AGEs潴留，在血管壁AS病变部位可见AGEs的沉积。新近大量研究表明，AGEs与AS关系密切。

一、细胞内AGEs的形成及其毒性

（一）AGEs的形成

AGEs由糖基化形成，糖基化是酮或醛与各种蛋白质的氨基之间的非酶反应，有助于蛋白质老化。蛋白质糖基化发生在正常和高血糖状态下，并形成不可逆的AGEs。这一过程始于可逆的希夫碱加合物向更稳定的共价结合的阿马多里重排产物的转化，最后是美拉德反应。AGEs也是在没有高血糖的情况下由体内平衡失衡形成的，如氧化还原失衡、衰老、肾病或自身免疫性疾病。此外，AGEs来源于食物（如牛奶、肉、咖啡、奶酪），特别是那些在高温条件下制备、长期储存或添加食品添加剂的食物。

（二）AGEs的毒性

AGEs水平的升高支持活性氧和氮的形成，进而诱导进一步的AGEs形成。AGEs通过激活RAGE诱导氧化应激，导致线粒体功能障碍。在氧化应激下，线粒体Ca^{2+}积累诱导细胞死亡信号，活化巨噬细胞分泌的AGEs也诱导线粒体功能障碍和细胞死亡。线粒体功能障碍是AD、酒精性脂肪肝、糖尿病和软骨细胞变性的发病机制中的重要因素。

二、AGEs导致动脉粥样硬化的机制

AGEs在高血糖症中产生，但它们的产生也发生在以氧化应激和炎症为特征的环境中。这些物种主要通过两种机制促进血管损伤和AS斑块进展的加速：直接改变血管壁细胞外基质分子的功能特性，或间接通过激活细胞受体依赖性信号传导。AGEs是一种跨膜信号受体，存在于所有与AS相关的细胞中，改变细胞功能，促进基因表达，并增强促炎分子的释放。AGE-RAGE相互作用和下游途径的重要性，导致血管壁损伤和斑块形成，已在动物研究中得到充分证实。此外，AGEs与糖尿病血管并发症有关。阻断AGE-RAGE轴信号传导的恶性循环可能对控制和预防心血管并发症至关重要。

（一）组织损伤的直接和非受体介导机制

通过在细胞外基质的大分子之间形成交联和通过激活细胞受体依赖性信号传导，AGEs对血管壁的完整性和功能是非常有害的。糖基化导致细胞外基质大分子之间的分子间键增加。细胞外基质中AGEs的形成发生在周转率较低的蛋白质上，如胶原蛋白、玻连蛋白和层粘连蛋白。在Ⅰ型胶原蛋白上，AGE-AGE分子间共价键或交联使分子堆积膨胀，导致血管系统刚度增加。AGE积累可以诱导循环血细胞黏附在血管壁上，捕获免疫球蛋白和载脂蛋白等已经被糖基化修饰的分子。糖基化导致细胞外基质中Ⅲ、Ⅳ、Ⅴ和Ⅵ型胶原、层粘连蛋白和纤连蛋白的合成增加，最有可能是通过上调转化生长因子β中间体。基底膜Ⅳ型胶原上的年龄形成抑制了这些分子横向结合成正常的网状结构。年龄诱导的玻连蛋白和层粘连蛋白的变化导致聚合物自组装减少，与Ⅳ型胶原结合减少，硫酸乙酰肝素蛋白聚糖结合减少，硫酸乙酰肝素蛋白聚糖是细胞外基质分子组织和功能的关键大分子。层粘连蛋白和Ⅰ型、Ⅳ型胶原的糖基化，基底膜中的关键分子，抑制两种基质糖蛋白与内皮细胞的黏附。

（二）AGEs受体介导的组织损伤机制

RAGE的诞生是因为发现AGEs不仅仅是糖尿病微环境中的旁观者，而是AS期间促进血管功能障碍的积极参与者。体外产生的AGEs和体内来源的AGEs刺激细胞，如内皮细胞、VSMCs和单核-巨噬细胞，与糖尿病血管危害有关。

AGE-RAGE相互作用的病理后果是诱导细胞内活性氧的增加，其产生似乎与NAD（P）H-氧化酶系统或线粒体的激活有关（见图3-10）。

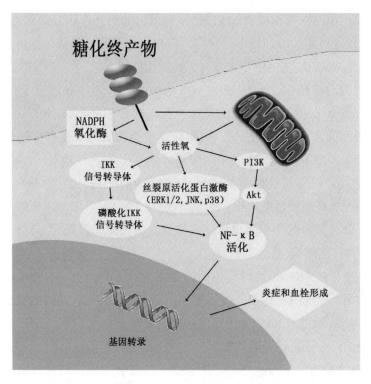

图3-10　AGE和RAGE相互作用激活的信号转导通路

注：RAGE相互作用通过激活NADPH氧化酶/线粒体触发氧化应激，从而激活多种信号通路。RAGE信号的一个关键目标是NF-κB。游离的NF-κB可能会移动到细胞核，在那里它诱导促炎和血栓前基因的转录

　　RAGE介导的基因表达激活依赖于信号转导途径，其中，多种信号通路可能被触发，包括p21ras、ERK1/2（p44/p42）MAPKs、p38和SAPK/JNK MAPKs、rho GTPases、PI3K和JAK/STAT等。因此，NF-κB和环磷酸腺苷反应元件结合蛋白的下游被激活。这些途径中的每一条都与结合RAGE的配体密切相关，因为受体被抗RAGE抗体（阻止配体进入RAGE）结合或过量阻断，或受体被抗RAGE IgG（阻止配体进入RAGE）或过量可溶性RAGE（细胞外受体结构域，与细胞表面RAGE竞争配体结合，起诱饵作用）阻断，阻止了它们的激活。

　　将AGEs束缚在细胞表面不足以诱导细胞活化，因为RAGE羧基末端胞质尾部，包括已知的信号磷酸化位点和激酶结构域，对RAGE依赖性细胞活化至关重要。RAGE突变体仅缺乏胞质尾，保留了与野生型RAGE相同的各种配体的结合，但不介导细胞活化的诱导。虽然AGEs只不过是RAGE的偶然配体，但RAGE

与其他配体，如两性霉素或S100A12钙颗粒蛋白的相互作用会导致类似的结果。RAGE在所有与AS相关的细胞中的存在，包括内皮细胞、单核细胞衍生的巨噬细胞、淋巴细胞和SMC，表明RAGE参与了其发病机制。

在人类内皮细胞中，AGEs以RAGE依赖的方式诱导黏附分子的表达，抗RAGE IgG或RAGE的抑制作用证实了这一点。AGE与内皮RAGE的结合也决定了流动血液表面抗血栓性质的改变，如血栓调节蛋白表达减少和伴随的组织因子表达诱导所示。AGEs通过增加mRNA降解降低eNOS表达，通过抑制eNOS磷酸化抑制eNOS活性。相反，AGEs增加诱导型NOS和NADPH氧化酶的表达，从而引发氧化应激和过氧亚硝酸盐的产生。AGEs也是缺氧时Egr-1 RAGE依赖性调节的介质，因为在体外缺氧的小鼠主动脉内皮细胞上清液中，发现了AGEs表位，但未发现S100/钙颗粒蛋白或两性霉素表位。

高度异质性的AGEs可能参与不同的受体。除了RAGE，AGEs可能与清道夫受体相互作用，但也与其他信号受体相互作用。在人类冠状动脉内皮细胞中，由AGEs修饰的LDL激活TLR4介导的信号通路，诱导促炎细胞因子的产生，并提供另一种修饰的LDL促进AS形成的机制。

用AGEs培养的单核细胞经历了形态学上的显著变化，与单核细胞分化为巨噬细胞时观察到的相似。培养细胞的大小和空泡化增加，两种分化标记物的含量增加：β-葡萄糖醛酸酶和酸性磷脂酶。此外，单核细胞向活化巨噬细胞的间接转化导致单核巨噬细胞膜抗原HLA-DR、CD11b和CD11c的表达增加，以及TNF-α、IL-1β、前列腺素E2和环氧化酶-2表达的组成性合成。已有多种其他炎症/增殖因子增加的报道，包括血小板衍生生长因子、胰岛素样生长因子-1和细胞因子。AGEs再次通过激活RAGE，促进单核细胞迁移（趋化性）。单核细胞样U937细胞与AGEs孵育后，组织因子表达增加，从糖尿病个体中回收的单核细胞显示，与非糖尿病受试者相比，组织因子水平更高。AGEs诱导几种ox-LDL受体的基因表达，如巨噬细胞清道夫受体（A类和B类）、CD36受体和凝集素样ox-LDL受体1，导致ox-LDL摄取增加和泡沫细胞积累增加。与此同时，在巨噬细胞中，AGEs以RAGE依赖的方式减少ABCG1的表达，该转运蛋白促进胆固醇向更大的HDL颗粒的流出。因此，在AS形成过程中，AGEs可能通过巨噬细胞激活、ox-LDL受体上调和ox-LDL摄取增加参与泡沫细胞的形成。

SMC也表达RAGE，在AS中起重要作用。在SMC中，AGE-RAGE相互作用通过激活蛋白酪氨酸磷酸酶诱导趋化迁移和细胞增殖的增加。AGEs可以通过上调TGF-β（SMC产生细胞外基质的关键调节因子）来促进细胞外基质的产生。在内皮细胞、单核细胞和SMC的共培养系统中，SMC的增殖是由AGEs诱导的。用AGEs处理的SMC表达IL-6和MCP-1，当用AGEs处理时，共培养系统中细胞因子的表达水平显著升高。总之，AGEs-RAGE相互作用可能通过增强血管壁中促炎黏附分子、细胞因子和组织破坏性基质金属蛋白酶的产生来放大炎症反应，这些物质以前是由脂质沉积或免疫/炎症触发引起的。

第三节　抗糖基化终产物疗法的发展和未来展望

目前已经产生了许多减少AGEs引起的损伤的试剂。这些药物可概括为AGEs抑制剂和破坏剂、血管紧张素Ⅱ受体拮抗剂和血管紧张素转换酶抑制剂、抗氧化剂、天然物质和抗炎分子。

一、AGEs抑制剂和破坏剂

预防AGEs形成的AGEs抑制剂和AGEs交联破坏剂被确定为初始作用力。氨基胍是第一种发现能抑制AGEs形成的AGEs抑制剂，还能有效降低糖尿病中与AGEs相关的肾病和血管并发症的病理效应。几种AGEs交联剂能有效减少AGEs产物，并被认为是治疗糖尿病血管并发症的可能疗法。Alagebrium和相关化合物，包括ALT-711、ALT-462、ALT-486和ALT-946，明显地破坏了一些现有的AGEs交联。谷丙转氨酶711能有效降低年龄引起的病理损害的严重程度。另一种AGEs阻断剂TRC4186可抑制AGEs的形成或破坏AGEs的交联，并改善糖尿病相关的心肌病和肾病。

二、血管紧张素II受体拮抗剂和血管紧张素转换酶抑制剂

替米沙坦是一种抗高血压药物和血管紧张素 II 受体拮抗剂，可减少AGEs的形成。例如，替米沙坦通过激活肝脏中的PPAR-γ来降低RAGE表达。此外，吡哆胺可防止导致AGEs形成的阿马多里反应。

三、抗氧化剂

抗氧化剂已经被开发出来抑制AGEs。他汀类药物具有抗氧化活性，通常用于降低血液胆固醇水平。发现他汀类药物的抗氧化作用可有效抑制毒性AGEs的反应蛋白C释放，从而预防糖尿病相关的血管并发症。阿伐他汀作为一种降低2型糖尿病患者血清AGEs水平的手段，以可溶性RAGE（sRAGE）和sRAGE依赖方式的剪接变异体的形式引入。阿托伐他汀恢复还原型谷胱甘肽水平、抑制RAGE上调、下调RAGE和MCP-1的表达。来自人血白蛋白部分的RAGE拮抗剂可减少增加的NF-κB炎症机制。抗坏血酸、α-硫辛酸、肌肽和槲皮素已被证明能有效地抑制AGEs。胰高血糖素样肽-1受体激动剂exendin和NF-κB抑制剂吡咯烷二硫代氨基甲酸酯也显示出通过降低RAGE的过表达而对AGEs诱导的神经元凋亡提供强有力的体外保护作用。

四、天然物质

一些天然物质，如白藜芦醇和姜黄素，可以防止AGEs诱导的病理反应。白藜芦醇抑制AGE诱导的VSMCs胶原的增殖，姜黄素阻断AGE对RAGE表达的影响。新的异戊二烯基黄酮抑制淫羊藿地上部分的甲醇提取物中的N（6）-羧甲基赖氨酸（ne-carboxymethyl-l-lysine，CML）和N（ω）羧甲基精氨酸（f-carboxymethylarginine，CMA）的形成。同样，对伞花烃被证明可作为AGEs交联的AGEs破坏剂。最近，硫酚被证明可以部分通过抑制RAGE的表达来抑制暴露

于AGEs的人脐静脉内皮细胞和输注AGEs的大鼠主动脉的炎症。维生素D也被报道可以降低心血管疾病的风险。AGEs，如慢性粒细胞白血病，通过氧化应激介导的途径与糖尿病血管并发症有关。匙羹藤也有助于抗高血糖作用，二甲双胍据报道可恢复糖化HDL介导的胆固醇流出。表没食子儿茶素没食子酸酯（EGCG），一种绿茶多酚的主要成分，显示出对AGEs诱导的神经元细胞损伤的保护作用，并且据报道，来自大蒜的S-烯丙基半胱氨酸作为有效的抗氧化剂并抑制AGEs蛋白的形成。此外，雷米普利也是一种有效的AGEs抑制剂。

五、作用于活化巨噬细胞的抗炎分子和AGEs抑制剂

抗炎分子可以降低AGEs的毒性作用。LR-90可抑制核因子NF-κB的激活，从而刺激人单核细胞中促炎分子的基因表达。

双膦酸盐抑制毒性AGEs介导的炎症，并最终在糖尿病血管并发症的发病过程中阻止活性氧的形成。类似地，另一种含氮双膦酸盐米诺膦酸盐，抑制了糖尿病视网膜病变中AGEs和RAGE相互作用引发的信号通路。具有抗炎作用的AGEs抑制剂似乎可以使巨噬细胞失活，并减少组织损伤。

由于大多数已知的治疗糖尿病的药物都以血液中的AGEs为靶点，因此，抑制组织中活化的巨噬细胞中的AGEs已成为一种新的靶点策略。基于sRAGE的分泌型AGEs在几种疾病中显示出很强的治疗效果，如阿尔茨海默病、帕金森病、酒精性脑损伤和急性心肌梗死。由于sRAGE是RAGE的胞外部分，它可以结合AGEs，从而防止它们的不良反应。靶向活化巨噬细胞中的AGEs可能是治疗AGEs相关疾病最理想的策略之一。

AGEs-RAGE相互作用在糖尿病、心血管疾病和退行性疾病中已被证实。质膜上AGEs和RAGE之间的相互作用触发了许多细胞中炎症、氧化应激和凋亡的下游信号，包括神经元、内皮细胞、肺细胞和肌肉细胞。治疗药物的开发主要集中在抑制AGEs或RAGE的形成或防止AGEs-RAGE的相互作用。虽然已经设计了药物来防止AGEs的形成和活性，但大多数仍处于临床研究的早期阶段。同样，对白藜芦醇和姜黄素等天然物质的研究也被描述为抑制RAGE相关的血管损伤和糖尿病的长期并发症。此外，sRAGE及其变异体能有效抑制AGEs和RAGE之间的相互作用，并被认为是有前途的治疗药物。

　　活化的巨噬细胞是组织中AGE-白蛋白积累并表明AGE-白蛋白是具有高灵敏度和分辨率的潜在有用的治疗和诊断的生物标记物。用合适的抗体标记和部分AGE-白蛋白可以提供一种接近理想的治疗手段来对抗AGEs/RAGE相关疾病。

第五章

S-亚硝基化在动脉粥样硬化中的作用与机制

蛋白质巯基亚硝基化（protein S-nitrosylation，SNO）是半胱氨酸被NO氧化形成蛋白质S-亚硝基硫醇（SNOS）的过程，它介导了基于氧化还原的信号转导。S-亚硝基化在多种生理过程中可以调节蛋白质的活性、稳定性、定位和蛋白质间的相互作用，而异常的S-亚硝基化则与多种病理生理过程有关。S-亚硝基化使SNO-蛋白具有反式-S-亚硝酸酯酶活性，即有可能通过反式-S-亚硝酸酯附加蛋白，从而传播基于SNO的信号，类似于激酶介导的信号级联反应。此外，细胞S-亚硝基化是由SNO-蛋白和低分子量SNO之间的动态耦合平衡控制的，而SNO-蛋白质和低分子量SNO之间的动态耦合平衡是由越来越多的两个主要类别组成的酶促脱氮酶控制的。蛋白质S-亚硝基化的靶向性和蛋白质SNO的稳定性和反应性在很大程度上由高度保守的转亚硝基酶和脱硝基酶组成的酶机制决定。像蛋白质的其他磷酸化修饰一样，S-亚硝基化作为一种关键的调节机制参与了各种细胞功能。

第一节　亚硝基化修饰与一氧化氮的关系

NO是一种不稳定的自由基气体，在心血管中发挥着广泛的调节作用，从而控制血管张力，心肌收缩力，钙（Ca^{2+}）循环，血管炎症和生长反应，以及细胞能量代谢。半胱氨酸硫醇的S–亚硝基化是NO发挥作用的主要信号途径。NO在病理生理学中的关注是NO与活性氧（ROS）之间的相互作用，即亚硝基/氧化还原平衡，是心血管稳态的调节因素。

ROS与NO反应，限制其生物利用度，并与NO竞争与效应器分子中相同的巯基结合。NO和ROS之间的相互作用似乎受到严格的调控和空间上的限制，这是基于特定的NO合成酶（NOS）异构体和氧化酶在独特的亚细胞亚室中的共同定位。

NO通过化学方式修饰蛋白质上的某些功能基团进行调节细胞功能。这些相互作用的最佳特征是S–亚硝基化和酪氨酸硝化，其中，S–亚硝基化是NO和（或）更高的氮氧化物（N_2O_3）亚硝基（–NO）特异性反应半胱氨酸残基；酪氨酸硝化则是由NO转化为过氧亚硝酸盐，随硝基（$–NO_2$）加到酪氨酸残基芳香环上的正位碳上而产生的。

NO还可诱导细胞蛋白的翻译后修饰，如半胱氨酸S–亚硝基化，从而发挥抗炎作用。S–亚硝基化是NO诱导的一种蛋白翻译后修饰。内源性（由细胞内的NOS产生）和外源性NO都能在多种细胞类型中诱导S–亚硝基化。到目前为止，已有超过100种不同的细胞蛋白在半胱氨酸残基处被S–亚硝基化，从而导致蛋白质功能的改变。例如，NADPH氧化酶的S–亚硝基化减少了有害自由基的产生，并且S–亚硝基化激活了自由基清除剂的硫氧还原蛋白，这两个过程都有助于减少氧化应激。因此，S–亚硝基化确实对细胞有多种保护作用。另外，NO的生成使E2β对内皮细胞有许多作用，如抑制促炎通路、抑制自由基生成和保护缺血再灌注损伤等。E2β介导的NO合成对内皮产生保护作用，如抑制由Ang Ⅱ等药物诱导的促炎和促AS信号。NO的许多内皮特异性作用可能是由于内皮蛋白的S–亚硝基化而产生的。

　　E2β通过ERa和eNOS产生内皮细胞内的NO，进而诱导各种细胞内蛋白靶点的S-亚硝基化。这种E2β诱导的S-亚硝基化也阻止了对AngⅡ反应的促炎分子ICAM-1的上调，显示了其抗炎作用的直接证据。在血管诱导的ICAM-1表达的通路中，可能存在E2β介导的S-亚硝基化的多个靶点。例如，NF-κB成分p65是S-亚硝基化的一个靶点，它可以抑制其转位到细胞核中。AngⅡ受体AT1本身是S-亚硝基化作用的一个靶点，这降低了它与配体的结合能力，从而否定了AngⅡ的作用。很有可能这些机制中的一个或多个靶点参与了抑制细胞中AngⅡ反应，包括AT1的S-亚硝基化以及下游信号通路的抑制作用，如NF-κB。另外，许多关于S-亚硝基化作为一种抗炎机制的研究使用了外源性的NO供体，因此，这引起了对其在体内相关性的问题。内皮细胞S-亚硝基化具有其抗炎能力，E2β在体内可诱导内皮细胞S-亚硝基化。S-亚硝基化是一种具有抗炎能力的内皮信号传递的新机制。

一、一氧化氮和一氧化氮合酶

　　NO是由氨基酸L-精氨酸通过一氧化氮合酶（NOS）的酶作用或亚硝酸盐或其他化合物的分解产生的。NOS产生的NO由于其强大的化学反应活性和高度的扩散性，受到复杂而严格的控制，并限制对其他细胞成分的毒性。在哺乳动物系统中有三种主要的NOS亚型：神经型NOS（nNOS或NOS1）、诱导型NOS（iNOS或NOS2）和内皮NOS（eNOS或NOS3），每一种亚型都能氧化L-精氨酸末端的胍基氮而生成NO和氨基酸L-瓜氨酸。它们具有共同的基本结构组织和对底物（精氨酸和NADPH）和辅因子（四氢生物蝶呤、血红素、钙调素、FAD和FMN）的酶活性要求。钙调素的结合是由细胞内钙离子水平的升高触发的，是三种NOS异构体的变构调节剂。NOS1在神经组织、心肌、骨骼肌、致密斑以及其他肾小管段均有表达，是一种钙/钙调蛋白依赖性酶，也是受制于转录和其他翻译后控制。在几乎所有组织中通过诱导NOS2的转录，以响应细胞因子、内毒素或其他促炎刺激。NOS2对细胞内Ca^{2+}瞬变的反应较差，这是因为周围细胞内Ca^{2+}水平的钙调蛋白结合紧密。NOS3受钙离子/钙调蛋白以及多种转录、转录后和翻译后调控的快速调节。NOS1和NOS3的一个主要结构差异是NOS1α亚型有一个N末端PDZ结构域，该结构域对其空间定位和蛋白质-蛋白质相互作用的调节至关重要。此外，NOS1和NOS3存在于心肌细胞中精确的亚细胞器中，并以空间受限的方式与氧化酶相互作用。

二、一氧化氮的作用途径

NO激活可溶性鸟苷酸环化酶（sGC），这是一种含有α亚基和β亚基的异源二聚体，生成第二信使3',5'-环鸟苷单磷酸（cGMP），这种酶的激活是通过NO与sGC的血红素部分结合形成sGC的亚硝酰血红素加合物来介导的。结果，血红素铁被移出卟啉环状构型的平面，启动了GTP的结合和cGMP的形成。环状GMP激活cGMP依赖的蛋白激酶（PKG），进而磷酸化一些参与血管平滑肌松弛、增殖过程、黏附分子表达和血小板聚集的蛋白。cGMP信号通过环核苷酸水解磷酸二酯酶（PDE）的作用而终止。PDE5在空间上定位于NOS附近的细胞内。就心肌细胞而言，PDE5存在于与小凹相关的细胞膜上。

此外，S-亚硝基化通过抑制sGC来调节cGMP水平，并抑制NOS3和NOS3调节蛋白，包括热休克蛋白90和Akt。PKG含有调节性硫醇，也可能对S-亚硝基化反应敏感。而且，S-亚硝基化也可激活精氨酸酶，抑制二甲基精氨酸二甲氨基水解酶，从而分别导致NOS底物水平下降和甲基精氨酸NOS抑制剂水平升高。

除了cGMP途径外，NO还通过蛋白质和小分子上巯基的亚硝基化作用发挥作用。S-亚硝基化是一种普遍存在的翻译后修饰，调节多种生物过程。特定的半胱氨酸硫醇残基或金属中心的亚硝基化是一种调节蛋白质活性的可逆的共价修饰（见图3-11）。

蛋白质的S-亚硝基化反应是由小分子SNO（如S-亚硝基谷胱甘肽（GSNO）或S-亚硝基半胱氨酸）转亚硝化，通过过渡金属催化NO的形成，或通过内源性NO介导的亚硝基化试剂（如N_2O_3）发生的，N_2O_3是由NO自氧化形成的，在生物膜的疏水性内部增加。半胱氨酸残基的氧化还原状态和超微结构决定了蛋白质中的某一特定硫醇是否为S-亚硝基化。细胞内ROS和RNS产量的增加导致细胞内还原型谷胱甘肽（GSH）池的减少，从而减弱了GSH介导的反式或反硝化作用，并稳定了SNO的形成。SNO与AS有着密切的关系，比如降低SNO水平会增加心血管疾病的发病风险。

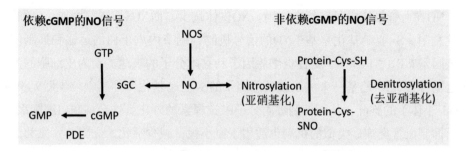

图3-11　cGMP依赖和非依赖cGMP的NO信号通路

注：NOS产生NO，激活可溶性鸟苷酸环化酶（sGC）生成第二信使3'，5'-环鸟苷一磷酸（cGMP）。cGMP信号通过环核苷酸水解磷酸二酯酶（PDE）而终止其作用。NO还通过蛋白质上巯基的亚硝基化作用独立于cGMP途径发挥作用

第二节　亚硝基化修饰在动脉粥样硬化形成中的作用

蛋白质S-亚硝基化是一种普遍存在的翻译后修饰，可影响细胞代谢过程，有调节血管的功能，如炎症、凋亡、通透性、迁移、细胞生长和血管刚度。蛋白质S-亚硝基化可能通过预防内皮细胞的氧化应激和炎症反应，以及调节细胞的凋亡和血管的生成，从而降低AS的发病风险。

一、亚硝基化修饰与炎症

NO具有强有力的抗炎特性，由在外源性NO供体存在下白细胞与血管内皮黏附减少而证实。NO合酶抑制剂的给药可预测地导致白细胞沿内皮滚动的增加。在对缺乏特定一氧化氮合酶亚型的敲除小鼠的研究强调了内源性NO来源在减轻白细胞黏附方面的作用，与野生型相比，一氧化氮合酶，nNOS，iNOS敲除小鼠表现出白细胞对内皮的黏附增加。

NO在血管系统中具有抗炎作用。NO供体减少，而NOS抑制剂增加，白细胞–内皮黏附。S–亚硝基化是基于NO的信号机制，调节内皮蛋白的运输和抑制依赖于核因子κB（NF–κB）的促炎细胞因子和黏附分子的表达。在内皮细胞的蛋白质运输方面，N–乙基马来酰亚胺敏感因子的S–亚硝基化可抑制颗粒（即Weibel-Palade小体）的胞吐，从而抑制黏附分子P–选择素的外化。这会抑制白细胞滚动，从而抑制血管炎症。类似的机制也适用于血小板，减少活化、黏附、聚集和血栓形成。NF–κB及其激活酶复合物抑制性κB激酶都能抑制S–亚硝基化。

NO的抗凋亡作用是通过caspase–3的亚硝基化介导的。Caspase–3活性位点上的半胱氨酸残基通过发生亚硝基化，从而抑制其促凋亡作用。硫氧还蛋白介导的脱氧核糖基化是caspase–3经过刺激偶联激活的机制。

炎症反应由许多连续的事件组成。在脉管系统中，已知内皮来源的NO调节至少有两个关键过程：白细胞和血小板附着在内皮壁上，以及导致白细胞和溶质渗透的血管渗透性增加。毛细血管后微静脉是白细胞（特别是中性粒细胞）黏附和迁移的主要部位，受NO的负调节。NO抑制Webel-Palade小体的胞吐作用，其中含有黏附分子P–选择素，它暴露在细胞表面以促进血小板黏附。在分子水平上，N–乙基马来酰亚胺敏感的融合蛋白通过发生S–亚硝基化导致胞外机制的不稳定，该机制将胞外颗粒与质膜融合，从而将Weibel-Palade小体的内容暴露在表面。在生理环境中，内皮细胞产生的NO介导了这种亚硝化反应。通过这种方式，NO对血小板和白细胞与内皮细胞的黏附起到了基础的抗炎作用。并且，当有炎症刺激时，需要NO增加内皮细胞壁的通透性。炎症反应的另一个步骤是增加白细胞和溶质渗出所需的血管通透性。这主要发生在毛细血管后小静脉，那里的内皮细胞含有丰富的囊泡–空泡细胞器和小凹。在VEGF和PAF诱导的毛细血管后小静脉通透性的增加中，NO不是由NOS3产生的。这种作用增加内皮屏障通透性的机制目前尚不清楚。在一定程度上，它似乎受典型的NO–cGMP–PKG通路控制。因此，S–亚硝基化正在成为控制细胞骨架重排，最终导致内皮细胞收缩的关键调控机制。

二、亚硝基化与氧化应激

S–亚硝基化是一种常见的蛋白质翻译后修饰，涉及基于氧化还原的细胞信号转译。在生理条件下，蛋白S-亚硝基化和SNOs提供保护，防止进一步的细胞氧化和亚硝基应激，并且调节酶活性、蛋白相互作用和稳定性。S-亚硝基化可调节凋亡和氧化应激相关蛋白的活性，如caspase-3、环氧合酶2、缺氧诱导因子1、NADPH氧化酶和硫氧还蛋白，因为氧化应激及其导致的NO信号功能障碍与心血管疾病的发病机制有关，并且S-亚硝基化失调与AS、心力衰竭和高血压等心脑血管疾病的发病机制密切相关。

体内氧化应激可由内源性抗氧化剂的减少、活性氧（ROS）的突然形成或其他抗氧化剂与ROS之间的不平衡引起。NO除了激活环鸟苷单磷酸（cGMP）依赖的信号通路外，还可以通过S-亚硝基化直接修饰蛋白质的巯基残基，这是一种基于信号转导氧化还原机制的蛋白翻译后修饰。在生理氧化应激下，NO可能通过某些关键蛋白硫醇的S-亚硝基化来保护细胞，防止它们进一步受到ROS的氧化修饰。亚硝基化应激随着氧化应激形成的活性氮（reactive nitrogen species，RNS）和ROS的增加而发生。例如，由NO和超氧化物产生的过氧亚硝酸盐（OONO$^-$）是一种非常强的细胞毒性氧化剂，它可以通过游离硫醇氧化、酪氨酸残基硝化和脂质过氧化而不可逆地损害细胞。在心肌细胞中，ROS和RNS诱导应激信号通路参与线粒体功能障碍、细胞内Ca^{2+}超载、肥大和心力衰竭以及凋亡和坏死。

活性氧和生理水平的NO可以相互作用并调节彼此的信号传递。细胞的氧化还原状态主要在两个方面影响NO信号。首先，NO、分子氧（O$_2$）、超氧阴离子（O$_2^-$）自由基和抗氧化剂之间的平衡决定了分子的产生。根据产生或消耗O$_2$的酶的定位和水平，NO可以激活鸟苷酸环化酶并介导环磷酸腺苷依赖性信号传导；通过与O$_2$反应自动氧化形成N$_2$O$_3$，导致蛋白质S-亚硝基化；在谷胱甘肽的存在下产生GSNO，谷胱甘肽可以介导转亚硝基反应；通过与O$_2$反应产生ONOO，低生理水平的ONOO可与还原型谷胱甘肽（GSH）相互作用，导致蛋白质的可逆硫代谷胱甘肽化，如心脏肌浆网（SR）Ca^{2+}-ATPase（即SERCA2a）。在某些疾病状态下，作为硫代谷胱甘肽化作用目标的丝氨酸蛋白酶2a中的硫醇被不可逆地氧化，从而阻断丝氨酸蛋白酶2a的NO依赖性激活。神经元型NO合酶（nNOS）和黄嘌呤氧化还原酶（XOR），一种产生O$_2$的酶，在心脏SR中共同定位。此外，nNOS的抑制或缺失导致XOR介导的O$_2$产生的增加，表明nNOS产生的NO抑制共同定位的XOR的活性。因此，NO和活性氧生成酶的调节或抗氧化剂，如超氧化物歧化酶和谷胱甘肽水平的改变，将改变NO和活性氧的信号传导和由此产生的蛋白质修饰。

活性氧和NO都可以与巯基相互作用，这是氧化还原和NO信号相互作用的第二种机制。蛋白质中SNO可以保护这些蛋白质免受不可逆的氧化应激。硫醇的不可逆氧化可以阻断S-亚硝基化或S-谷胱甘肽化的生理修饰，从而干扰正常的生理信号。NO可以保护细胞免受氧化应激，而NO合酶的丢失或抑制会增强氧化应激。因此，NO可由一氧化氮合酶产生，NO与蛋白质发生亚硝基化反应后，通过对特定蛋白质的结构、功能和活性的影响，进而调控细胞的氧化应激状况。

三、亚硝基化修饰与凋亡

NO作为一种免疫调节分子，主要依靠S-亚硝基化作用，发挥其调控作用和信号转导作用，发挥其多功能性和多效性。细胞凋亡是一个复杂的过程，依赖于多种内源性和外源性信号和功能来维持系统内稳态。NO及其供体亚硝基谷胱甘肽（GSNO）能够诱导细胞凋亡，如巨噬细胞、胸腺细胞、淋巴细胞和内皮细胞，特别是通过作为可逆氧化还原开关的亚硝基化/脱氮作用。

（一）蛋白质巯基亚硝基化与凋亡

蛋白质的SNO修饰可能提供了一个关于NO对凋亡信号调节的新角度。SNO化的一些蛋白质，如甘油醛-3-磷酸脱氢酶和Fas，能刺激细胞凋亡而使某些其他蛋白质SNO化，例如，caspase和Bcl-2能抑制细胞凋亡。蛋白质SNO对细胞凋亡具有双向调节作用，这取决于细胞类型、细胞内的氧化还原状态及NO的浓度。

（二）半胱氨酸天冬氨酸蛋白酶S-亚硝基化对细胞凋亡的抑制作用

半胱氨酸蛋白（caspase）酶是半胱氨酸蛋白酶家族，在细胞凋亡途径的启动和执行中具有不可或缺的作用。所有的半胱氨酸蛋白酶都有一个关键的催化位点，半胱氨酸是S-亚硝基化的靶点。半胱氨酸催化位点的S-亚硝基化抑制caspase活性和细胞凋亡。在人类淋巴细胞系中，主要存在于线粒体中的caspase亚群是S-亚硝基化的。第二个半胱氨酸的S-亚硝基化也可能导致caspase-3与酸性鞘磷脂酶（ASM）的结合。ASM与S-硝基caspase-3的结合通过抑制上游caspase-3对caspase-3的切割和激活进一步抑制细胞凋亡。在各种凋亡刺激后，

caspases被去亚硝基化，催化位点发挥作用，并触发ASM与caspase-3的解离。结果，caspase活性增加并触发细胞凋亡。

（三）硫氧还蛋白S-亚硝基化对细胞凋亡的抑制作用

氧化还原酶硫氧还蛋白1（Trx）在细胞内NO作用下产生S-亚硝基化。半胱氨酸69上Trx的内源性S-亚硝基化可抑制肿瘤坏死因子诱导的细胞凋亡。S-亚硝基化增强Trx抗凋亡活性的机制尚不清楚。然而，S-亚硝基化增加了Trx的氧化还原酶活性，这可能通过限制细胞内自由基的产生来抑制细胞凋亡。S-硝基Trx也可能通过将其NO基团转移到caspases等蛋白质上的半胱氨酸来抑制细胞凋亡。

（四）S-亚硝基化在细胞凋亡中的负反馈机制

静息细胞中的NO产量很低，但凋亡刺激通常会增加NOS活性和NO产量。在某些情况下，NOS刺激会导致蛋白S-亚硝基化，作为抑制细胞凋亡的负反馈环。干扰素诱导的NO生成增加通过凋亡信号调节激酶1（ASK1）的S-亚硝基化来下调凋亡，ASK1是一种在激活时刺激凋亡的蛋白质。半胱氨酸869上ASK1的S-亚硝基化通过减少ASK1与底物激酶MKK3或MKK6的结合来抑制ASK1的激活。同样，刺激神经元上的NMDA（N-甲基-D-天冬氨酸）类谷氨酸受体导致NOS活性增加，这通过NMDA受体的NR2A调节亚基的S-亚硝基化下调NMDA受体的活性和凋亡。同样，Fas刺激导致NO产生增加，从而通过半胱氨酸254和259在FLICE抑制蛋白（FLIP）上的S-亚硝基化而下调凋亡。FLIP通过干扰caspase-8与Fas受体复合体上的接头蛋白FADD的结合来抑制凋亡信号。Fas刺激后FLIP的S-亚硝基化抑制了FLIP的泛素化和蛋白酶体的降解。

（五）GAPDH S-亚硝基化的促凋亡作用

由凋亡刺激诱导的较高水平的NO产生也会导致促凋亡的蛋白S-亚硝基化。例如，各种凋亡刺激导致NO产量增加和甘油醛-3-磷酸脱氢酶（GAPDH）的S-亚硝基化。GAPDH的S-亚硝基化增强了其与E3泛素连接酶Siah1的结合，Siah1的核定位信号介导了GAPDH的核转位。在细胞核中，GAPDH稳定Siah1，促进其降解核蛋白并刺激凋亡细胞死亡。

（六）S-亚硝基化在细胞凋亡中的作用

在基础条件下，S亚硝基化仅作用于亚细胞位置的特定蛋白质子集，包括凋亡和抗凋亡调节剂（例如，胱冬蛋白酶、IKKβ和硫氧还蛋白）的子集。暴露于压力（例如，炎性细胞因子、兴奋性氨基酸、Fas配体和星形孢菌素）后，这些蛋白质可能发生亚硝化，另外一些凋亡调节因子会变成S-亚硝基化（例如，GAPDH和JNK），导致蛋白质活性、蛋白质与蛋白质相互作用或亚细胞定位发生变化，从而决定了生与死之间的平衡。因此，压力会改变SNO蛋白的数量（增加或减少）或时空分布。细胞凋亡还可以通过NO/SNO对线粒体呼吸和细胞色素c的作用以及未在此处显示的NO/cGMP的不确定作用来调节。

蛋白质可以发生多种翻译后修饰，并改变其功能和性质。为了区分不同修饰，特异地检测和区分各种不同巯基修饰的方法是基础，这对研究内源性一氧化氮、SNO修饰作用机制，以及其他巯基修饰的氧化还原调控机制是必须的。因此，S-亚硝基化在细胞凋亡过程中既有积极的调节作用，也有消极的调节作用。一般来说，低-水平蛋白质的S-亚硝基化发挥抗凋亡作用。相反，由凋亡刺激诱导的较高水平的NO产生导致蛋白S-亚硝基化，从而促进细胞凋亡或作为负反馈环路抑制细胞凋亡。S-亚硝基化对细胞凋亡信号的调控是复杂的，在同一信号通路中，根据亚细胞定位的不同，一些蛋白可能发生S-亚硝基化，另一些可能发生去亚硝基化。此外，一些蛋白质的S-亚硝基化可能刺激细胞凋亡，而另一些蛋白质的S-亚硝基化可能抑制细胞凋亡。例如，在NMDA刺激后，增加GAPDH的S-亚硝基化刺激细胞凋亡，而增加NMDA受体的S-亚硝基化则下调受体活性和凋亡。S-亚硝基化的多个刺激和抑制靶点可能允许细胞微调其对凋亡信号的反应。最后，失调的蛋白S-亚硝基化可能导致中风和帕金森病等病理条件下的细胞死亡。S-亚硝基化在细胞凋亡过程中的特异性靶点和功能后果，可能会为癌症和神经退行性变等与细胞凋亡不足或过度相关的疾病开发基于NO的新疗法。

四、S-亚硝基化在血管细胞过程中的调控作用

（一）血管舒张

血红蛋白除了是最大的氧气（O_2）储存库外，还是一种主要的一氧化氮供体，可以在低氧压下扩张血管，从而使灌注与组织氧气需求相匹配，这一过程被称为缺氧性血管扩张。血红蛋白是一个由2个α链和2个β链组成的四聚体，它们与O_2协同结合，并以两种结构状态之一存在，即R（松弛的高O_2亲和力）和T（紧张的低O_2亲和力）。NO是通过与血红素以类似于O_2的方式结合和通过β亚单位的Cys93的S-亚硝基化来携带的。S-亚硝基血红蛋白（SNO-Hb）可介导缺氧血管扩张。含氧的R结构有利于SNO-Hb的形成，而在缺氧或低pH时，T结构向周围组织释放NO和S-亚硝基硫醇，从而导致血管扩张。冠状动脉血管扩张剂硝酸甘油通过利用SNO-Hb介导的氧和NO释放来改善心肌灌注。

无机硝酸盐胶囊或膳食硝酸盐负荷通过体内的生物转化导致血浆亚硝酸盐浓度的剂量依赖性增加。这种生物活性亚硝酸盐在还原为NO后，可使血压呈剂量依赖性降低，并能预防缺血再灌注所致的内皮功能障碍。在生理浓度范围内，亚硝酸盐可扩张前臂循环的动静脉两侧，全身应用亚硝酸盐可降低人体血压。亚硝酸盐的这些作用主要是因为它在血管壁和红细胞内还原为NO。并且，亚硝酸盐与亚硝酸化血红蛋白的快速形成有关，在较小程度上还与S-亚硝基血红蛋白的形成有关。

（二）血管生成

血管内皮生长因子（VEGF）是血管生成的主要促进剂，可刺激NOS3产生NO。S-亚硝基化介导了NO的促血管生成作用。VEGF能诱导丝裂原活化蛋白激酶磷酸酶7（MKP7）的S-亚硝基化，从而促进内皮细胞迁移。缺氧通过缺氧诱导因子（HIF）刺激血管生成，从而增加VEGF的表达。此外，S-亚硝基化缺氧诱导因子与血管内皮生长因子基因的结合增加；在心肌梗死后也表现出心脏保护作用，与心肌毛细血管密度增加有关。NO可以通过蛋白S-亚硝基化促进血管生成。

（三）S-亚硝基化和氧化还原机理

还原信号是通过激活可溶性鸟苷酸环化酶（sGC）导致环磷酸鸟苷（cGMP）的产生而发生的。信号转导的主要模式是降钙素基因相关肽依赖的NO信号的模式。一氧化氮通过半胱氨酸残基的亚硝基化直接改变多种蛋白质的行为。这些反应具有高特异性、高调节性，并且需要的一氧化氮浓度比产生环磷酸鸟苷低得多。氮氧化物通常是蛋白质信号复合物的一部分，其中发生了亚硝基（SNO）信号。亚硝基化包括由N_2O_3提供的亚硝基体当量（NO^+）和硫醇（R-SH）之间共价键的形成。

一氧化氮迅速与超氧阴离子$O_2^-\cdot$反应生成过氧亚硝酸盐$ONOO^-$，再依次与一个质子和另一个NO分子反应生成N_2O_3。生成的N_2O_3能够将蛋白质的半胱氨酸残基亚硝基化。过氧亚硝酸盐能够亚硝酰化还原型谷胱甘肽生成亚硝基谷胱甘肽（GSNO）。然而，NO和超氧化物之间需构成平衡，否则反应会向更强的氧化剂化学方向转移。由此可以推断，硫醇的亚硝酰化主要取决于NO和超氧化物产生的氧化还原环境。

（四）内皮功能障碍和亚硝基氧化还原失衡

内皮功能障碍可能是由于硝基氧化还原失衡。除了血管运动的这种损伤，内皮功能的其他特征也受到影响，包括凝血和炎症反应。一氧化氮生物利用度降低似乎是这种疾病的发病机制的核心。氧化应激是内皮功能障碍的重要原因。源自NADPH氧化酶和XO的O_2在这一现象中很重要，因为它降低了NO的生物利用度，并可能产生过亚硝酸根。此外，在缺乏适当的辅因子，特别是四氢生物蝶呤的情况下，解偶联的一氧化氮合酶是O_2的潜在来源。暴露于振荡剪切应力下的内皮细胞增加了O_2的产生，这部分来源于XO活性。用别嘌醇抑制XO可以改善心力衰竭、高血压和糖尿病患者的内皮功能。

NO通过不同途径对细胞内的硝基进行修饰，形成SNO，进而对细胞的状态和功能进行调节，从而对AS的产生和演化进行调控，对此机制的进一步研究可为AS的治疗提供理论和实践依据。

第三节　亚硝基化在动脉粥样硬化中的应用前景

　　NO长期以来都是原核和真核细胞中基因表达的调节剂。虽然NO敏感基因表达可能在原核生物中进化为适应环境亚硝化应激的一种手段，但它在哺乳动物细胞中的作用主要是刺激耦合的生理信号。因此，控制原核生物和真核生物中NO调节基因表达的分子机制差异很大。哺乳动物细胞中绝大多数依赖NO的基因转录是由严格调节和特定的蛋白质S-亚硝基化赋予的，或者通过转录调节因子的直接修饰，或者通过相应信号通路中的上游中间体。

　　随着检测内源性SNO修饰蛋白技术越来越灵敏，受S-亚硝基化调节的转录因子的数量不断增加。

　　S-亚硝基化是参与多种生理和病理条件的相关信号过程，为开发新的治疗方法开辟了一条途径。蛋白质S-亚硝基化是一种可逆的、基于硫醇的、氧化还原敏感的翻译后修饰。S-亚硝基化的调节作用包括通过修饰特定的硫醇来改变蛋白质的结构和功能，并保护修饰后的硫醇在氧化/亚硝基化胁迫下不再发生不可逆的修饰。此外，NO和SNO信号的空间定位、蛋白S-亚硝基化水平以及与其他信号通路的相互作用决定了亚硝基化的整体效应是保护性的还是有害的。未来对亚硝基化和脱亚硝基化的机制以及与基于ROS的信号通路的相互作用的研究可能有助于确定心血管疾病的潜在治疗靶点。

　　S-亚硝基化在NO介导的生物活性中起着很大的作用。一方面，S-亚硝基化发生在NO的生理稳定水平上，有助于维持体内平衡。另一方面，S-亚硝基化可以被诱导为氧化条件的感受器，例如高氧或ROS水平升高。S-亚硝基化是一种新兴的氧化还原信号模式，可以同时控制大量参与不同途径的蛋白质。S-亚硝基化有助于阻止ROS的进一步产生，保护细胞蛋白质免受氧化损伤，并传播氧化还原信号。S-亚硝基化的动态平衡水平受S-亚硝基化和脱亚硝基化之间的平衡控制，两者在时间和空间上都有调节。然而，S-亚硝基化水平在许多不同类型的疾病中调节失调。

　　在NO的产生和确切的信号途径方面仍然存在许多问题，NO通过这些途径影响细胞内的广泛信号。蛋白质组学方法在分析亚硝基化的开发和应用中取得了快速进展。

　　精确靶向蛋白S-亚硝基化已成为跨蛋白质、细胞类型和系统发育的NO的氧化还原信号的关键介体。硝基酶和反硝基酶赋予基于S-亚硝基化的细胞信号的特异性方面的中心作用。从这一角度看，硝基脱氧核糖核酸酶调节NO的细胞功能，控制着硝基核苷酸酶产生的SNO之间的动态平衡。

第六章

组蛋白甲基化在动脉粥样硬化中的
作用与机制

　　AS是一种慢性炎症性和脂质沉积性疾病，并最终导致急性心血管疾病。多种因素作用于血管壁使免疫系统被激活，导致发生炎症反应和氧化应激。内皮细胞（ECs）被激活，血管平滑肌细胞（VSMCs）增殖，巨噬细胞被激活，泡沫细胞发育，导致内皮细胞功能障碍。目前所涉及的表观遗传调节机制，包括DNA甲基化、组蛋白修饰和微小核糖核酸，它们参与基因的调控，在细胞生物学和生理学的几个方面发挥不同的作用，因此，将环境刺激与基因调控联系起来组蛋白修饰是染色质改变的另一种重要方式，它依赖于表观遗传的"写入者"和"擦除者"的平衡效应来调节基因的表达。

第一节　组蛋白甲基化在动脉粥样硬化中的作用

　　AS是不同细胞类型参与组蛋白甲基化的典型例子。蛋白质翻译后修饰要么诱导其功能的活性，要么使其失活。通过动物模型和临床试验，发现了不同的调控组蛋白修饰的靶分子和基因在AS治疗中的作用。由DNA甲基化和非编码RNA

引起的表观遗传变化也可能与组蛋白修饰有关，从而表明可以通过靶向这些翻译后修饰来开发新的治疗策略，这反过来有助于AS的治疗。

一、组蛋白甲基化

在真核生物系统中，DNA通常保持盘绕在组蛋白（H1、H2A、H2B、H3和H4）上。通过染色质压缩或信号传递，或通过激活组蛋白上的磷酸化、乙酰化、泛素化和甲基化等其他信号传递事件，可以准确有效地对基因表达进行控制。组蛋白上的这些修饰统称为组蛋白翻译后修饰（PTMs）。由于这些组蛋白修饰被鉴定为诱导或抑制转录，它们基因表达对不同组蛋白上的每种修饰都是特异性的。组蛋白甲基化主要发生在精氨酸和赖氨酸的残基上。这些组蛋白可以发生多种修饰，如单甲基化（me1）、二甲基化（me2）和三甲基化（me3）。Su（var）3-9、增强子-of-zeste和Trithorax结构域含蛋白（SET-结构域含蛋白）、端粒沉默的破坏子1样蛋白（DOT1样蛋白）和钙调素-赖氨酸N-甲基转移酶是将甲基从SAM转移到组蛋白的三个蛋白质家族。

二、组蛋白甲基转移酶

组蛋白甲基转移酶（HMTs）是组蛋白修饰蛋白，催化精氨酸和赖氨酸组蛋白残基上甲基的添加。组蛋白赖氨酸甲基转移酶（KMT）组的所有成员都包含一个进化保守的SET催化结构域，并催化从S-腺苷甲硫氨酸（SAM）向目标组蛋白赖氨酸残基的 ε -氨基添加一个、两个或三个甲基。根据SET结构域的结构相似性，KMTs可分为9个家族（EZ、SET1、SET2、SUV39、SUV4-20、SET8/PR-SET7和SET7/9）。

蛋白精氨酸甲基转移酶（protein arginine methyltransferase，PRMTs）催化甲基从SAM转移到组蛋白和非组蛋白中精氨酸残基胍侧链。在人类中，PRMT家族包含9个成员（PRMT1-9）。根据甲基加成的位置，PRMTs可分为三类，分别是：类型Ⅰ PRMTs（PRMT1、PRMT2、PRMT3、PRMT4、PRMT6和PRMT8）催

化 ω-NG，NG-asymmetric dimethyllarginine（aDMA）的形成，类型Ⅱ（PRMT5和PRMT9）催化 ω-NG，N G-symmetric dimethyllarginine（sDMA）的形成，类型Ⅲ（PRMT7）催化 ω-NG-monommethyllarginine（MMA）的形成。第一类和第二类PRMT催化活性涉及形成MMA作为中间步骤。甲基标记并不影响精氨酸的正电荷，但它通过特定的结合域影响残基的识别。

甲基转移酶具有底物特异性，可导致单个组蛋白上的一个或两个特异性赖氨酸的甲基化。甲基的加入不会改变组蛋白的电荷，也不会干扰DNA的结合。

（一）H3K9

虽然全基因组H3K9甲基化在活化过程中没有发生变化，但诱导性炎症因子的启动子H3K9甲基化水平发生动态变化。H3K9甲基化模式与这些启动子中聚合酶Ⅱ的释放相关，而全基因组H3K4甲基化和H3与H4的乙酰化没有改变。KMTs参与调节内毒素的耐受，其特征是沉默细胞因子基因和降低巨噬细胞激活能力。赖氨酸特异性甲基转移酶G9a催化耐内毒素THP-1巨噬细胞TNFα启动子上的H3K9二甲基化，促进异染色质蛋白1（HP-1）的募集，并通过DNMT3a/b DNA甲基转移酶导致CpG甲基化增加。内毒素耐受期间高表达的NF-κB亚基RelB在THP-1内毒素耐受巨噬细胞中直接结合并将G9a招入IL-1β启动子，与HP-1形成复合物，通过H3K9甲基化促进基因沉默。IRF5-KAP1复合物通过募集SETDB1甲基转移酶使H3K9me3对TNF-α启动子起抑制作用。

（二）H3K4

H3K4me3甲基标记存在于脂多糖诱导基因的启动子区域，在内毒素耐受的状态下，只在不可耐受基因中检测到，而在IL-6等抑制基因的启动子上则没有检测到。使用一种H3K4me3去甲基化酶LSD1抑制剂pargyline治疗可以防止巨噬细胞中IL-6的沉默。下调另一种H3K4甲基转移酶SET7/9，导致THP-1巨噬细胞中TNF-α诱导的基因亚群，如MCP-1、TNF-α和IL-8的表达降低。在炎症基因启动子上招募SET7/9，增强p65招募，以H3K4me3依赖的方式作为NF-κB的共激活因子。MLL4甲基转移酶间接调节巨噬细胞的炎症反应。MLL4是通过H3K4me3启动子甲基化来表达磷脂酰肌醇聚糖锚定生物合成的。PIGP的表达受损会破坏细胞膜上GPI锚定依赖的蛋白负载，导致GPI锚定CD14（LPS的辅助受体）和其他细菌分子的丢失，从而减弱炎症反应。MLL1通过H3K4me3和NF-κB相互作用正向调控IL-6的表达。此外，心肌相关转录因子A（MRTF-A）招募与Set1（COMPASS）复合物相关的复合物蛋白，激活LPS诱导的小鼠巨噬细胞中H3K4介导的促炎基因的转录。

（三）H3K27

Zust同源基因2的增强子（EZH2）甲基转移酶是多梳复合体2（PRC2）中的一个成员，是控制多种细胞功能（包括发育和分化）的基因的表观遗传维持的主要调节因子。EZH2减弱线粒体介导的先天免疫反应，作为TLR和TNFR信号的负调节因子。在幼稚的巨噬细胞中，胞质中的EZH2与线粒体接头VISA结合，并阻止其与关闭IFN转录的RIG-Ⅱ样受体相互作用。EZH2负性调控内毒素耐受调节因子IRAK-M的表达。对选定的表观遗传调节因子和转录因子的siRNA筛选显示，EZH2沉默导致白细胞介素1受体相关激酶-M（IRAK-M）上调和IRAK-m启动子上添加H3K27me3。

（四）H4K20

H4K20me3是调节小鼠巨噬细胞炎症基因的又一重要甲基标志物。SET和MyND结构域包含蛋白-5（SMYD5）甲基转移酶和PHD指蛋白2（PHF2）去甲基化酶参与了炎症反应基因亚群的甲基化和去甲基化。在幼稚细胞中，SMYD5通过与NCoR共抑制物结合，维持H4K20me3在TLR4反应启动子上，如TNF-α、IL-1a、IL-1b、CCL4和CXCL10，基因激活通过p65介导的PHF2去甲基酶招募介导。此外，LPS信号抑制了SMYD2在巨噬细胞中的表达，巨噬细胞是天然免疫反应的负调节因子。SMYD2与催化H3K36me2抑制标记的促炎基因启动子直接相关。

三、精氨酸甲基化

除了赖氨酸甲基转移酶，精氨酸甲基转移酶也可通过调节NF-κB信号来调节炎症反应。辅激活因子相关精氨酸甲基转移酶1（CARM1/PRMT4）通过H3R17甲基化激活NF-κB靶基因，p300/creb结合蛋白和p160家族的类固醇受体作为辅激活因子，在TNF-α刺激的细胞中。因此，PRMT1甲基转移酶也直接与NF-κB的p65亚基相互作用，并与p300/CREB结合蛋白、CARM1/PRTM4和poly聚合酶1一起积极调节巨噬细胞炎症蛋白2（MIP2）和人类免疫缺陷病毒1长末端重复序列（HIV-1 LTR）启动子。此外，PRMT5在INF-γ刺激下被诱导，随后通过在其启动子上添加H3R2甲基标记诱导MHC Ⅱ反激活。

四、单核巨噬细胞中甲基化在动脉粥样硬化中的作用

G9a的主要功能之一是通过形成G9a-GLP（G9a样蛋白）复合物来单甲基化和二甲基化H3K9而在单核细胞中基因表达的调节中起作用。抑制H3K4me3和H3K27me3的三甲基化与刺激单核细胞向吞噬细胞分化的特异性标记基因，如KLF4、IRF8、HOXA和FOXO的表达增加密切相关。在单核细胞中，在炎症细胞中发现H3K9和H3K27的甲基化减少。单核细胞通常被ox-LDL重新编程为促炎表型，并在有氧糖酵解过程中增加。有症状颈动脉斑块患者的单核细胞在用脂多糖刺激后表达更多的促炎因子。在肿瘤坏死因子TNF-α的启动子区域发现了较低水平的H3K4me3和H3K27me3。变体3-9同源物1（SUV39H1）的抑制剂是组蛋白甲基转移酶，其介导H3K9的三甲基化，并且发现赖氨酸残基266的乙酰化降低其活性。SIRT1可招募SUV39H1并使其脱乙酰化，SUV39H1的脱乙酰化有助于SUV39H1功能活性的增加，H3K9me3的水平将会升高。在巨噬细胞中，通过SUV39H1介导，高葡萄糖刺激减少了H3K9上的三甲基化。并且炎性细胞因子，如IL-6、IL-12、p40、分子印迹聚合物-1α和分子印迹聚合物-1β的表达增加。在2型糖尿病患者（T2DM）的外周血单核细胞（PBM）中，在NF-κB p65的启动子处，SET7诱导的H3K4单甲基化增加，导致NF-κB依赖性氧化和炎症信号的激活，进而提高了下游促炎基因ICAM-1和单核细胞趋化蛋白-1的表达水平。

五、内皮细胞中甲基化在动脉粥样硬化中的作用

TNF-α刺激细胞间黏附分子1的表达，通过减少H3K9和H3K27残基的甲基化

导致白细胞黏附于内皮细胞。G9a的过表达或KDM4D的抑制可以增加H3K9me2的表达，减少白细胞对内皮细胞的黏附。在内皮细胞中，发现SAH是腺苷甲硫氨酸依赖性甲基转移酶的有效抑制剂，通过刺激NF-κB途径增加黏附分子和细胞因子的表达来诱导内皮细胞活化。SAH降低了EZH2的表达和H3K27的三甲基化。在内皮细胞中，TNF-α增加组蛋白去甲基化酶KDM1B和KDM7A的表达，进一步诱导H3K9me2的二甲基化。KDM7A介导的ICAM1的上调与转录因子EB的表达减少有关，该因子正调节溶酶体形成的活性。精氨酸甲基转移酶抑制剂AMI-5和AMI-1通过刺激异染色质的形成来抑制内皮细胞的迁移以防止病理性血管生成。这是通过下调精氨酸和赖氨酸组蛋白甲基转移酶（HMTs）介导的。PHD手指蛋白8（PHF8）通过降低E2F4的二甲基化来诱导内皮细胞迁移和毛细血管样结构的形成，表明其具有阻遏物的功能。在人脐静脉细胞系中，单核细胞趋化蛋白-1启动子上二甲基化和三甲基化（H3K4me2/3）的升高是由H3K4组蛋白甲基转移酶MLL3和SET7的增加以及高葡萄糖条件下去甲基化酶LSD1表达的伴随减少所调节的。而且葛根素还通过逆转甲基转移酶和脱甲基酶的表达来降低单核细胞趋化蛋白-1的表达。在人类主动脉内皮细胞（HAECs）中，发现SET7通过在其启动子H3K4的单甲基化来刺激NF-κB依赖性氧化和炎症信号。

在内皮细胞中，EZH2是由低密度脂蛋白诱导的，这是通过转录激活因子，肌细胞增强因子-2介导的，它降低了KLF2的表达。KLF2表达的降低影响AS的不同细胞调节因子的表达，它们促进血小板在内皮细胞上的积聚。高血糖诱导的NF-κB-p65的表达上调H3K4m1的表达，这与组蛋白H3二甲基化和三甲基化（H3K9m2和H3K9m3）的表达降低有关。这种组蛋白甲基化的减少是通过组蛋白去甲基化酶LSD1介导的。高血糖也刺激了p65在主动脉内皮细胞中的表达，从而诱导了MCP-1和VCAM-1的表达。这表明，通过降低线粒体超氧化物产生或超氧化物诱导的α-氧代醛的水平，可以预防高血糖条件下的炎症。

六、血管平滑肌细胞中甲基化在动脉粥样硬化中的作用

在体外条件下，高葡萄糖增加KDM3a的表达，导致AGTR1和ROCK2位点H3K9二甲基化的减少。VSMCs的增殖和迁移通过Rho/ROCK和AngⅡ/AGTR1通路的激活而增强。H3K9和H3K27组蛋白乙酰化的增加导致H3K9和H3K27甲基化的

平行减少。丙烯醛（一种空气污染物，由香烟烟雾组成）处理后的VSMCs可在H3K9和H3K56诱导组蛋白乙酰化。也观察到H3K9组蛋白三甲基化的降低。与N-乙酰半胱氨酸共培养能抑制丙烯醛的毒性。在VSMCs中，这与H3K9组蛋白乙酰化显著降低相关。同时，还观察到其他组蛋白修饰，如H3K4的二甲基化，H3S10的磷酸化和二甲基化。在VSMCs中，用罗氟司特（一种PDE4抑制剂）治疗，促进环腺苷酸效应物Epac的表达，VCAM-1影响TNF-α的功能。Epac的上调随后降低了VCAM-1组蛋白去甲基化H3K4me2并促进其表达。罗氟司特对VCAM-1的这种表观遗传作用可以通过用HDAC抑制剂治疗来逆转。

高糖条件也可增加大鼠颈动脉VSMCs中JMJD2A的表达，从而增强细胞增殖。H3K9的三甲基化与糖尿病大鼠球囊损伤动脉VSMCs中JMJD2A的表达呈负相关，组蛋白甲基化抑制单核细胞趋化蛋白-1和白细胞介素-6的表达。抑制JMJD2A似乎是一种潜在的治疗选择，以防止VSMCs的炎症。由PRC1复合物组成的BMI1促进H3K27和JMJD3的三甲基化，JMJD 3是靶向H3K27的组蛋白去甲基化酶。VSMCs中主要组织相容性复合体Ⅱ（MHC Ⅱ）分子的上调，招募T淋巴细胞并刺激炎性细胞因子的表达，在AS的发病机制中具有良好的特征。通过刺激A2b腺苷信号通路，组蛋白H3K9乙酰转移酶PCAF/GCN5和由H3K4甲基转移酶复合物组成的WDR5阻止它们在CⅡTA转录的启动子区域募集，从而以STAT1依赖性方式抑制CⅡTA的表达。

七、蛋白甲基化在ApoE基因敲除小鼠组的动脉粥样硬化中的作用

在ApoE$^{-/-}$小鼠中，母体高胆固醇血症可直接导致后代AS。与野生型母亲的后代相比，ApoE$^{-/-}$母亲的后代在内皮细胞和VSMCs中的组蛋白三甲基化存在差异导致了对高胆固醇饮食的不同反应。强调了子宫内编程和出生后组蛋白修饰在AS中的重要性，如果在早期解决，可能有助于该疾病的治疗。在图3-12中，总结了不同细胞类型中的组蛋白甲基化及其在AS过程中对基因表达的调节作用。

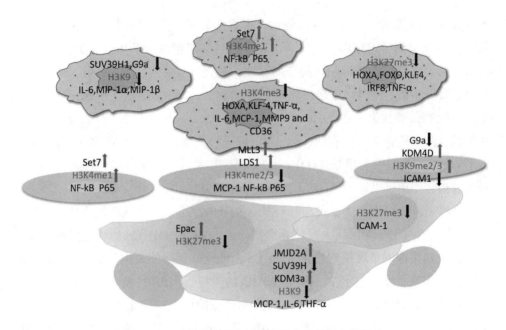

图3-12　动脉粥样硬化过程中发生的组蛋白甲基化

注：AS过程中不同组蛋白的甲基化及其对不同细胞类型基因表达的影响。红箭头表示上调，蓝箭头表示下调。Set7：设置含有赖氨酸甲基转移酶7的结构域；NF–κB：核因子–κB；ICAM1：细胞间黏附分子1；HOXA：同源盒A；FOXO：叉头盒O；SUV39H1：杂色抑制因子3–9同系物1；H3K9：组蛋白H3位于赖氨酸9；H3K4：组蛋白H3位于赖氨酸4；H3K27：组蛋白H3位于赖氨酸27；me 1/3：单甲基化/三甲基化。IRF8：干扰素调节因子8；TNF–α：肿瘤坏死因子α；MCP-1：单核细胞趋化蛋白1；MMP9：基质金属蛋白酶9

第二节　组蛋白甲基化在治疗动脉粥样硬化中的作用

　　由于在AS过程中已经发现了细胞中组蛋白的特异性修饰，靶向调控这些新生变化的酶是治疗AS的一个有前景的展望。这种展望有两个重要特点。首先，像所有的表观遗传疗法一样，仅以组蛋白修饰为靶点并不会影响细胞中的遗传成分。其次，结构生物学的进展极大地帮助研究人员开发独特的化合物，这些化合物可以专门针对所需要的组蛋白修饰，如靶向H3K9二甲基化的DNMT抑制剂（2'-脱氧-5-氮杂胞苷，DAC）和靶向H3K27三甲基化的HDAC抑制剂TSA。由于任何特定的组蛋白修饰对于特定的疾病都不是唯一的，并且它们可以在不同的病理中观察到，针对特定组蛋白修饰的药物可以用于其他疾病。

一、以组蛋白甲基化为目标的治疗策略

选择性抑制剂3-deazaneplanocin A（DZNep）阻止组蛋白H3上赖氨酸27（H3K27me3）和组蛋白H4上赖氨酸20（H4K20me3）的甲基化，目前用于癌症的治疗。已知抑制组蛋白甲基化的药物，KMT1c抑制剂BIX-01294和抑制KMT活性的DZNep，被发现抑制单核细胞分化为iDCs。

二、DNA甲基化调节组蛋白修饰

在胚胎发育早期，未甲基化的CpG岛可诱导DNMT3A和DNMT3B的表达。与此同时，DNMT3L与染色质相互作用，作用于H3K4。G9a可使H3K9甲基化，并在干细胞生成过程中招募异染色质蛋白1、DNMT3A和DNMT3B。这种表观遗传交叉连接的存在也可能导致新生基因的调控，可能在疾病进展中发挥作用。

三、组蛋白甲基化作为动脉粥样硬化的预后标志

H3K4上的甲基化与GCN5L和MYST1、MLL2/4蛋白介导的AS的阶段特异性进展相关。在ApoE$^{-/-}$小鼠中，检测到高水平的Hcy诱导的EZH2表达，这导致H3K27发生三甲基化。多囊复合物蛋白BMI-1是PRC1样复合物中的一种蛋白，需要通过组蛋白修饰，如H2AK119上的单泛素化来抑制靶基因的表达。作为PRC1复合物的一部分，BMI-1促进E3泛素蛋白连接酶活性。在AS晚期斑块中观察到H3K27

的三甲基化的整体增加。糖尿病性心肌病中H2AK119Ub和H2BK120Ub的表达增加，用七叶亭治疗可通过H2A/H2B泛素化减轻肾素–血管紧张素系统、氧化应激（Keap1）和细胞增殖（Ki67），最终减轻2型糖尿病大鼠心脏的代谢改变、高血压、心肌细胞肥大和纤维化。血浆中SAH水平与AS病变的大小和AS期间高同型半胱氨酸血症的致病性密切相关。血浆中SAH水平的增加促进了葡萄糖调节蛋白–78和CEBP同源蛋白的表达是内质网应激的指标，组蛋白H3在赖氨酸9（H3K9）上的三甲基化抑制引起内质网应激。

第三节　组蛋白甲基化在动脉粥样硬化中的应用前景

不同国家心血管疾病发病率的快速变化，表观遗传效应可能涉及其中。AS是全世界心血管疾病死亡的主要原因之一，由内皮功能障碍和脂质积聚引起，其特征是纤维化的细胞增殖、慢性炎症、脂质积聚和血管壁免疫紊乱。关于表观遗传学在AS发病机制中的作用还处于起步阶段，在人类动脉粥样硬化病变中发现存在病变SMC的大量增殖。饮食因素可以通过表观遗传机制造成血管细胞及其基因表达变化。

虽然组蛋白甲基化在AS中具有非常重要的作用，但是目前，对血管生物学中组蛋白甲基化的理解还处于初级阶段。需要提出几点：首先，已有的发现主要集中在一些与组蛋白甲基化相关的分子上，如EZH2、G9a和LSD1，但没有阐明其他HMT和HDMTs的作用。第二，在血管生物学中，很少有介导HMTs和HDMTs功能的非组蛋白靶点被发现；然而，在其他生物过程中（如癌症），非组蛋白通常被HMTs甲基化。因此，在血管生物学中发现更多的甲基化信号通路是非常重要的。第三，HMTs或HDMTs在血管生物学中的功能是否独立于它们的甲基转移酶或脱甲基酶活性。第四，将来应该使用更多的条件敲除动物模型而不是全局敲除模型来研究HMTs和HDMTs在血管生物学中的作用和机制。第五，S–腺苷甲硫氨酸（组蛋白甲基转移酶的甲基供体底物）和S–腺苷同型半胱氨酸（SAH）将单碳代谢与甲基化状态联系起来。碳代谢与组蛋白甲基化密切相关，在胚胎发育、癌症和神经退行性疾病中起着关键作用。第六，HMTs或HDMTs的某些抑制剂可能具有逆转血管病变的潜力，应重视这些抑制剂的临床应用。

以上是参与AS的细胞中的组蛋白甲基化的改变，以及现已发现的靶向治疗的方法和药物。总之，目前已经在动脉粥样硬化病变中检测到组蛋白甲基化并加以运用。这些变化可能有助于更深入地研究血管病变的发病机制，并改变病变细胞的性质和基因表达。针对血管细胞表观遗传改变的治疗可能为心血管疾病的治疗提供新的可能性。

第七章

组蛋白乙酰化在动脉粥样硬化中的
作用与机制

组蛋白乙酰化是最常见的表观遗传修饰之一，在染色质重塑和基因表达调控中发挥关键作用。组蛋白乙酰化主要由组蛋白乙酰转移酶（histone acetyltransferase，HAT）和组蛋白去乙酰化酶（histone deacetylase，HDAC）两类酶调控，二者失衡会导致相应的病理变化。

第一节　组蛋白乙酰化

组蛋白乙酰化由两种关键酶调节，组蛋白乙酰转移酶（HATs）和组蛋白去乙酰化酶（HDAC）。HATs通过将一个乙酰基转移到组蛋白的赖氨酸侧链上，削弱了组蛋白和DNA之间的结合。相反，HDACs去除组蛋白上的乙酰基，增加组蛋白和DNA之间的相互作用。HATs进一步分为两类，A型和B型。HDACs通过去乙酰化位于核心组蛋白N端的赖氨酸残基来调节转录和细胞周期进程（H2A、H2B、H3和H4）。HDACs又分为Ⅰ、Ⅱ、Ⅲ和Ⅳ四类。第一类、第二类和第四类代表包括11个基因的"经典"高密度脂蛋白，第三类包括7个基因，它们被命名为sirtuins。

根据组蛋白上发生的修饰类型，基因表达出现上调或下调。组蛋白上PTMs的特征及其在转录调控中的作用具有发育和组织特异性。

由于组蛋白的赖氨酸和精氨酸残基含量高，因此，它们是带正电的蛋白质。乙酰化通常发生在赖氨酸残基上，中和其正电荷，从而导致组蛋白从具有负电荷的DNA上漂移。乙酰化通常诱导并增强基因表达。组蛋白乙酰转移酶（HATs）和HDAC分别催化组蛋白乙酰化和脱乙酰化。HAT由两种类型组成：A型和B型。A型HAT主要位于细胞核，包括Gcn5相关的N-乙酰基转移酶，MYST（MOZ、Ybf2、Sas2和Tip60）和p300/CBP家族。它们通过转移CoA中的乙酰基来乙酰化核小体组蛋白。同时，B型HAT位于细胞质中，并释放出无乙酰化的组蛋白或非组蛋白。HDAC分为四类：1类（HDAC1、2、3、8）、2类（2a：HDAC4、5、7、9；2b：HDAC6、10）、3类（SIRT）和4类（HDAC11）。它们从乙酰化的蛋白质上除去乙酰基，从而通过浓缩核小体来抑制基因表达。HAT和HDAC通过特定的转录因子募集到其不同的靶区域。在启动子区域，HAT乙酰化组蛋白并募集含HAT的复合物以激活转录过程。组蛋白乙酰化可以抑制基因表达，并与异染色质组装有关。在最低表达基因和沉默基因的转录起始位点发现了高水平的H4K20ac。此标记可防止转录激活因子（例如，c-Myc、STAT3和p300）的信息传递，并募集转录抑制因子（例如神经元限制性沉默因子和阻遏因子1）来沉默转录。此外，H3K4ac定位在着丝粒异染色质周围，H3K4ac在细胞周期中位于H3K9me2之后。当未乙酰化H3K4时，使用Chp1（一种与H3K9me2具有高亲和力的含色域蛋白）将RNA诱导的转录沉默复合体与H3K9me2紧密结合。但是，H3K4的乙酰化作用会破坏这种相互作用，并顺序募集异染色质蛋白1的同系物Swi6 / Chp2，从而导致异染色质的形成。

第二节　组蛋白乙酰化与动脉粥样硬化

血管上皮细胞功能障碍是AS发生的起始环节，而ox-LDL是激活内皮的关键危险因素。ox-LDL水平升高会诱导黏附分子的表达以及细胞因子和趋化因子的释放，从而增强内皮的通透性。然后，单核细胞受到吸引并迁移。渗透的单核细胞通过摄取ox-LDL分化为巨噬细胞并转化为泡沫细胞。组蛋白的转录后修饰，尤其是组蛋白的乙酰化，会触发这些过程（见图3-13）。

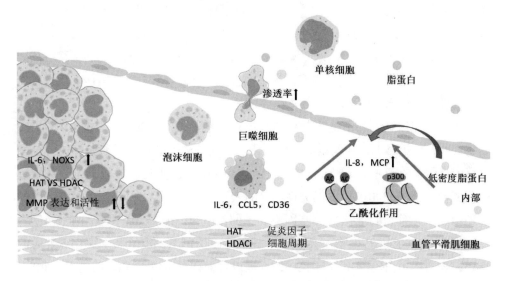

图3-13　动脉粥样硬化过程中组蛋白乙酰化的变化

注：组蛋白乙酰化发生在促炎细胞因子的启动子上。ox-LDL通过组蛋白乙酰化增加内皮细胞中IL-8和单核细胞趋化蛋白1的表达。TSA抑制HDAC活性，并上调巨噬细胞中的CD36、IL-6和CCL5。堆积的泡沫细胞释放IL-6，增加NOX5表达。组蛋白乙酰转移酶和组蛋白去乙酰化酶改变MMP的表达和活性。LDL，低密度脂蛋白；ox-LDL，氧化低密度脂蛋白；IL，白细胞介素；单核细胞趋化蛋白1；CCL5，C-C基序趋化因子5；CD，集群的分化；NOX5，NADPH5氧化酶；MMP，基质金属蛋白酶；AC，乙酰化；HAT，组蛋白乙酰转移酶；HDAC，组蛋白去乙酰化酶；TSA，曲古菌素A；SAHA，辛酰基苯胺异羟肟酸

ox-LDL通过在内皮细胞中募集p300来诱导促炎细胞因子IL-8和趋化因子配体单核细胞趋化蛋白1（MCP-1）启动子的乙酰化。在此过程中，凝集素样氧化低密度脂蛋白受体1（LOX-1）接受ox-LDL，并通过细胞外信号调节激酶1/2传递信号以激活转录。此外，ox-LDL降低了HDAC1和HDAC2的表达及其结合亲和力。这些机制共同导致炎症激活。作为临床上可应用的HMG-CoA还原酶，他汀类药物通过减少IL8和MCP-1基因启动子上的核因子NF-κB、p65/RelA、CREB和RNA聚合酶Ⅱ的募集而部分逆转这些作用。

炎性过程伴随着动脉壁中巨噬细胞源性泡沫细胞的形成，但是在巨噬细胞脂

质负荷与其对炎症刺激的反应之间的关系尚存争议。尽管ox-LDL不会调节脂多糖（LPS）诱导的NF-κB或MAPK信号传导，但它会降低LPS刺激的巨噬细胞对IL-6和CCL5启动子的p65/RelA结合亲和力。HDAC抑制剂TSA可以逆转这种抑制作用。此外，TSA还增加了分化（CD)36启动子簇和ox-LDL摄取的H4乙酰化水平。因此，组蛋白乙酰化与AS的炎症过程密切相关。另外，清道夫受体A，TNF-α和血管细胞黏附分子-1RNA水平升高，但IL-1β和IL-6水平降低，加剧了AS。因此，ox-LDL巨噬细胞负载负调节促炎基因表达的转录，该过程与HDAC活性改变有关，即ox-LDL改变了组蛋白的乙酰化水平。

积累的泡沫细胞和活化的免疫细胞释放细胞因子，如IL-6、干扰素γ、CCL5和CCL11等趋化因子，从而诱导SMC活化。活化的SMC增殖，迁移并形成纤维帽以稳定斑块。在这些过程中，SMC中H3K9和H3K27乙酰化的显著上调，和组蛋白乙酰转移酶和p300增强了促炎性IL-6的表达。在炎性条件下，p300和HAT1的水平增加，并且它们催化Nox5基因启动子的乙酰化。Nox5是一种新型的NADPH氧化酶，可产生超氧化物。相反，HAT抑制剂CPTH2和C646下调LPS激活的Nox5，表明组蛋白乙酰化参与了AS的发展过程，并且可以加速AS的进程。此外，TSA通过诱导p21抑制血管SMC的增殖，其他2种HDAC抑制剂丙戊酸钠和MS-275可阻止CD1a的表达，CD1a是成熟树突状细胞的标志，可通过减少分化所需的细胞因子的释放来干扰正常的树突状细胞分化。有丝分裂刺激诱导SMC中HDAC1、HDAC2和HDAC3的表达，从而促进SMC的增殖。抑制HDAC的活性通过修饰细胞周期蛋白依赖性激酶抑制剂的表达来防止丝裂原诱导的SMC增殖。在高半胱氨酸血症相关的AS中，HDAC升高，从而降低H3K9ac水平并促进泡沫细胞中总胆固醇，游离胆固醇和甘油三酸酯的积累。

在AS的晚期，SMC的凋亡和金属蛋白酶的激活会导致斑块破裂，从而导致发病率和死亡率升高。基质金属蛋白酶（MMPs）分解细胞外成分，因此是AS过程中的重要酶。增加MMP-3水平会导致斑块破裂。组蛋白乙酰化通过MMPs表达使加上AS发展。在人类皮肤成纤维细胞中，p300乙酰基转移酶募集MMP-1启动子，从而诱导MMP-1转录。MMP族基因与H3K9乙酰化成比例增加。丁醇酸钠（一种HDAC抑制剂）可通过H4过度乙酰化增加pro-MMP9和pro-MMP2的分泌。在AS斑块中明显发现MMP的表达和活性增强，并促进斑块破裂。HDAC抑制剂（TSA和丁酸钠）能够使MMP-1和MMP-13的诱导发生抑制。相反，当巨噬细胞中的HDAC含量降低时，AS病变相对稳定。

LDL受体敲除小鼠显示出AS病变的减少，这种作用伴随着HDAC9的全身性缺失。这导致炎症基因的下调，例如那些编码IL-1β和Mcp1的基因，而脂质稳态基因的上调，例如Abca1、Abcg1和Pparγ。在HDAC3条件性基因敲除小鼠中，髓样HDAC3缺乏症增强了转化生长因子β的分泌，促进了胶原蛋白的沉积，从而诱导了稳定的斑块形成。

一、单核巨噬细胞中的乙酰化在动脉粥样硬化中的作用

SIRT1（silent mating type information regulator two homoloone）属于Ⅲ类HDAC，其功能活动需要烟酰胺腺嘌呤二核苷酸（NAD⁺）作为辅助因子。SIRT1的作用涉及许多细胞过程，如细胞周期进展、炎症、DNA损伤、凋亡、自噬、衰老以及代谢性疾病。SIRT1通过去除NAD⁺的烟酰胺核糖键，介导乙酰基从蛋白质转移到靶向共底物。T2DM患者的外周血单个核细胞（pbmc）中，HDAC3转录升高。SIRT1是心血管疾病的保护性标志物，T2DM患者的pbmc减少。此外，促炎标志物TNF-α、IL-6、MCP-1、IL-1β、NF-κB、TLR2和TLR4也在Ⅱ型糖尿病患者的血浆中上调。抑制HDAC3的DBC1（在乳腺癌1中缺失）也在T2DM患者的pbmc中降低。髓样HDAC3的缺乏通过增加胶原沉积具有斑块稳定作用，HDAC3的表达可能诱导巨噬细胞极化，有利于M2表型的形成。在高胆固醇血症条件下，M2巨噬细胞通过分泌TGFβ1启动VSMCs分泌过量胶原，孤核受体NR4A1可有效降低IL-6和MCP-1的表达，由于p300乙酰转移酶的募集而增加。HDAC7（组蛋白去乙酰化酶7）被抑制，这有助于人类单核细胞THP-1和U937中NR4A1的表达。HDAC9缺陷细胞的ABCA1、ABCG1和PPAR-γ表达水平升高。通过上调H3和H4乙酰化来防止胆固醇外流。此外，HDAC9敲除后的巨噬细胞分泌较低水平的促炎细胞因子，M2表型标志物表达显著，同时M1标志物表达降低。

二、其他类型的乙酰化在动脉粥样硬化中的作用

蛋白质"一般控制非抑制5"（GCN5）相关的n-乙酰转移酶（GNAT），介导酰基辅酶A（酰基辅酶A）向不同蛋白质底物的酰基转移，参与转录、细胞增殖、

抗氧化功能、抗生素耐药性和解毒。p300/creb结合蛋白（CBP）是一种HAT，可将非组蛋白乙酰化并控制细胞中的转录和DNA修复机制。与来自正常血糖受试者的心肌间充质干细胞相比，来自2型糖尿病患者的心肌间充质干细胞H3K9Ac和H3K14Ac乙酰化水平降低，这主要是由于GCN5相关的GNATp300/cbp相关因子活性降低所致。它的亚型GCN5a降低了MSCs的增殖和分化。此外，经HAT激活剂处理后，SPV106不仅恢复了H3K9Ac和H3K14Ac乙酰化水平，还降低了基因组DNA中CpG的高甲基化，表明这些细胞同时参与了两种不同的表观遗传机制的调控。

三、组蛋白乙酰化与血管中的钙化

血管钙化以动脉血管内钙的沉积为特征，与AS、糖尿病等心血管疾病的发病率和死亡率密切相关。血管钙化常见于慢性肾病、AS和糖尿病患者。其特征是磷酸钙产物在血管壁内积累。血管钙化是心血管疾病的独立危险因素，与心血管疾病死亡率高度相关。血管收缩是VSMCs的一个活跃过程。这些机制与骨形成过程有着共同的特征，因为在血管钙化期间，血管平滑肌细胞也发生了从收缩表型向骨软骨生成表型的转变。并且血管钙化可以受到表观遗传因素的调节，组蛋白修饰。

（一）血管钙化中的组蛋白乙酰转移酶

根据细胞定位，哺乳动物KAT可分为两种类型，A型和B型。A型KATs是核KATs，而B型是细胞质KATs。A型KATs主要调节基因的转录，分为五个亚组:MYST、GANT、p300/CBP、核受体辅激活子家族和基础转录因子。与A型KAT相比，仅报道了少数B型KAT，包括KAT1和KAT4。B型KATs乙酰化游离组蛋白和细胞质底物。赖氨酸的乙酰化通过改变其结构或对其他结合配偶体的亲和力来改变蛋白质的功能。因此，赖氨酸的乙酰化调节多种疾病，包括神经障碍，癌症和心血管疾病。在KATs中，p300已被广泛研究。p300是一种转录辅激活因子，通过支架、桥接或激活内在KAT来调节基因表达。

p300与RUNX2结合，导致骨钙素启动子活性增加，从而诱导成骨细胞成骨。

在主动脉瓣钙化模型中，p300的激活增加组蛋白（H3和H4）或RUNX2的乙酰化，从而上调成骨细胞相关基因，如骨钙素和碱性磷酸酶。相比之下，C646，p300最有效的抑制剂，通过抑制H3和H4的乙酰化来减少主动脉瓣钙化。C646是一种有前途的抗癌剂，因为它能够促进末端分化和诱导癌症生长停滞。

（二）组蛋白去乙酰化酶与血管钙化

组蛋白去乙酰化是一个由18种不同的HDAC分子组成的高密度脂蛋白受体家族介导的。根据它们的结构相似性和基质，这18种高密度脂蛋白胆固醇被分为四个不同的类别。HDAC1、2、3和8属于第一类，而HDAC4、5、6、7、9和10属于第二类。SIRT 1–7（也称为HDAC12–18），三级HDAC，不同于其他HDAC，因为它们的活动依赖于NAD⁺。脱乙酰酶结构域在这些HDACs中是保守的。HDACs本身可以经历不同的PTMs，包括磷酸化和泛素化，甚至乙酰化。已经发现高密度脂蛋白调节多种病理过程，包括癌症、细胞凋亡、炎症和心血管疾病。

第三节　组蛋白乙酰化在动脉粥样硬化中的应用前景

HDAC1降低H3K9的乙酰化，H3K9ac诱导泡沫细胞中总胆固醇、游离胆固醇和甘油三酯的积累。已知的抑制三类高密度脂蛋白胆固醇的合成HDAC抑制剂包括：二氢香豆素、萘并吡喃酮、2-羟基萘醛和其他sirtuin抑制剂。第一类、第二类和第四类HDAC抑制剂被归类为异羟肟酸盐，如曲古菌素A（TSA）、伏立诺他（辛酰基苯胺异羟肟酸；SAHA）、belinostat（PXD101）、panobinostat（LBH589）、LAQ824、肽抑制剂如环四肽（trapoxin B）和缩肽、苯甲酰胺（MS–275）、mocetinostat（MGCD0103）、CI994及脂肪酸成分（苯丁酸盐、丙戊酸）。一些植物多酚，如姜黄素（二氟甲烷）和白藜芦醇被确定为天然可用的HDAC抑制剂。

一些组蛋白修饰可调节脱靶药物的作用。治疗高血压的肼拉嗪和奥沙拉嗪都可以重新用于治疗肿瘤，因为它们的治疗可以恢复肿瘤抑制基因的功能。然而，组蛋白修饰的非靶点效应可能对细胞产生潜在的负面影响。

一、HDAC抑制剂治疗AS的临床意义

帕诺司他（panobinostat）是一种非特异性HDAC抑制剂，具有纳摩尔效价，可有效抑制一类、二类和四类高密度脂蛋白胆固醇。它主要通过激活半胱天冬酶（caspases）和诱导PARP切割来诱导细胞凋亡。在对15名艾滋病毒阳性患者的第一/第二阶段临床试验中，发现用HDAC抑制剂帕诺司他治疗，除了降低几种炎症标志物外，还降低了心血管生物标志物，如CRP、低密度脂蛋白受体、MCP1、E-选择素和HMGB1。

曲古菌素A是一种Ⅰ类和Ⅱ类高密度脂蛋白胆固醇的非特异性抑制剂。虽然它已被确定可预防炎症标记物，如白介素-1b和白介素-6，并具有显著的抗肿瘤特性，但它似乎在AS中起着更有害的作用。发现曲古菌素A治疗可促进促AS标志物如TNF-α、SRA、CD36、一氧化氮合酶和VCAM-1。然而，曲古菌素A能够抑制p21介导的血管平滑肌细胞增殖。因此，曲古菌素A可能具有预防新内膜增生或维持斑块稳定性的作用。曲古斯塔汀A处理可上调促进eNOS表达的精氨酸酶2的表达，引起AS进程中的炎症和细胞的增殖。HDAC2直接与精氨酸酶2启动子结合并抑制其表达。用HDAC2特异性抑制剂"莫西他汀"治疗显示可增强ox-LDL诱导的内皮功能障碍。

因为目前还没有关于使用HDAC抑制剂治疗人类AS的临床试验的详细信息，不同HDAC的具体作用及其在AS进展过程中对不同细胞类型的影响尚需进一步研究。

二、组蛋白修饰在靶向抑制动脉粥样硬化中的潜在作用

抑制性组蛋白修饰包括H3K9me2/3和H3K27me3，导致染色质闭合，从而导致基因抑制。H3K27me3由多胞抑制复合物2（PRC2）催化，该复合物由多种蛋白质组成，其中，zeste同系物1或2（EZH1/2）的增强子包含该复合物的催化SET结构域。相反，脱甲基酶KDM6A和KDM6B（JMJD3）去除H3K27me3。在KDM6B缺失的泡沫细胞中，促纤维化途径受到抑制，这是一个AS的重要标志。这可能是由于巨噬细胞中的KDM6B受到各种触发因素的调节，并且KDM6B的缺失或抑

制会降低促炎和抗炎反应。与KDM6B相比，用GSK126（一种EJ2s选择性抑制剂）治疗可减少巨噬细胞促炎反应。此外，小鼠骨髓EZH2缺乏症显示慢性炎症性疾病实验性自身免疫性脑脊髓炎（EAE）和结肠炎有所改善，表明靶向抑制组蛋白修饰在慢性炎症性疾病，如心血管疾病中的潜在作用。EZH2在小鼠中的过度表达通过下调Abga1/Abcg1使巨噬细胞发泡而增加AS斑块的大小。

通过靶向HDACs和BET蛋白干扰组蛋白乙酰化，在调节炎症反应方面显示出较好的结果，表明了这是一种可发展并具有研究价值的抗心血管疾病的治疗策略。阿帕他龙是一种BD2选择性化合物，与BRD4相比，对BRD2/3具有更高的亲和力，未来与其他针对BD1和BD2的BET抑制剂的临床试验可能会有不同的结果。靶向高密度脂蛋白受体作为AS治疗的下一步，高密度脂蛋白受体的同种型特异性和细胞型特异性靶向对未来的治疗具有重要意义。

三、表观遗传学的心血管药物的治疗潜力

AS的表观遗传机制提示有必要开发针对染色质结构的小分子表观遗传药物来对抗动脉粥样硬化。这些表观遗传药物已经广泛用于癌症治疗或癌症相关的临床试验，如HDAC抑制剂、sirtuin激活化合物（如白藜芦醇）、DNA甲基化抑制剂（如5-氮胞苷及其核苷类似物）和组蛋白甲基化抑制剂（如EZH2抑制剂）。在这些表观遗传药物中，HDAC抑制剂（如琥珀酰苯胺异羟肟酸）、5-氮杂20-脱氧胞苷等已经显示出减轻实验性动脉粥样硬化的临床前疗效。一些抗动脉粥样硬化的营养补充剂在调节血管细胞和AS的表观遗传酶方面也显示出希望。降脂他汀类药物可以降低EZH2在癌细胞和人类内皮细胞中的表达。

在不同的细胞类型中，个体亚型的功能可能有所不同，因此，在治疗动脉粥样硬化时，有必要根据个体细胞类型特异性的酶而采用不同的治疗方法。DNA甲基化经常与组蛋白修饰具有协同作用。动脉粥样硬化表观遗传学基础的认识因系统生物学方法的技术进步而加深，如全RNA测序（RNA-seq）、单细胞RNAseq、ChIP-seq和DNA甲基化分析。这些技术必将为进一步了解动脉粥样硬化血脑屏障的表观遗传变化提供进一步的信息和有价值的工具。

四、展　望

质谱、测序、染色质免疫沉淀、微阵列和其他新技术的改进促进了健康科学研究的实质性进展。这些技术的不断进步以及应用将对制订针对不同疾病（包括AS）中新表观遗传变化的治疗策略产生积极影响。关于DNA甲基化和组蛋白乙酰化在AS中的确切作用，还有很多有待发现。因此，表观遗传修饰在AS中起着重要作用，并且进一步的研究将为AS的治疗提供有价值的信息。

参考文献

[1] ELIZABETH S, GOLD, STEPHEN A, et al. ATF3 protects against atherosclerosis by suppressing 25-hydroxycholesterol-induced lipid body formation[J]. The Journal of experimental medicine, 2012, 209(4): 807-817.

[2] ZHANG ZB, RUAN CC, CHEN DR, et al. Activating transcription factor 3 SUMOylation is involved in angiotensin II-induced endothelial cell inflammation and dysfunction[J]. Journal of Molecular & Cellular Cardiology, 2016: 149-157.

[3] QIU C, WANG Y, ZHAO H, et al. The critical role of SENP1-mediated GATA2 deSUMOylation in promoting endothelial activation in graft arteriosclerosis[J]. Nature Communications, 2017, 8: 15426.

[4] WANG R, WANG Y, MU N, et al. Activation of NLRP3 inflammasomes contributes to hyperhomocysteinemia-aggravated inflammation and atherosclerosis in apoE-deficient mice[J]. Laboratory Investigation, 2017, 97(8): 922-934.

[5] NARIMAN M, REZA F, SOLALEH E, et al. Association of circulating CTRP9 with soluble adhesion molecules and inflammatory markers in patients with type 2 diabetes mellitus and coronary artery disease[J]. Plos One, 2018, 13(1): e0192159.

[6] HEO KS, CUSHMAN HJ, AKAIKE M, et al. ERK5 activation in macrophages promotes efferocytosis and inhibits atherosclerosis[J]. Circulation, 2014, 130(2): 180-191.

[7] HEO KS, CHANG E, LE NT, et al. De-SUMOylation enzyme of sentrin/SUMO-specific protease 2 regulates disturbed flow-induced SUMOylation of ERK5 and p53 that leads to endothelial dysfunction and atherosclerosis[J]. Circulation Research, 2013, 112(6): 911-U132.

[8] SEYFRIED J, WANG X, KHAREBAVA G, et al. A novel mitogen-activated protein kinase docking site in the N terminus of MEK5 organizes the components of the Extracellular signal-regulated kinase 5 signaling pathway[J]. Molecular & Cellular Biology, 2005, 25(22): 9820-9828.

[9]   PAEZ-MAYORGA J, CHEN AL, KOTLA S, et al. Ponatinib Activates an
       Inflammatory Response in Endothelial Cells via ERK5 SUMOylation[J]. Frontiers in
       Cardiovascular Medicine, 2018, 5: 125.

[10]   YING L, YANG C, ZHANG L, et al. MicroRNA-210 induces endothelial cell
       apoptosis by directly targeting PDK1 in the setting of atherosclerosis[J]. Cellular &
       Molecular Biology Letters, 2017, 22: 3.

[11]   CHEN L, YANG W, GUO Y, et al. Exosomal lncRNA GAS5 regulates the
       apoptosis of macrophages and vascular endothelial cells in atherosclerosis[J]. Plos
       One, 2017, 12(9): e0185406.

[12]   ALIQUE M, E SÁNCHEZ-LÓPEZ, BODEGA G, et al. Hypoxia-Inducible
       Factor-1α: The master regulator of endothelial cell senescence in vascular aging[J].
       Cells, 2020, 9(1): 195.

[13]   KAUSHAL GP, CHANDRASHEKAR K, JUNCOS LA. Molecular interactions
       between reactive oxygen species and autophagy in kidney disease[J]. International
       Journal of Molecular Sciences, 2019, 20(15):3791.

[14]   PAPACONSTANTINOU J. The role of signaling pathways of inflammation
       and oxidative stress in development of senescence and aging phenotypes in
       cardiovascular Disease[J]. Cells, 2019, 8(11): 1383.

[15]   CHEN C, WANG K, ZHANG H, et al. A Unique SUMO-Interacting Motif
       of Trx2 Is Critical for Its Mitochondrial Presequence Processing and Anti-oxidant
       Activity[J]. other, 2019, 10: 1089.

[16]   WU TT, GAO Y, ZHENG YY, et al. Atherogenic index of plasma (AIP):
       A novel predictive indicator for the coronary artery disease in postmenopausal
       women[J]. Lipids in Health and Disease, 2018, 17(1): 197.

[17]   GORDON SM, CHUNG JH, PLAYFORD MP, et al. High-density lipoprotein
       proteome is associated with cardiovascular risk factors and atherosclerosis burden as
       evaluated by coronary CT angiography[J]. Atherosclerosis, 2018, 278: 278-285.

[18]   LIU Y, YU F, HAN Y, et al. SUMO-specific protease 3 is a key regulator for
       hepatic lipid metabolism in non-alcoholic fatty liver disease[J]. Rep, 2016, 6:37351.

[19]   POL CJ, MELISSA L, KONSTANTINOS D. PPARs: Protectors or opponents of
       MSyocardial function? [J]. PPAR Research, 2015, 2015:835985.

[20]   ABE JI, BERK BC. Novel mechanisms of endothelial mechanotransduction[J].

Arteriosclerosis Thrombosis and Vascular Biology，2014，34(11): 2378–2386.

[21] ABE JI，KO KA，KOTLA S，et al. MAGI1 as a link between endothelial activation and ER stress drives atherosclerosis[J]. JCI Insight，2019，4(7): e125570.

[22] NI CW，QIU H，REZVAN A，et al. Discovery of novel mechanosensitive genes in vivo using mouse carotid artery endothelium exposed to disturbed flow[J]. Blood，2010，116(15): e66–73.

[23] BROWN K，GERSTBERGER S，CARLSON L，et al. Control of I kappa B–alpha proteolysis by site–specific，signal–induced phosphorylation[J]. Science，1995，267(5203): 1485–1488.

[24] XIAO L，LIU Y，WANG N. New paradigms in inflammatory signaling in vascular endothelial cells[J]. American Journal of Physiology Heart & Circulatory Physiology，2014，306(3): 317–25.

[25] VATSYAYAN J，QING G，XIAO G，et al. SUMO1 modification of NF-κB2/p100 is essential for stimuli-induced p100 phosphorylation and processing[J]. EMBO reports，2008，9(9): 885–890.

[26] SCHMIDTSUPPRIAN M，BLOCH W，COURTOIS G，et al. NEMO/IKK gamma–deficient mice model incontinentia pigmenti[J]. Molecular Cell，2000，5(6): 981–992.

[27] GAREUS R，KOTSAKI E，XANTHOULEA S，et al. Endothelial cell–specific NF–κB inhibition protects mice from atherosclerosis[J]. Cell Metabolism，2008，8(5): 372–383.

[28] DESTERRO J，RODRIGUEZ MS，HAY RT. SUMO–1 modification of IκBα inhibits NF–κB activation[J]. Molecular Cell，1998，2(2): 233–239.

[29] LEE MH，MABB AM，GILL GB，et al. NF–κB induction of the SUMO protease SENP2: A negative feedback loop to attenuate cell survival response to genotoxic stress[J]. Molecular Cell，2011，43(2): 180–191.

[30] YANG Y，XIA F，HERMANCE N，et al. A Cytosolic ATM/NEMO/RIP1 complex recruits TAK1 to mediate the NF–κB and p38 mitogen–activated protein kinase (MAPK)/MAPK–activated protein 2 responses to DNA damage[J]. Molecular & Cellular Biology，2011，31(14): 2774–2786.

[31] MIYAMOTO S. Nuclear initiated NF–κB signaling: NEMO and ATM take center stage[J]. Cell Research，2011，21(1): 116.

[32] WUERZBERGER–DAVIS S M, NAKAMURA Y, SEUFZER B J, et al. NF–κB activation by combinations of NEMO SUMOylation and ATM activation stresses in the absence of DNA damage[J]. Oncogene, 2007, 26(5):641–651.

[33] CHANG E, HEO KS, WOO CH, et al. MK2 SUMOylation regulates actin filament remodeling and subsequent migration in endothelial cells by inhibiting MK2 kinase and HSP27 phosphorylation[J]. Blood, 2011, 117(8): 2527–2537.

[34] AKAIKE M, CHE W, MARMAROSH NL, et al. The hinge–helix 1 region of peroxisome proliferator–activated receptor γ1 (PPARγ1) mediates interaction with extracellular signal–regulated kinase 5 and PPARγ1 transcriptional activation: involvement in flow–induced PPARγ activation in endothelial cell[J]. Molecular & Cellular Biology, 2004, 24(19): 8691.

[35] KASLER HG, VICTORIA J, DURAMAD O, et al. ERK5 is a novel type of mitogen–activated protein kinase containing a transcriptional activation domain[J]. Molecular & Cellular Biology, 2000, 20(22): 8382–8389.

[36] LE NT, HEO KS, TAKEI Y, et al. A crucial role for p90RSK–mediated reduction of ERK5 transcriptional activity in endothelial dysfunction and atherosclerosis[J]. Circulation, 2013, 127(4): 486–499.

[37] LIU M, YAN M, LV H, et al. Macrophage K63–linked Ubiquitination of YAP promotes its nuclear localization and exacerbates atherosclerosis[J]. Cell Reports, 2020, 32(5): 107990.

[38] BEN J, JIANG B, WANG D, et al. Major vault protein suppresses obesity and atherosclerosis through inhibiting IKK – NF–κB signaling mediated inflammation[J]. Nature Communications, 2019, 10(1): 1801.

[39] DONG Y, YANG L, CUI K, et al. Epsin–mediated degradation of IP3R1 fuels atherosclerosis[J]. Nature Communications, 2020, 11(1): 3984.

[40] BROPHY ML, DONG Y, TAO H, et al. Myeloid–specific deletion of epsins 1 and 2 reduces atherosclerosis by preventing LRP–1 downregulation[J]. Circulation Research, 2018, 124(4): e6–e19.

[41] CHEN S, WANG Y, PAN Y, et al. Novel role for tranilast in regulating NLRP3 ubiquitination, vascular inflammation, and atherosclerosis[J]. Journal of the American Heart Association, 2020, 9(12): e015513.

[42] SA I, MA, JIANGWEI. Melatonin ameliorates the progression of atherosclerosis

via mitophagy activation and NLRP3 inflammasome inhibition[J]. Oxidative Medicine & Cellular Longevity, 2018, 2018: 9286458.

[43] HSIEH J, KOSEKI M, MOLUSKY MM, et al. TTC39B deficiency stabilizes LXR reducing both atherosclerosis and steatohepatitis[J]. Nature, 2016, 535(7611): 303-307.

[44] XIE X, MA X, ZENG S, et al. Mechanisms of berberine for the treatment of atherosclerosis based on network pharmacology[J]. Evidence-based Complementary and Alternative Medicine, 2020, 2020(7): 1-11.

[45] WILCK N, LUDWIG A. Targeting the ubiquitin-proteasome system in atherosclerosis: status quo, challenges, and perspectives[J]. Antioxidants & Redox Signaling, 2014, 21(17): 2344-63.

[46] CHANDRA D, LONDINO J, ALEXANDER S, et al. The SCFFBXO3 ubiquitin E3 ligase regulates inflammation in atherosclerosis[J]. Journal of Molecular and Cellular Cardiology, 2019, 126: 50-59.

[47] SIVAREDDY K, NHAT-TU L, HANG TV, et al. Endothelial senescence-associated secretory phenotype (SASP) is regulated by makorin-1 ubiquitin E3 ligase[J]. Metabolism, 2019, 100: 153962-153962.

[48] BAO Z Y, LI L H, GENG Y, et al. Advanced glycation end products induce vascular smooth muscle cell-derived foam cell formation and transdifferentiate to a macrophage-like state[J]. Mediators Inflamm, 2020, 2020: 6850187.

[49] MELIN EO, DEREKE J, HILLMAN M. Higher levels of the soluble receptor for advanced glycation end products and lower levels of the extracellular newly identified receptor for advanced glycation end products were associated with lipid-lowering drugs in patients with type 1 diabetes: a comparative cross-sectional study[J]. Lipids Health Dis, 2020, 19: 223.

[50] SOURRIS KC, WATSON A, JANDELEIT-DAHM K. Inhibitors of advanced glycation end product (AGE) formation and accumulation[J]. Handb Exp Pharmacol, 2020, undefined: undefined.

[51] YUAN G, SI GY, HOU QC, et al. Advanced glycation end products induce proliferation and migration of human aortic smooth muscle cells through PI3K/AKT Pathway[J]. Biomed Res Int, 2020, 2020: 8607418.

[52] UEKITA H, ISHIBASHI T, SHIOMI M, et al. Integral role of receptor

for advanced glycation end products (RAGE) in nondiabetic atherosclerosis[J]. Fukushima J Med Sci, 2019, 65: 109–121.

[53] YANG SH, HAN XJ, HU HY, et al. Association between soluble receptor for advanced glycation end products (sRAGE) and coronary and cerebral atherosclerosis[J]. Zhonghua yi xue za zhi, 2019, 99(39): 3062–3067.

[54] MENG X, LI XS, XU XY, et al. Elevated luteinizing hormone contributes to atherosclerosis formation by inhibiting nitric oxide synthesis via PI3K/Akt pathway[J]. Vascul Pharmacol, 2019, 121: 106582.

[55] KIMURA Y, YANAGIDA T, ONDA A, et al. Soluble uric acid promotes atherosclerosis via AMPK (AMP–activated protein kinase)–mediated inflammation[J]. Arterioscler Thromb Vasc Biol, 2020, 40: 570–582.

[56] QIAN Z, LIAO JK. Rho kinase: an important mediator of atherosclerosis and vascular disease[J]. Curr Pharm Des, 2009, 15: 3108–3115.

[57] YUBERO–SERRANO E M, PÉREZ–MARTÍNEZ P. Advanced glycation end products and their involvement in cardiovascular disease[J]. Angiology, 2020, 71(8): 698–700.

[58] GOLDIN A, BECKMAN JA, SCHMIDT AM, et al. Advanced glycation end products[J]. Circulation, 2006, 114(6):597–605.

[59] YANG SH, HAN XJ, HU HY, et al. Association between soluble receptor for advanced glycation end products (sRAGE) and coronary and cerebral atherosclerosis[J]. Zhonghua yi xue za zhi, 2019, 99(39): 3062–3067.

[60] SAREMI A, HOWELL S, DAWN C, et al. Advanced glycation end products, oxidation products, and the extent of atherosclerosis during the VA diabetes trial and follow–up study[J]. Diabetes Care, 2017, 40(4): 591–598.

[61] ZHOU MX, REN P, ZHANG Y, et al. Shen–yuan–dan capsule attenuates atherosclerosis and foam cell formation by enhancing autophagy and inhibiting the PI3K/Akt/mTORC1 Signaling Pathway[J]. Frontiers in pharmacology, 2019, 10.

[62] KOTUR–STEVULJEVIĆ J, VEKIĆ J, STEFANOVIĆ A, et al. Paraoxonase 1 and atherosclerosis–related diseases[J]. Biofactors, 2020, 46: 193–205.

[63] XU S, BAI P, LITTLE PETER J, et al. Poly (ADP–ribose) polymerase 1 (PARP1) in atherosclerosis: from molecular mechanisms to therapeutic implications[J]. Med Res Rev, 2014, 34: 644–675.

[64] ROTH FLACH RJ, SKOURA A, MATEVOSSIAN A, et al. Endothelial protein kinase MAP4K4 promotes vascular inflammation and atherosclerosis[J]. Nat Commun, 2015, 6: 8995.

[65] YOSHIZUMI M, KYOTANI Y, ZHAO J, et al. Role of big mitogen–activated protein kinase 1 (BMK1)/extracellular signal–regulated kinase 5 (ERK5) in the pathogenesis and progression of atherosclerosis[J]. J Pharmacol Sci, 2012, 120: 259–263.

[66] REUSTLE A, TORZEWSKI M. Role of p38 MAPK in atherosclerosis and aortic valve sclerosis[J]. Int J Mol Sci, 2018, 19: undefined.

[67] HU XM, CHEN X, PANG HY, et al. Plasma levels of receptor interacting protein kinase–3 correlated with coronary artery disease[J]. Chin Med J (Engl), 2019, 132: 1400–1405.

[68] ZHANG Y, WANG Y, ZHOU D, et al. Angiotensin II deteriorates advanced atherosclerosis by promoting MerTK cleavage and impairing efferocytosis through the ATR/ROS/p38 MAPK/ADAM17 pathway[J]. Am J Physiol Cell Physiol, 2019, 317: C776–C787.

[69] CLEMENT M, CHEN X, CHENOWETH HL, et al. MARK4 (microtubule affinity–regulating kinase 4)–dependent inflammasome activation promotes atherosclerosis–brief report[J]. Arterioscler Thromb Vasc Biol, 2019, 39: 1645–1651.

[70] NINOMIYA H, KATAKAMI N, SATO I, et al. Association between subclinical atherosclerosis markers and the level of accumulated advanced glycation end–products in the skin of patients with diabetes[J]. J Atheroscler Thromb, 2018, 25: 1274–1284.

[71] 刘玲，闫凤娇，石飞，等. 食品加工中晚期糖基化终产物的变化趋势及茶多酚对其抑制作用[J]. 中国食品学报，2016，16(05)：95–102.

[72] WANG HY, BLASZCZYK SA, XIAO GZ, et al. Chiral reagents in glycosylation and modification of carbohydrates[J]. Chem Soc Rev, 2018, 47: 681–701.

[73] SCHJOLDAGER KATRINE T, NARIMATSU Y, JOSHI HIREN J, et al. Global view of human protein glycosylation pathways and functions[J]. Nat Rev Mol Cell Biol, 2020, 21: 729–749.

[74] YANG P, FENG J, PENG Q, et al. Advanced glycation end products: Potential

mechanism and therapeutic target in cardiovascular complications under diabetes[J]. Oxid Med Cell Longev，2019，2019: 9570616.

[75] UEKITA H，ISHIBASHI T，SHIOMI M，et al. Integral role of receptor for advanced glycation end products (RAGE) in nondiabetic atherosclerosis[J]. Fukushima J Med Sci，2019，65: 109–121.

[76] WANG XL，LIU JJ，YANG Y，et al. An update on the potential role of advanced glycation end products in glycolipid metabolism[J]. Life Sci，2020，245: 117344.

[77] SINGH V，RAM M，KUMAR R，et al. Phosphorylation: Implications in cancer[J]. Protein J，2017，36: 1–6.

[78] ZHANG LX，ZHANG XK，WANG YJ，et al. Identification and characterization of protein phosphorylation in the soluble protein fraction of scallop (Chlamys farreri) byssus[J]. Mol Biol Rep，2019，46: 4943–4951.

[79] ZHAO YY，QIAN YJ，SUN Z，et al. Role of PI3K in the progression and regression of atherosclerosis[J]. Front Pharmacol，2021，12: 632378.

[80] CAI AP，ZHOU Y L，LI L W. Rho–GTPase and Atherosclerosis: Pleiotropic Effects of Statins[J]. J Am Heart Assoc，2015，4: undefined.

[81] ZHANG J，XU DL，LIU XB，et al. Darapladib，a Lipoprotein–Associated Phospholipase A2 Inhibitor，Reduces Rho Kinase Activity in Atherosclerosis[J]. Yonsei Med J，2016，57: 321–327.

[82] LIU B，CAO HM，LI GY，et al. Effects of rosuvastatin versus atorvastatin on rho–associated coiled–coil containing protein kinase activity and endothelial function in patients with atherosclerosis[J]. J Int Med Res，2011，39: 2314–2322.

[83] SATO K，YAMASHITA T，SHIRAI R，et al. Adropin Contributes to Anti–Atherosclerosis by Suppressing Monocyte–Endothelial Cell Adhesion and Smooth Muscle Cell Proliferation[J]. Int J Mol Sci，2018，19: undefined.

[84] CHOI KH，KIM JE，SONG NR，et al. Phosphoinositide 3–kinase is a novel target of piceatannol for inhibiting PDGF–BB–induced proliferation and migration in human aortic smooth muscle cells[J]. Cardiovasc Res，2010，85: 836–844.

[85] 张文涛，陈云宪，唐良秋. NF–κB信号通路在冠状动脉粥样硬化性心脏病中的作用[J]. 国际心血管病杂志，2021，48(01)：28–31.

[86] 邵静，蒋静. 基于AMPK/SIRT1通路探讨消溶稳斑方对不稳定斑块的作用[J]. 中国中医基础医学杂志，2020，26(12)：1779–1783.

[87]　韩曼云，梁冰. 血清碱性磷酸酶在心脑血管疾病中的临床应用研究进展[J]. 中外医疗，2019，38(30)：196–198.

[88]　邱惠，李虹伟. 糖基化终末产物及其受体在动脉粥样硬化中的作用及意义[J]. 临床和实验医学杂志，2018，17(04)：443–446.

[89]　HAENDELER J，HOFFMANN J，ZEIHER AM，et al. Antioxidant effects of statinsvia S–nitrosylation and activation of thioredoxin in endothelial cells:a novel vascu–loprotective function of statins[J]. Circulation，2004，110: 856–861.

[90]　PRASAD R，GIRI S，NATH N，et al. GSNO attenuates EAE disease by S–nitrosylation–mediated modulation of endothelial–monocyte interactions[J]. Glia，2007，55: 65–77.

[91]　LECLERC PC，LANCTOT PM，Auger–Messier M，et al. S–nitrosylation of cysteine 289 of the AT1 receptor decreases its binding affinity for angiotensin II[J]. Br J Pharmacol，2006，148: 306–313.

[92]　CAO W，BANIECKI ML，MCGRATH WJ，et al. Nitric oxide inhibits the adenovirus proteinase in vitro and viral infectivity in vivo[J]. FASEB J，2003，17: 2345–2346.

[93]　STENGER S，DONHAUSER N，THURING H，et al. Reactivation of latent leishmaniasis by inhibition of inducible nitric oxide synthase[J]. Exp Med，1996，183: 1501–1514.

[94]　ISHIMA Y，SAWA T，KRAGH–HANSEN U，et al. S–Nitrosylation of human variant albumin Liprizzi (R410C) confers potent antibacterial and cytoprotective properties[J]. Pharmacol Exp Ther，2007，320: 969–977.

[95]　LIN Y，CHEN Y，ZHU N，et al. Hydrogen sulfide inhibits development of atherosclerosis through up–regulating protein S–nitrosylation[J]. Biomed Pharmacother，2016，83: 466–476.

[96]　CHAKRABARTI S，LEKONTSEVA O，PETERS A，et al. 17beta–Estradiol induces protein S–nitrosylation in the endothelium[J]. Cardiovascular Research，2010，85(4): 796–805.

[97]　CHEN Y，LIU R，ZHANG G，et al. Hypercysteinemia promotes atherosclerosis by reducing protein S–nitrosylation[J]. Biomed Pharmacother，2015，70: 253–259.

[98]　LI J，ZHANG Y，ZHANG Y，et al. GSNOR modulates hyperhomocysteinemia–induced T cell activation and atherosclerosis by switching Akt S–nitrosylation to

phosphorylation[J]. Redox Biol, 2018, 17:386–399.

[99] LIN Y, CHEN YL, HUANG BQ, et al. Allicin suppresses atherosclerosis by up-regulating protein S–nitrosylation[J]. Journal of Xian Jiaotong University, 2015, 36: 310–316.

[100] ELAHI MM, NASEEM KM, MATATA BM. Nitric oxide in blood. The nitrosative–oxidative disequilibrium hypothesis on the pathogenesis of cardiovascular disease[J]. Febs Journal, 2010, 274(4): 906–923.

[101] XU XH, QIU HY, SHI F, et al. The protein Snitrosylation of splicing and translational machinery in vascular endothelial cells is susceptible to oxidative stress induced by oxidized low–density lipoprotein[J]. J Proteomics, 2019, 195: 11–22.

[102] JANDU S K, WEBB A K, PAK A, et al. Nitric oxide regulates tissue transglutaminase localization and function in the vasculature[J]. Amino Acids, 2013, 44(1): 261–269.

[103] CHEN Y, ZHAO S, HUANG B, et al. Probucol and cilostazol exert a combinatorial anti–atherogenic effect in cholesterol–fed rabbits[J]. Thrombosis Research, 2013, 132(5): 565–571.

[104] SILBERG J L, MAES H, EAVES L J. Critical role for post–transcriptional regulation of the gene encoding the key inflammasome protein NLRP3[J]. Cytokine, 2014, 70(1): 45.

[105] ZHAO Y, VANHOUTTE PM, LEUNG S. Vascular nitric oxide: Beyond eNOS[J]. Journal of Pharmacological Sciences, 2015, 129(2): 83–94.

[106] BRAUNWALD E. Cardiovascular science: opportunities for translating research into improved care[J]. The Journal of clinical investigation, 2013, 123(1): 6–10.

[107] KIM YM, KIM JH, KWON HM, et al. Korean Red Ginseng protects endothelial cells from serum–deprived apoptosis by regulating Bcl–2 family protein dynamics and caspase S–nitrosylation[J]. Journal of Ginseng Research, 2013, 37(4): 413–424.

[108] HSIEH HJ, LIU CA, HUANG B, et al. Shear–induced endothelial mechanotransduction: the interplay between reactive oxygen species (ROS) and nitric oxide (NO) and the pathophysiological implications[J]. Journal of Biomedical Science, 2014, 21(1): 3.

[109] SANTHANAM L, DAN E B, BELKIN AM. Nitric oxide regulates non–classical

secretion of tissue transglutaminase[J]. Communicative & Integrative Biology，2011，4(5): 584–586.

[110] GALLEANO M，BERNATOVA I，PUZSEROVA A，et al. (–)–Epicatechin reduces blood pressure and improves vasorelaxation in spontaneously hypertensive rats by NO–mediated mechanism[J]. Iubmb Life，2013，65(8): 710–715.

[111] SIPAHI S，GENC A B，ACIKGOZ SB；et al. Relationship of salusin–alpha and salusin–beta levels with atherosclerosis in patients undergoing haemodialysis[J]. Singapore medical journal，2018，60(4): 210–215.

[112] HACKER A，MÜLLER S，MEYER W，et al. The nitric oxide donor pentaerythritol tetranitrate can preserve endothelial function in established atherosclerosis[J]. British Journal of Pharmacology，2010，132(8): 1707–1714.

[113] ULCHI I MD，YOSHIKAZU MMD，KAZUYUKI SMD. Inducible nitric oxide synthase and atherosclerosis[J]. Clinical Cardiology，2010，21(7): 473–476.

[114] ZHONG XN，WANG HH，ZHENG QL，et al. Effects of Naoxintong on atherosclerosis and inducible nitric oxide synthase expression in atherosclerotic rabbit[J]. Chinese medical journal，2013，126(006): 1166.

[115] WANG XF，XIN Z. Roles of Nitricoxide Signaling Pathway in Atherosclerosis[J]. Atherosclerosis，2017，3(1): 1–10.

[116] JIANG WL，AGRAWAL DK，BOOSANI CS. Cell specific histone modifications in atherosclerosis (Review)[J]. Molecular Medicine Reports，2018，18(2):1215–1224.

[117] IMUTA H，FUJITA D，OBA S，et al. Histone methylation and demethylation are implicated in the transient and sustained activation of the interleukin–1β gene in murine macrophages[J]. Heart and Vessels，2020，35(12):1746–1754.

[118] WIERDA RJ，RIETVELD IM，EGGERMOND MV，et al. Global histone H3 lysine 27 triple methylation levels are reduced in vessels with advanced atherosclerotic plaques[J]. Life Sciences，2015，129: 3–9.

[119] FINDEISEN HM，KAHLES FK，BRUEMMER D. Epigenetic regulation of vascular smooth muscle cell function in atherosclerosis[J]. Current Atherosclerosis Reports，2013，15(5): 319.

[120] RAINA A，ZHAO X，GROVE ML，et al. Cerebral white matter hyperintensities on MRI and acceleration of epigenetic aging: the atherosclerosis risk in communities'

study[J]. Clinical Epigenetics，2017，9(1): 21.

[121] VILLENEUVE LM，NATARAJAN R. The role of epigenetic in the pathology of diabetic complications[J]. AJP Renal Physiology，2010，299(1): F14–25.

[122] NEELE AE，BOSSCHE J，HOEKSEMA MA，et al. Epigenetic pathways in macrophages emerge as novel targets in atherosclerosis[J]. European Journal of Pharmacology，2015，763(Pt A): 79–89.

[123] BEKKERING S，JOOSTEN LAB，MEER JWMVD，et al. Trained innate immunity and atherosclerosis[J]. Current Opinion in Lipidology，2013，24(6): 487–492.

[124] BEKKERING S，VAN D，NIELEN T，et al. Innate immune cell activation and epigenetic remodeling in symptomatic and asymptomatic atherosclerosis in humans invivo[J]. Atherosclerosis，2016，252: e256–e256.

[125] KHYZHA N，ALIZADA A，WILSON MD，et al. Epigenetics of atherosclerosis: Emerging mechanisms and methods[J]. Trends in Molecular Medicine，2017，23(4): 332.

[126] CONG G，RU Y，HUI H，et al. Involvement of histone methylation in macrophage apoptosis and unstable plaque formation in methionine–induced hyperhomocysteinemic ApoE–/– mice[J]. Life Sciences，2017，173: 135–144.

[127] LU J，HUANG Y，ZHANG X，et al. Noncoding RNAs involved in DNA Methylation and Histone methylation，and acetylation in Diabetic Vascular Complications[J]. Pharmacological Research，2021，170: 105520.

[128] LEENTJENS J，BEKKERING S，JOOSTEN LA，et al. Trained Innate Immunity as a Novel Mechanism Linking Infection and the Development of Atherosclerosis[J]. Circulation Research，2018，122(5):664–669.

[129] LI F P，LING DQ，GAO LY. Long noncoding RNA Chaer mediated Polycomb Repressor Complex 2 (PRC2) activity to promote atherosclerosis through mTOR signaling[J]. European review for medical and pharmacological sciences，2019，23(17): 7639–7648.

[130] KIM GH，RYAN JJ，ARCHER SL. The role of redox signaling in epigenetics and cardiovascular disease[J]. Antioxidants & Redox Signaling，2013，18(15): 1920–1936.

[131] MAKREVSKA S，MANASIEVSKA E，KRSTEVSKA Z. We–P11: 46 Diabetes

mellitus as a risck factor in occurence of atherosclerotical changes of the brain[J]. Atherosclerosis Supplements, 2006, 7(3): 356–356.

[132] HATTORI S, KAMIYA T, HARA H, et al. CoCl₂ decreases EC–SOD expression through histone deacetylation in COS7 cells[J]. Biological & Pharmaceutical Bulletin, 2016, 39(12): 2036.

[133] CESSELLI D, BELTRAMI AP. Stem cell senescence in diabetes: forgetting the sweet old memories[J]. Diabetes, 2014, 63(6): 1841–1843.

[134] SOOKOIAN S, GIANOTTI TF, BURGUE OAL, et al. Fetal metabolic programming and epigenetic modifications: a systems biology approach[J]. Pediatric Research, 2013, 73(4–2): 531–542.

[135] DHANAK D, JACKSON P. Development and classes of epigenetic drugs for cancer[J]. Biochem Biophys Res Commun, 2014, 455(1–2): 58–69.

[136] QUAN Z, RANK G, CERRUTI L, et al. The protein methyltransferase pRMT5 links histone H4 methylation to Dnmt3a–dependent DNA methylation and transcriptional silencing of the fetal globin genes[J]. Blood Cells Molecules & Diseases, 2007, 38(2): 189–190.

[137] PAUL TA, BIES J, SMALL D, et al. Signatures of polycomb repression and reduced H3K4 trimethylation are associated with p15INK4b DNA methylation in AML[J]. Blood, 2010, 115(15): 3098–3108.

[138] HÜBNER U, GEISEL J, KIRSCH SH, et al. Effect of 1 year B and D vitamin supplementation on LINE–1 repetitive element methylation in older subjects[J]. Clinical Chemistry and Laboratory Medicine, 2013, 51(3): 649–655.

[139] KELAVKAR UP, HARYA NS, HUTZLEY J, et al. DNA methylation paradigm shift:15–Lipoxygenase–1 upregulation in prostatic intraepithelial neoplasia and prostate cancer by atypical promoter hypermethylation[J]. Prostaglandins & Other Lipid Mediators, 2007, 82(1–4): 185–197.

[140] ALKEMADE FE, VLIET PV, HENNEMAN P, et al. Prenatal exposure to apoE deficiency and postnatal hypercholesterolemia are associated with altered cell–specific lysine methyltransferase and histone methylation patterns in the vasculature[J]. The American Journal of Pathology, 2010, 176(2): 542–548.

[141] KUMAR A, KUMAR S, VIKRAM A, et al. Histone and DNA methylation–mediated epigenetic downregulation of endothelial Kruppel–like factor 2 by low–

density lipoprotein cholesterol[J]. Arteriosclerosis Thrombosis & Vascular Biology，2013，33(8): 1936–1942.

[142] FISH JE，YAN MS，MATOUK CC，et al. Hypoxic repression of endothelial nitric–oxide synthase transcription is coupled with eviction of promoter histones[J]. Journal of Biological Chemistry，2010，285(15): 810.

[143] RAFEHI H，BA LCERCZYK A，LUNKE S，et al. Regulation of inflammatory gene expression by histone acetylation and HDAC inhibition in human aortic endothelial cells[J]. Atherosclerosis，2015，241(1): e6.

[144] KOBAYASHI H，TAN EM，FLEMING SE. Acetylation of histones associated with the p21WAF1/CIP1 gene by butyrate is not sufficient for p21WAF1/CIP1 gene transcription in human colorectal adenocarcinoma cells[J]. International Journal of Cancer Journal International Du Cancer，2010，109(2): 207–213.

[145] PANENI F，COSTANTINO S，VOLPE M，et al. Epigenetic signatures and vascular risk in type 2 diabetes: A clinical perspective[J]. Atherosclerosis，2013，230(2): 191–197.

[146] ROCCARO AM，SACCO A，JIA X，et al. microRNA–dependent modulation of histone acetylation in Waldenstrom macroglobulinemia[J]. Blood，2010，116(9): 1506–1514.

[147] GINSBURG DS，ANLEMBOM TE，WANG J，et al. NuA4 Links Methylation of Histone H3 Lysines 4 and 36 to Acetylation of Histones H4 and H3[J]. Journal of Biological Chemistry，2014，289(47): 32656–32670.

[148] JOSEPH JS，AYELESO AO，MUKWEVHO E. Exercise increases hyper-acetylation of histones on the Cis–element of NRF–1 binding to the Mef2a promoter: Implications on type 2 diabetes[J]. Biochemical & Biophysical Research Communications，2017，486(1): 83.

第四篇

翻译后修饰蛋白质组
研究方法及关键技术

蛋白质是几乎所有生物过程中必不可少的分子。它们在细胞中提供结构支架，并在无数过程中发挥作用，例如代谢、生物信号传导、基因调控、蛋白质合成、跨膜转运、免疫功能和光合作用。蛋白质功能的异常调节是疾病病理中最突出的因素之一。因此，了解蛋白质组如何受到疾病的干扰是生物医学研究的一个重要目标。众所周知，转录组数据，例如mRNA丰度，不足以推断蛋白质丰度，因此，通常需要直接测量蛋白质活性。然而，传统的方法往往侧重于一种或几种蛋白质，但随着样品分离和质谱技术的最新发展，现在可以将复杂的生物系统视为一个集成单元。蛋白质组学实验方面的快速进步激发了各种下游生物信息学分析方法，这些方法有助于发现分子水平的蛋白质调节机制和表型行为之间的关系，在研究疾病的发展和进展中发挥着重要的作用。

第一章

生物信息学

为了满足当今社会对各种信息进行有效处理的需求，诞生了生物信息学，它不仅为全人类带来了便利，还让大量信息数据能够被很好地收集和统计。然而，生物信息学起源于50多年前，当时台式计算机还只是一个假设，DNA还不能被测序。生物信息学的基础是在20世纪60年代初期，随着计算方法在蛋白质序列分析（特别是从头序列组装、生物序列数据库和替代模型）中的应用而奠定。后来，由于分子生物学方法的平行进步，DNA分析的出现使得DNA的操作及其测序更容易，同时计算机科学的出现也见证了越来越小型化和更强大的计算机的兴起，以及更适合处理生物信息学任务的新型软件。在20世纪90年代到21世纪初期间，测序技术的重大改进以及成本的降低导致数据呈指数级增长。"大数据"时代的到来对数据挖掘和管理提出了新的挑战，需要更多的计算机科学专业知识进入该领域。再加上越来越多的生物信息学工具，生物大数据已经（并将继续）对生物信息学结果的预测能力和可重复性产生深远的影响。

第一节　生物信息学的发展

生物信息学是非常重要的一门学科，了解生物信息学对整理数据有很大的帮助。

一、生物信息学的概述

生物信息学是全新的科学研究方法，它整合了多个交叉学科领域的信息和知识（如生物学、数学、计算机学、物理学等）。生命体依靠体内各生物机制维持体征，这些机制由生物分子、细胞和组织相互交织的各种系统产生的众多协同效应组成，而生物数据则是生物机制的足迹。生物信息学是将数据和各种分析工具进行有机地集合，继而对生物数据进行收集、储存、分析并解释大量数据的前沿科学领域。其目的是阐明多个因素的协同关系，基于技术进步和高通量测序的出现，生物信息学利用计算或数字建模的方法得以逐步清晰起来。

内切酶的发现使得编辑基因成为可能，而DNA克隆技术奠定了基因工程的基础。此后，生物遗传的"秘密"正逐步被世人所揭开，传统的研究手段已经无法满足其背后蕴藏的庞大着生物数据，故生物信息学应运而生。随着高通量技术的快速发展，DNA库中的公共基因序列快速增多，生物信息呈井喷式爆发。2001年，随着人类全基因组测序工程的完成，预示着生物信息学的研究达到了一个顶峰。

二、生物信息学的意义

从积累数据的时代跨越到分析数据的时代，数据的大量累积为新的发现提供了无限的可能，生物信息学"应运而生"。生物信息学囊括的庞大数据和复杂背景促进了数据的统计分析和系统描述等的快速发展。庞大的计算量和快速变化的时变数据给传统的计算分析造成了巨大的困难，因此，需要运用非参统计分析、聚类分析等更多样化的统计分析技术。处理生物信息学数据过程中，计算机算法的开发，需要考虑算法时空交织的复杂性，应使用并列计算、网格化计算等提升算法的可操作性和准确性。

三、生物信息的发展前景

生物信息学通过和其他学科进行交叉，如表观遗传学、生物化学和分子生物学等，为分析生物信息数据提供一种新方法，通过生物信息学分析得出的数据结果可用于时间生物学的研究。众多交叉学科对时间生物学有很大的帮助，但是生物信息学的研究工具，如各种分析软件等，并不能消除研究领域的数据需要，更不能代替研究人员发挥作用。熟悉调查领域，对新发掘的数据进行结果评估，确认其可靠性是十分必要的。而认识和了解生物体内的生理机制可以通过对生物信息学的数据分析得知。要先了解蛋白质的结构才能进行蛋白质与蛋白质组分析，可以通过计算机辅助结构模拟新蛋白质的完整、精确和动态的三维结构，了解蛋白质结构后再去理解蛋白质、氨基酸的序列和三维结构三者之间的关系，最后进行蛋白质序列及特性分析。

海量的生物信息数据为新课题提供了无限潜能，因此，更加需要新的思路来进行数据挖掘。传统的计算机算法越来越不适用于生物信息学，比如DNA序列分析等问题，其根本因素是由于分子层面上完整的生命机制理论的缺乏和生物系统模式的复杂性。机器学习的目的是从大量的数据中总结归纳出相应的规律，如通过采用推算，模型拟合等，特别适用于缺乏一般性的理论及大规模数据采集。故采用机器学习和常规的方法结合。机器学习的方法在大样本分析工作中至关重要，其将快速提升计算机从大量的生物信息中采集并发现新的知识，可避免因传统方法导致的时间与精力的耗费。因而，目前的大趋势就是机器学习与生物信息学的结合。

第二节　蛋白质生物信息学数据库和资源

在过去的几十年里，使用高通量技术来研究分子生物学系统已经彻底改变了生物和生物医学研究，使研究人员能够系统地研究生物体的基因组（基因组学）、RNA分子集（转录组学）和蛋白质集（包括它们的结构和功能），这使得研究人员能够系统地研究生物体的基因组（基因组学）、RNA分子集（转录组学）和蛋白质集（蛋白质组学）。由于蛋白质在分子水平上位于基因和转录本之间，且大多数生理和病理过程都体现在蛋白质水平，因此，生物和生物医学科学家越来越有兴趣应用高通量蛋白质组学技术来更好地理解基本的分子生物学和疾病过程。

蛋白质组学数据的丰富性使研究人员能够提出复杂的生物学问题，并提出新的科学见解。为了支持数据驱动的假说生成和生物学知识发现，已经开发了许多与蛋白质相关的生物信息学数据库、查询工具和数据分析软件工具，以支持路径生物学、网络生物学和系统生物学中的序列、结构、功能和进化分析。随着基因组科学和下一代测序（NGS）技术最近的非凡进步，在大量生物体中发现了丰富的基因组信息，新的蛋白质生物信息学数据库也被引入，许多现有的数据库也得到了完善。随着越来越多的基因组被测序，数据库中存档的蛋白质序列近年来急剧增加。这给计算生物学家提出了新的挑战，需要构建新的基础设施来支持大数据时代的蛋白质科学研究。

一、序列数据库

RefSeq-国家生物技术信息参考序列中心（NCBI RefSeq）数据库为分类上不同的生物（包括古生菌、细菌、真核生物和病毒）提供经过精选的基因组区域、转录本和蛋白质的非冗余序列。RefSeq数据库是从冗余档案数据库GenBank中可用的序列数据导出的。RefSeq序列包括编码区、保守结构域、变异，以及增强的注释等，如出版物、名称、符号、别名、基因ID和数据库交叉引用。2015年11月6日发布的RefSeq包括54 766 170个蛋白质，12 998 293个转录本和55 966个生物。通过搜索核苷酸或蛋白质数据库、对选定数据库进行BLAST搜索和FTP下载，可以从NCBI网站直接访问RefSeq记录。RefSeq记录也可以通过间接链接从其他NCBI资源获得，如Gene、Genome、BioProject、dbSNP、ClinVar和Map Viewer等。此外，RefSeq还支持通过Entrez编程实用程序进行编程访问。

UniProt联盟由来自欧洲生物信息学研究所（EBI）、瑞士生物信息学研究所（SIB）和蛋白质信息资源（PIR）的研究团队组成。UniProt联盟是通过四个核心数据库组件提供蛋白质序列和功能注释的中心资源，以支持蛋白质生物信息学研究。UniProt知识库（UniProtKB）是蛋白质序列功能信息的主要数据存储，具有丰富和准确的注释（蛋白质名称或描述、分类信息、分类、交叉引用和文献引用）。UniProtKB由两部分组成：①UniProtKB/Swiss-Prot，它包含手动注释的记录，其中包含从文献和馆长评估的计算分析中提取的信息；②UniProtKB/trembl，它包含自动注释和分类的计算分析记录。UniProtKB广泛的交叉引用、功能和特征注释、分类和基于文献的证据属性支持蛋白质的比较分析和查询。2015年12月9日发布的UniProtKB/SwissProt 2015_12包含550 116个序列条目，包含196 219 159个氨基酸。

UniProt Archive（UniParc）是一个综合的、非冗余的档案蛋白质序列数据库，它来自所有主要的可公开获取的资源。UniParc包含蛋白质序列及其来源数据库的交叉引用。UniParc使用稳定且唯一的标识符存储每个独特的蛋白质序列，并跟踪其源数据库中的序列变化。

UniProt参考群集（UniRef）是来自UniProt知识库（包括异构体）和选定的UniParc记录的序列群集集合。UniRef将具有100%（UniRef100）、≥90%（UniRef90）或≥50%（UniRef50）同源性且与簇（种子）中最长序列重叠80%的序列和亚片段合并到单个UniRef条目中，并选择排序最高的蛋白质序列作为簇代表。

UniProt蛋白质组提供了一组蛋白质，这些蛋白质被认为是由基因组已经完全测序的有机体表达的。UniProt蛋白质组由所有UniProtKB/Swiss-Prot条目加上映射到该蛋白质组Ensembl基因组的那些UniProtKB/trembl条目组成。UniProt网站（http://www.uniprot.org）是其数据和文档的主要访问点。该网站提供使用UniProt标识符的批量检索；批量检索是基于BLAST的序列相似性搜索；基于Clustal Omega的序列比对，以及数据库标识符映射。UniProt下载站点提供各种格式的蛋白质序列数据的批量下载，包括平面文件文本、XML、RDF和FASTA。

二、大数据的特点

虽然目前已经开发了大量的蛋白质生物信息学数据库和资源来编目和存储关于蛋白质的不同信息，但最近高通量测序技术的快速发展将分子生物学研究带入了大数据时代，研究范式已经从假设驱动转向数据驱动。大数据为分子生物学的研究开辟了新的途径，并最终将数据转化为有用和可操作的知识带来了新的挑战。

大数据是一个宽泛的术语，指的是庞大或复杂的数据集，以至于传统的数据处理应用程序是不够的。在更清晰的定义中，大数据具有以下特征：①数据量：数据的大小绝对是大数据的一个重要方面。海量数据需要可扩展的存储解决方案和分布式的信息处理和检索；②各种数据类型决定如何分析数据，数据的异质性要求采用非平凡的分析方法；③速度生成和处理数据的速度对新的实时数据分析提出了挑战；④可变性数据的不一致性要求有效的数据管理和处理；⑤准确性：数据分析的准确性取决于高质量的数据和数据捕获方法。

三、数据存储和管理

计算生物学家必须面对的第一个挑战是如何有效地存储和管理大量数据。除了更好的硬件支持外，还探索了大规模并行存储系统（分布式文件系统、集群文件系统和并行文件系统）。示例包括Lustre和Hadoop分布式文件系统（HDFS）。最重要的是，需要用户特定的解决方案的框架，在那里已经开发了几个工具。Apache Hve是一个分布式数据仓库框架，用于使用类似SQL的语言HiveQL分析存储在HDFS和兼容系统中的数据。Apache Pig使用更简单的脚本语言进一步简化了复杂的数据分析。传统的关系数据库管理系统通常难以处理大数据。因为它们缺乏横向可伸缩性，要求很难保持一致，并且在处理大量异构数据时变得非常复杂。非关系数据库（NoSQL）是大数据存储和管理的替代方案，因为它们注重可扩展性和灵活性。流行的NoSQL数据库管理系统包括键值存储、列式数据库、图形数据库和面向文档的数据库。

四、数据分析

在生物医学研究和医疗保健系统领域，高通量组学研究的目的是将生物医学数据转化为知识。为了实现个性化医疗和更好的治疗，需要可扩展的计算设施和高效的数据分析框架。与传统的HPC集群计算相比，云计算作为大规模数据分析的经济解决方案应运而生。

通过在云中托管大量高通量数据，生物信息学分析的出现正在改变数据分析的方式。值得注意的是，代码不是将数据移动到分析代码，而是移动到数据。此外，新颖高效的机器学习和数据挖掘算法和计算框架也是成功将数据转化为知识的关键。Apache Spark是最近开发的用于大规模的内存集群计算的快速通用计算引擎。它支持丰富的高级工具集，包括用于SQL和结构化数据处理的Spark SQL、用于机器学习的MLlib、用于图形处理的GraphX以及用于可伸缩的应用程序的Spark Streaming。

五、数据集成

大数据研究中最具挑战性的任务是处理数据的异构性、多样性和复杂性，并找到一种更好的方式来整合它们。除了探索NoSQL技术的灵活性外，另一个很有前途的领域是应用本体和语义Web技术，本体在解决数据源的异构性问题方面发挥着完美的作用。本体的快速发展和采用使得研究界能够使用标准化的本体对生物和生物医学数据进行注释和集成，并自动发现和组合生物信息学Web服务和工作流。关联数据技术提供了一种在Web上发布结构化数据并使它们相互连接的方法。生物信息学领域成功的关联数据项目包括Bio2RDF和EBI RDF Platform。它们使用语义网技术，通过定义一组简单的约定，从多个数据提供者获得的不同格式的不同来源创建兼容RDF的链接数据，从而为生命科学构建和提供最大的关联数据网络。使用关联数据进行数据集成的挑战是开发能够使用这些数据、提取有意义的生物学知识并以用户友好的方式呈现它们的应用程序。

第三节　生物信息学的开发和应用

一、生物信息学在微生物脱卤的应用

生物信息学对于加深对脱卤领域的认识起着关键作用。微生物脱卤是一种生物化学过程，在这个过程中卤化物质被酶催化成非卤化的形式。这些微生物具有广泛的降解有机卤素的能力，在自然界中既有显性的，也有非特异性的。这些卤代有机化合物中的大多数都是需要修复的污染物，因此，目前的方法是在分子水平上探索微生物对这些物质进行有效生物降解的潜力。几种具有脱卤活性的微生物已被鉴定。为了方便数据挖掘，人们开发了许多工具来标注数据库中的这些数据。因此，随着微生物的发现，人们可以预测基因和蛋白质，进行序列分析，可以进行结构建模、代谢途径分析、生物降解研究等。

二、生物信息学在翻译药物领域的应用

（一）转译药物

无论是在学术界还是在制药行业，生物信息学方法在转译药物的发现中都变得越来越重要。对药物发现所有阶段产生的数据进行计算利用，使这一过程的关键挑战得以解决。在这里，重点介绍正在开发生物信息学资源和方法以支持药物发现流水线的一些领域。这些措施包括创建大型数据仓库、生物信息学算法来分析识别新药物靶标和生物标记物的"大数据"，评估靶标的易处理性的计划，以及预测使用特许药物治疗更多适应证的重新定位的机会。

将一种新药推向市场需要大约13年的时间和大约18亿美元的"资本化"成本。这一成本包括许可药物的开发，也包括未能进入市场的化合物的成本。项目可能会在药物发现过程的所有不同步骤中失败，特别是在开发的后期阶段。这种高流失率的常见原因包括潜在药物缺乏临床疗效（约30%）、意想不到的毒性（>20%）以及能够在竞争激烈的市场中成功定位新药的内在商业顾虑（>20%）。降低药物发现流程中每个不同步骤所需的成本和时间是及时向患者提供更好药物的关键。一种有可能提高药物发现过程效率的方法涉及最大限度地利用从基础科学获得的信息。转化型药物发现可以以将基础生物和化学科学研究的进展有效地转化为生产新药和为患者提供治疗选择，即从"病床到床边"开发新药。转化式方法还带来了额外的好处，使新的治疗方法和研究知识能够接触到它们的目标患者亚群，为更好地设计临床试验提供信息，并有助于减少治疗中严重的不良反应。计算方法的最新进展，以及对公开可用的医学大数据的日益增长的访问革命性地改变了转译药物的发现，从而促进了更好的药物和疗法的开发。

转译药物发现中基于疾病的生物信息学方法取决于所考虑的疾病类型，并实施不同的策略来分析癌症、遗传和传染病。癌细胞的特征是一系列不同的遗传和表观遗传变化，以及染色体的不稳定性。生物信息学方法可以用来确定每个特定患者癌症的关键驱动因素。因此，它们有可能实现一种更个性化的癌症治疗方法，为针对特定蛋白质的新型和重新定位的药物铺平道路。

（二）生物信息学在转译药物中的应用

生物信息学被应用到传染病的转译药物发现中。例如，病毒或细菌感染的存在会引起细胞内特定的基因表达谱。将这些图谱与其他疾病的图谱以及药物诱导的基因图谱进行比较，可以为现有药物提供重新定位的机会。自从人类基因组首次测序以来，基因组、蛋白质组和新陈代谢的高通量平台已经越来越多地允许对许多不同疾病的大数据集进行分析。数据科学、机器学习或统计学方法被用来识别与疾病过程相关的异常模式，通常最终目的是识别可用药的可操作靶标。

当肿瘤对特定药物产生抗药性时，这些异常也会持续变化。这些变化的复杂性意味着生物信息学技术的应用在识别所呈现的癌症类型方面往往至关重要，每种癌症都具有不同的分子特征，需要独特的治疗策略。在癌症研究领域，有几个存储多平台癌症数据的大型存储库，包括国际癌症基因组学联盟（ICGC）、国家癌症研究所基因组数据共享（GDC）和癌症宝石地图集（TCGA）。例如，GDC

为超过14 531个以前由TCGA管理的病例提供了有计划的存储，如果将Foundation Medicine Inc的数据包括在内，这个数字预计将增长到30 000个以上。这种资源的好处是不仅可以获得原始测序数据，而且还应用了能够产生高水平数据（例如，突变呼叫、结构变体等）的最先进的方法，这使得分析的第一步能够标准化以获得重复性以及临床数据。它提供了多种"组学"数据类型，如mRNA表达、体细胞突变、拷贝数变异和蛋白质丰度。将这些信息汇集在一起，可以更好地描述分子特征，更好地理解疾病的生物学基础。使用这样的"大数据"来寻找新的药物靶点分为几个关键因素，包括识别导致癌症的基因，然后确定其中哪些是可操作的。在任何肿瘤中，只有一小部分基因变化会导致和推动疾病的发展。其他突变没有提供生长优势，通常被描述为乘客突变。已经开发出许多方法来从更常见的突变乘客中分离出真正的司机基因。一种方法是修改假定的突变背景速率，以考虑DNA区域的复制时间并结合有关基因表达水平的信息。在突变率特别高的癌症中，大多数基因变化都是癌症发展的附带因素，因此，评估修饰对功能的影响是很有帮助的。有许多现有的算法可以帮助实现这一点。这些方法使用各种手段来预测蛋白质内氨基酸替换的耐受性，其中几种方法是专门为评估癌症样本中特定错义突变的重要性而开发的。另一种有效的替代方法是观察给定遗传途径中的事件。这类研究的结果可能更容易解释，因为它们可能暗示与炎症或DNA损伤反应等概念相关的因果机制。

生物信息学不仅可以帮助识别可能导致癌症的基因，还可以帮助对它们进行分类，即根据它们在造成危害之前是必须激活还是必须灭活（肿瘤抑制基因）。在这两类基因中看到的突变模式有很大的不同，当基因的蛋白质产物在癌症环境中的生物学功能尚不清楚时，它们已被用来区分这两类基因。许多靶向抗癌药物通过直接抑制激活的癌基因发挥作用，特别是含有蛋白激酶结构域的蛋白或核受体蛋白。例如，达普拉非尼已被批准用于治疗晚期黑色素瘤，并针对结构性激活激酶癌基因BRAF V600E。西妥昔单抗、帕尼妥单抗、吉非替尼和埃洛替尼是获得许可的EGFR酪氨酸激酶抑制剂，而Crizotinib是一种碱性磷酸酶抑制剂，所有这些药物都获得了治疗肺癌的许可。

1.致命伴侣基因

需要一种本质上不同的方法来提供旨在控制失活肿瘤抑制基因造成的损害的治疗方法。修复这些基因的蛋白产物通常是不可行的，如果它们因截断而失活，尽管有人正在尝试重新激活或恢复一小部分p53错义突变蛋白的功能。在以肿瘤抑制基因为靶点的同时，寻找可以通过药物合成伴侣基因的方法现在变得越来越普遍。

参与DNA损伤反应的基因是合成致命性相互作用的主要候选者，因为修复DNA有多条互补途径。SSLS治疗开发的最好例子是药物抑制PARP1，PARP1是单链断裂修复（SSBR）中的一个关键酶，它是一种SSL，在遗传性乳腺癌、卵巢癌、胰腺癌和前列腺癌中观察到BRCA1、BRCA2或PALB2同源重组（HR）蛋白存在遗传缺陷。进展最快的PARP抑制剂奥拉帕利布（AZD-2281）于2014年底被EMA和FDA批准用于BRCA突变的晚期卵巢癌患者，目前正在对其他多种SSBR缺陷癌症进行进一步的临床试验。

遗传性疾病通常是由遗传变异引起的，这些变异最终会导致细胞内蛋白质功能的有害变化。全基因组关联研究（GWAS）是为了在统计学上将特定基因变异的存在与疾病的发生联系起来。早期的GWAS，基于线性回归模型，成功地识别了孟德尔性状和高度遗传的疾病，如乳糜泻和1型糖尿病。基因疗法提供了一种将GWAS的结果转化为新疗法的潜在途径。2000年报道了一种基因疗法治疗X连锁严重联合免疫缺陷（SCID-X1）的早期成功。然而，在与所使用的基因载体相关的插入突变导致癌症后，其他基因治疗试验就被搁置了。更多的现代载体提高了安全性，新的试验已经开始，ADA-SCID基因疗法于2016年6月获得欧洲药品管理局的批准。GWAS现在经常被用来识别导致多因素疾病的罕见变异，但很难确定它们的意义的相关性。这是因为个体之间的关系以及突变位点之间的关系存在复杂的混杂因素。GWAS没有直接确定一种疾病的现有药物靶点。通过将这些技术与蛋白质相互作用网络数据和机器学习相结合，将使用GWAS发现新的靶点。GWAS的数据越来越多地被用作各种不同机器学习技术的起点。这项工作在临床上具有提供非侵入性诊断工具的潜力。

2.群体分层

有许多传染病没有有效的治疗方法，或者治疗只对一部分患者有效。此外，疾病的变种不断出现，威胁着已经取得的进展，几种生物信息学方法已经被用来对患者群体进行分层。例如，GWAS使研究人员能够确定具有与疾病进展不同模式相关的基因变异的亚群。或者，也可以绘制与疾病相关的基因表达图谱，并将其与先前存在的与药物相关的图谱进行比较。2015年，疟疾基因组流行病学网络进行的一项大规模GWAS研究发现，大约33%的针对严重疟疾的保护作用是由一个新的遗传位点上的遗传变异提供的，该基因位点位于或接近于编码血糖素的基因。针对宿主因素的艾滋病毒等感染疗法已经开发出来，现在希望也能采取同样的方法来改进疟疾的治疗。除了能够识别患者之间的差异外，"基因组"数据还可以用于识别相关的病毒和细菌菌株，这既可以通过观察病原体基因组学的进化，也可以通过寻找它们表达的代谢物的变化来实现。例如，在肠道和尿路中发现的大肠杆菌变体在两个小分子的表达上存在差异，这两个小分子是yersiniabactin和salmochelin，这两个小分子被认为是支持细菌生存的。以代谢途径或产生这些分子的菌株为靶点可能会为预防反复的尿路感染提供一个很好的策略。"OMIC"数据还提供了一种快速、廉价的方式来识别有潜力改变用途的药物，公开提供的连接性图谱可以方便地将任何基因表达图谱与1 300多种化合物产生的表达图谱进行比较，其中大多数是已经批准用于其他目的的药物。该程序计算连通性分数，即评估基因表达签名之间的正相关性或负相关性。后来的DMAP将这种搜索扩展到289 571个化学实体。

3.驱动改变图

科学家绘制了人类癌细胞系的癌症驱动改变图，从而可以对265种现有药物进行敏感性测试。这项工作确定了一系列导致对特定药物敏感和抗药性的改变，为研究人员寻找特定癌症亚群的治疗方案提供了数据集。围绕一种特定疾病或一组疾病的数据共享也可以提高药物发现的效率，并允许与其他相关疾病建立联系。例如，疟疾盒子提供了关于体外杀死疟疾寄生虫的化合物的安全性和有效性的信息，鼓励学术界和工业界之间的合作。由此产生的药物开发计划表明，其中一些化合物可能对其他病原体具有更广泛的治疗益处，并导致了一项更广泛的倡议——病原盒的发展。TDR靶标数据库也采用了类似的方法，该数据库提供了与热带疾病病原体相关的数据和预测的可药性。生物信息学技术也被用来评估目标是否为"可用药"。通过在药物发现的早期阶段进行这样的分析，有可能在以后的发现过程中降低项目失败的风险。

4.蛋白质的可药性

蛋白质的可药性被定义为蛋白质以高亲和力结合小的类药物分子的能力。这些相互作用强烈地依赖于蛋白质在空间中折叠的方式和蛋白质的其他物理属性，如电荷分布。这种小的"类药物分子"的结构也同样重要，理想的药物应该能够少量口服。因此，这种药物在有效的同时，还应该成功地通过肠道和细胞膜，在血液中转运，迅速扩散，并成功排泄。没有这些药代动力学特性的潜在药物是总体流失率的一个重要因素。2002年，"可药物基因组"的概念被提出，它确定了人类基因组中编码蛋白质的基因，这些蛋白质可以被小的类药物蛋白调节。这项生物信息学分析通过计算所有人类蛋白质与已知治疗靶点的序列一致性，评估了所有人类蛋白质的"可药性"，并预测只有不到10%的人类蛋白质组是可药的。在这些目标中，只有10%与FDA批准的药物有关。蛋白质与类药物化合物结合的能力可以通过分析已知抑制剂的化学性质来评估，也可以通过对这些蛋白质上的抑制剂进行虚拟筛选和对接来预测。CanSAR数据库根据ChEMBL数据库中存放的小分子化合物的化学性质和生物活性参数，为人类蛋白质提供了基于配体的可药性分数。分数是根据所有化合物的亲和力、多样性、配基效率和其他性质得出的，这些化合物都是针对目标及其所有家族成员进行测试的。

5.蛋白质的三维结构

了解目标蛋白质的三维结构有助于小分子药物的发现，使分析每个蛋白质口袋的可药性、与小分子的虚拟对接和相似蛋白质的比较成为可能。基于结构的可药性计算从结晶学或模型化的3D结构开始。鉴定了蛋白质表面的所有配体结合位点，并根据大小、形状和疏水性等理化参数评估了每个口袋可能的可药性。这些工具的结果与片段库核磁共振筛查的预测有很好的相关性，如果药物发现项目针对的是只有低得分口袋的蛋白质，那么它们更有可能失败。

识别口袋的方法要么假设3D蛋白质结构是静态的，要么使用基于能量的算法，或者使用分子动力学模拟。通过计算疏水性、体积、氨基酸组成和静电学等属性来评估每个口袋的可药性，然后使用这些特征来训练关于有效药物结合/非药物结合口袋的机器学习模型。其中一些程序是自动化的，并根据其可药性的可能性打分。使用DoGSiteScore分析溴结构域BRD1和TRIM24下药的潜力，尽管这两个蛋白质肉眼看起来难以区分，然而分析确定BRD1有一个溴结合域结合口袋（如网状物所示），更有可能结合小分子。了解捆绑袋之间的相似之处可以帮助设计目标选择性化合物，防止在分配可药性方面的错误。为了帮助理解这一点，已经开发了一些工具来比较蛋白质结合位点，方法是通过特定的特征来表示结合位点。还进行了计算性的可药性研究，以比较和对比具有类似功能的结合位点（如溴域）的可药性。

6.网络的辅助作用

已经建立了许多不同的网络来表示分子间的相互作用，包括药物–靶点网络、药物–药物网络、药物–疾病网络、蛋白质–蛋白质网络、转录网络和信号网络。这些网络中的特征可以用来训练具有大量目标的机器学习模型。范围包括从确定药物靶标和确定现有药物的潜在新用途，到预测患者亚群对药物治疗的反应。以这种方式计算药物重新定位是可能的，因为有大量可公开获得的数据来源，这些来源整合了药理学、基因组、表型、化学和临床信息。其中许多工具和网络依赖于半自动识别基因组数据、特定分子途径和物候之间的联系。

下一代测序和其他"基因组"技术正在使人们能够更好地识别各种疾病，这最终将导致有针对性的治疗和个性化药物的出现。个性化医疗不仅可以用于癌症和长期疾病，还可以用于传染病。目前临床上使用的最著名的患者分层的例子之一是对乳腺癌患者的生物标记物的分析。已经有针对HER2、雌激素或孕激素水平升高的患者的检测和治疗，这些检测和治疗是对化疗、放射治疗和手术的补充，这些都是目前癌症的标准治疗。这种类型的特征也正在对其他癌症治疗进行开发，从而能够识别具有相似治疗需求和潜在结果的患者队列。这种方法还可以在不必要的情况下减少积极疗法的使用。利用分子图谱的相似性将肿瘤的异质性群体划分为具有临床和生物学意义的亚型。开发了一种基于识别驱动基因变化的泛癌症治疗策略。虽然只有5.9%的肿瘤可以按照临床指南使用批准的药物治疗，但高达40.2%的肿瘤可以从重新调整现有药物的用途中受益。其他一些研究小组将重点放在了特定的常见癌症上，患者分层也可以应用于传染病，在这些疾病中，患者对治疗的反应可能有很强的遗传成分。

进一步投资于支持和加快转译药物发现所需的生物信息学资源正变得至关重要，实施办法包括开发数据库和数据仓库，以存档、维护和整合目前正在产生的大量药物发现和生物医学数据；开发强大的算法，以便于分析大型和复杂的数据集；开发工具，使科学家能够方便地访问和解释这些数据；开发正式和非正式的网络工具，如Biostar，使生物信息学家能够相互联系和相互学习。

这些努力能够帮助人们更好地理解如何使用基因组学和其他"基因组"方法来对疾病进行分类，改进诊断，并为药物重新定位的新方法提供信息。它们将能够识别与患者预后密切相关的疾病生物标记物和基因变异，并利用它们来改进治疗策略。

第二章

质　谱

蛋白质组学是现代生物学和生物医学研究的重要领域。目前鉴定和定量复杂蛋白质样品的方法通常是液相色谱（LC）和质谱（MS）。这些技术在大规模研究活动中的应用证明了这些技术的重要性，其中MS是当今科研的一项重要技术，被用于识别、量化和表征人类蛋白质组。因此，了解质谱对人类探索未知世界有很大的帮助。

第一节　概　述

MS是一种高度复杂的分析技术，基于MS的蛋白质组学实验具有很大的变异性，这对获得准确和可重复性的结果构成了障碍。一个典型的MS实验包括多个不同的阶段，包括样品制备、液相色谱、质谱和生物信息学阶段。

基于MS的蛋白质组学的典型实验策略可根据MS分析的蛋白质大小分为两大类：自下而上和自上而下。在更常见的自下而上方法中，蛋白质样品首先被蛋白水解消化成肽，然后在质谱仪中进行分析。在自上而下的蛋白质组学中，完整的蛋白质由MS直接分析。如图4-1所示，自下而上的LC-MS实验由多个不同的阶段组成。首先，各种样品前处理措施确保生物样品最适合进行质谱分析。典型的步骤包括蛋白质的变性、还原和烷基化。变性的蛋白质随后通过蛋白水解酶（通常是胰蛋白酶）被消化成肽。接下来，这种多肽混合物通过液相色谱进行处理，根据多肽的疏水性来分离多肽。多肽从柱上洗脱后，通过电喷雾电离（ESI）得到电荷，并在质谱仪中产生衍生光谱。无论是以数据依赖获取（DDA）还是数据独立获取（DIA）方式进行的，对于典型的发现实验，在这两种方法中，通过串联质谱（MS/MS）产生尽可能多的光谱，而对于有针对性的实验，只监测感兴趣的特定多肽。最后，通过各种生物信息学手段对生成的光谱数据进行解释。多肽可以通过序列数据库搜索、谱库搜索或从头测序从质谱中鉴定出来，并且可以通过蛋白质推断将这些多肽映射回它们的起始蛋白质。此外，还可以进行蛋白质定量和其他高级分析。

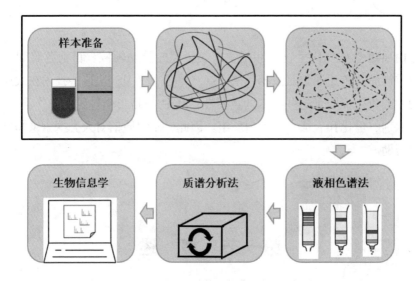

图4-1　基于质谱的蛋白质组学中生物信息学分析的一般工作流程

注：样品制备包括蛋白质水解成多肽的过程。接下来，用液相色谱连续分离多肽，并用质谱进行测定。最后，通过生物信息学手段对所获得的光谱进行了解释

　　如上所述，进行MS实验是一个复杂的过程，必须对这些不同的步骤中的每一个步骤进行优化，以获得准确和可重复性的结果。尽管最近在技术和计算方面取得了许多进步，但实验结果仍然可能存在很大的变异性。这种可变性可能来自多个来源：LC-MS实验的不同阶段都可能表现出随机行为并相互影响，污染物可能会无意中出现，最佳计算解释往往不明显。此外，仪器漂移和样品退化可能会引入纵向变异性。最值得注意的是，仪器干预，如预防性维护，对结果有相当大

的影响。特别是对于目前的大规模研究来说，这一点非常重要，因为只有在一致和可比较的条件下获得不同时间的测量结果，才能正确地相互比较。因此，为了增强对结果的信心，采取适当的质量保证（QA）和质量控制（QC）措施来监测和控制现有的变异性是至关重要的。系统的质量控制方法使客观评估MS实验的质量成为可能。如前所述，这些质量评估对于验证长期多站点项目产生的结果至关重要。此外，质谱仪等高端研究基础设施越来越多地聚集在机构核心设施中，推动了对系统质量控制的需求。由于核心设施通常是按服务收费的，用户希望的样品按照最高质量标准进行分析。如果结果是否定的或低于预期，则可以与用户共享QC数据，例如排除低仪器性能。理想情况下，通过系统监控，蛋白质组学核心设施可以为其工作流程中的每一步定义质量阈值。如果没有达到这些阈值，需有针对性地采取纠正措施，如更换关键试剂或清洁质谱仪，可以最大限度地减少停机时间，避免宝贵的样品损失，从而提高设备的整体性能。有这么多不同的因素可以影响实验结果，仔细考虑各种相互独立的影响是很重要的。例如，为了达到这一目的，帕累托图是一种有用的可视化技术，因为它可以用来表示每个单独因素对总可变性的贡献。

在这里，将详细说明一些可能影响MS实验结果的常见变异原因的来源，以及应该采取哪些步骤来避免它们。值得一提的是，将重点介绍如何将QC样本合并到实验工作流程中，以便系统地评估仪器性能。质谱是一种先进的、多用途的技术，可用于广泛的应用领域。因此，对于采用哪种质量控制方法没有明确的共识，也不可能建立单一的统一的质量控制方法。相反，将广泛回顾一些有代表性的质量控制方法，讨论一般注意事项，并展示如何使用这些步骤来监控MS工作流程的各种元素。

一、样品制备

（一）样品制备的方法

样品制备可以通过MS技术对复杂的生物样品进行分析，在实际的LC-MS分析之前，需要从最初的样品采集到蛋白质水解消化和样品储存。由于实验结果取决于初始样品的质量，这一步对于获得可信的结果至关重要。由于样品来源和实验应用各有不同，各有其特点和注意事项，因此，涵盖所有现有的样品制备技术是不切实际的。然而，自下而上的LC-MS实验的适当样品制备步骤通常包括用共沸物、还原剂和烷化剂变性，然后得到的多肽可以进一步加工。所有这些不同的步骤都会在输出结果中引入一定程度的可变性，需要对其进行监测和控制。由于通常有多种方法来执行单一步骤来优化样品制备，因此，需要对备选方案进行仔细的绩效评估。为此，可以采用等压标记技术，例如用于相对和绝对定量的等压标记（ITRAQ）。使用iTRAQ，可以对研究中的每个实验条件进行差示标记、多路复用和同时分析，之后可以基于相关的报告离子来确定每个条件的相对产率。该策略最大限度地减少了LC-MS过程中引入的条件间差异，并允许使用所有数据来比较不同的条件，而不是派生的光谱识别和量化信息，这可能会受到意外修改和碎片的影响。在变性过程中，蛋白质的二级和三级结构通过中断它们的非共价键而被移除。此外，共价二硫键通过还原被切割，之后蛋白质被烷基化以防止这些二硫键的重塑。蛋白质需要完全展开才能在酶作用下完全裂解成多肽，但这些步骤也会引入意想不到的PTM。常用尿素进行蛋白质变性。一个重要的考虑因素是尿素会引起人造氨基甲酰化。在水溶液中，尿素加热后会随着时间的推移而分解。它的降解产物之一是异氰酸酯，它与赖氨酸（和精氨酸）的蛋白N末端和 ε-氨基发生共价反应，形成氨基甲酰衍生物。蛋白质样品在尿素缓冲液中长时间孵育会导致发生氨甲酰化，如果使用旧尿素或高温条件下进行，则会加快氨甲酰化的发生。人工引入的氨甲酰化显然对研究体内氨甲酰化的影响是不利的，因为体内氨甲酰化与蛋白质老化有关。然而，普遍的问题是，氨甲酰化阻碍了胰蛋白酶对蛋白质的消化，阻碍了氨基的同位素等压标记，并改变了肽的电荷状态、保留时间和质量。因此，在样品制备过程中避免尿素诱导的氨基甲基化是很重要的。这可以通过最小化氰酸盐的生成或从溶液中去除活性氰酸盐来实现。因为尿素只能在水溶液中降解，所以它应该是新鲜的。其他策略包括将样品保持在低温下，降低pH或使用各种缓冲液。为了验证不存在过多的意外氨甲酰化，在肽鉴定过程中应该使用适当的搜索设置，即应该考虑可变的氨基甲酰化PTM。另一个意外修饰的来源来自烷基化步骤。烷基化确保了在使用还原剂裂解二硫键后，蛋白质通过阻止二硫键的重整而保持不折叠。对于这一步骤，通常使用的烷基化试剂是碘乙酰胺（iodoacetamide，IAM）。通过与IAM反应，半胱氨酸残基上连接了一个氨基甲基化基团，阻止了半胱氨酸残基重整二硫键，导致单同位素质量差为57.021~464 Da。仔细执行样品准备步骤并使用正确的标识搜索设置来验证未引入意外修饰是很重要的，适当的搜索设置对于正确解释生成的数据至关重要，任何预期的修饰以及可能不由自主地引入的修饰都应该正确指定，而意想不到的或未考虑到的修饰会导致很大一部分未指定光谱的遗漏。

在自下而上的LC-MS蛋白质组学实验中，蛋白质不是直接分析的，而是通过蛋白水解酶被切割成多肽。对于这一过程，胰蛋白酶是目前最常用的蛋白酶。胰蛋白酶的优点是其低成本、高切割特异性和活性。此外，胰蛋白酶多肽具有各种理想的特性：它们的质量在质谱分析的优选质量范围内，并且它们非常适合携带至少两个定义的正电荷。在其最基本的水平上，胰蛋白酶仅系统地切割精氨酸和赖氨酸的C末端，除非随后是脯氨酸。然而，由于多种原因，在蛋白质消化过程中仍可能形成半隐蔽的和非特异性的肽，尽管这些肽的重复性降低并且在随后的生物信息学分析中通常不考虑它们，从而导致丢失或错误的识别。此外，对于靶向和其他定量实验，可检测肽的一致性至关重要。影响消化稳定性的因素很多，其中之一是前面的样品制备步骤的执行方式，共沸剂、表面活性剂和溶剂的选择对消化的重现性有很大影响。其他有影响的因素还有进行消化的温度和pH、酶与底物的比例以及消化的时间。在较高的温度下，胰蛋白酶的热变性导致胰蛋白酶活性的丧失和自溶，而较低的pH改善了胰蛋白酶在较长的消化期内的稳定性。与此同时，文献中报道的酶与底物的比例从1∶100到高达1∶2.5，在过高的酶与底物的比例下，由于增加的胰蛋白酶自溶而导致的肽的"过度消化"，可能造成非特异性的产生。限制消化时间，以避免完全消化，则会导致更多无法检测到LC-MS的小肽。此外，并不是所有的胰蛋白酶都是同等产生的，胰蛋白酶的来源是可变性的一个重要来源。比较表明，基于胰蛋白酶是牛的还是猪的，以及不同的商业胰蛋白酶之间，丢失的裂解、半隐含的多肽和非胰蛋白酶的数量会有很大的不同。要评估消化性能，重要的是要监测丢失的裂解、半隐蔽肽和非胰蛋白酶多肽的程度。理想情况下，完全胰蛋白酶多肽应该是首选的，因为当胰蛋白酶消化能够进入平衡状态时，它们的形成更容易具有重复性。在某些情况下，可能还需要半隐肽来产生更多可检测的多肽并增加蛋白质序列的覆盖率。此外，重要的是要考虑到消化效率取决于蛋白质和样本。因此，没有一刀切的最优消化程序，例如，可能需要专门的方案来最佳地监测特定的转移体。消化液是一种商业化的复合质控样品，可用于评估胰蛋白酶的消化效率。消化标准品由蛋白质支架和人造多肽组装而成，这些多肽的裂解位点两侧的氨基酸被选择为有利于或阻碍蛋白质水解裂解。这允许通过检查确定哪些肽与它们的理论切割特异性相比是有效生成的，从而逐步监测消化性能。在任何样品制备步骤之前，从几种蛋白质的明确的QC混合物开始，在消化之前插入代表这些蛋白质的胰蛋白酶多肽的子集的第一组同位素标记肽，以及在LC-MS分析之前插入第二组同位素标记肽（具有相同的氨基酸序列但不同的同位素模式）。通过比较来源于初始蛋白的未标记多肽和来自第一组标记多肽的相对强度，可以评估消化效率。此外，通过与来自第二集合的标记肽的强度进行比较，可以评估整个样品制备工作流程的总体回收率。虽然胰蛋白酶是到目前为止最受欢迎的蛋白酶，但使用另一种蛋白酶或进行多蛋白酶蛋白消化可能有特定的优势。胰蛋白酶的一个常见替代方案是Lys-C和胰蛋白酶的组合，它可以产生类似的肽，并显著减少错失切割的数量。不经常使用的蛋白酶也可能是有益的，例如，为"中下"蛋白质组学产生更长的肽，尽管这些蛋白酶通常没有胰蛋白酶那么彻底地表征，所以在这些情况下，一致和系统的质量控制方法就显得更加重要。

（二）可变性

由于非特异性吸附导致的多肽不同回收是样品制备过程中意外样品丢失的潜在来源，导致重复性降低。这种样品丢失可能发生在蛋白质组学工作流程的所有步骤中，应注意始终使用合适的样品处理材料。考虑到吸附是特定于肽的，因此可能需要针对特定情况优化方案。此外，对表征良好的质控样品进行系统分析可以突出信号损失。用于肽存储的样品管的类型会导致结果产生很大差异，低吸附塑料管比普通塑料管或玻璃管更适合。相反，疏水性多肽对玻璃管的回收率更高。此外，向样品溶液中添加其他化合物可以减少由于与肽的吸附竞争而造成的样品损失。此外，吸附不只发生在样品管上，例如，一些肽（包括所有含硫的肽）也吸附在不锈钢注射针上。通常情况下，样品处理步骤越多，表面吸附造成的损失就越大。因此，自动化方法可以帮助减少潜在的样品损失。

另一个重要的可变性来源是样品中污染物的存在。污染物会在质谱测量过程中与感兴趣的光谱竞争，并可能导致低丰度多肽的离子抑制。污染物往往有看似无害的来源，例如实验室成员使用新香水或穿羊毛衫。重要的是，在所有样品制备步骤中都要意识到潜在的污染源，以避免不适当的污染。有些污染物可以追溯到之前的样品制备步骤。例如，在蛋白质消化过程中可能会产生胰蛋白酶自溶伪影，或者实验室中使用的塑料可能会泄漏聚合物干扰。其他污染物可能会不由自主地引入样品中。最普遍的污染物之一是角蛋白，它无处不在，可以来自皮肤、头发、灰尘等。完全消除所有污染物几乎是不可能的，但适当的程序可以帮助将污染降至最低。为了尽可能地防止污染，重要的是始终在干净的实验室环境中工作，穿合适的实验室服装，并使用专门的设备完成任务。为了能够检测污染物，必须在标识搜索设置中指定它们。最近对存放在Pride储存库中的公共数据的分析表明，大多数通常错误识别的光谱对应于诸如白蛋白、胰蛋白酶和角蛋白之类的污染物。

二、液相色谱法

在进行MS分析之前，通常使用液相色谱对多肽进行处理，以根据其疏水性将其分离。这给随后记录的MS数据增加了时间维度，这使得能够通过在LC梯度的范围内展开复杂样品的密集信息含量来大量测量单个肽，并为肽的鉴定提供正交信息。有用的QC指标包括峰值形状（宽度和高度），因为更尖锐的峰值会产生更高的信号强度。梯度中信号强度的早或晚不成比例的水平可以指示应该维修或更换该柱。泄漏是一个非常难以诊断的问题，因为微小的液滴可能在它们被发现和定位之前蒸发。如果在色谱梯度中发生泄漏，则可能是因为微滴在被发现和定位之前就会蒸发。如果泄漏发生在层析梯度中，则可以用来测量早期（亲水性）和晚期（疏水性）肽之间的差异。如果色谱柱和离子源之间发生泄漏，色谱柱压力将保持与标准压力相似，同时离子喷雾仍可能存在灵敏度损失和不稳定的操作，因为较少量的液体将从色谱柱中流出。避免由于样品携带而造成的交叉污染是至关重要的。当来自先前分析过的样品的分析物在随后的进样过程中再次出现时，就会发生留存，这将导致干扰主动测量。由于样品与其接触的各种材料之间的相互作用，可能会发生结转。其他潜在的结转来源是混合室和死体积，混合室是柱内的空白空间，其中样品的连续片段混合在一起而不是被分离，死体积是LC系统中不被流动相扫除的空间。即使是管路连接中最小的不规则性也可能导致死体积的产生，其中的样品残留物可以被捕获。死体积的存在可以使用UV检测器来诊断，这是系统诊断和故障排除的有用工具。此外，它们还会引起峰的展宽和洗脱时间的延长。为最大限度地减少或避免残留，应采用适当的柱清洗步骤。可以通过在不同样品的批次之间使用空白注射来测试结转水平和清洁效果。质量建议通常要求空白样品中任何背景成分的响应应小于定量下限（LLOQ）的

20%。专门的QC样品可帮助彻底监控LC系统的性能。通过合成QC样品，使其包含具有不同疏水性的肽，可以表征和评估LC梯度的洗脱曲线，值得注意的是所谓的指标化保留时间（IRT）肽标准。这些肽具有跨越宽梯度的标准化RT，并可用于使单个实验的RT归一化。尽管RT可以通过计算建模来预测，但这些预测的准确性有些有限。取而代之的是，IRT肽的参考RTS可用于校正正在单个实验中检测到的其他肽的RT的变化，或者用于在多个实验中对RTS进行比对。已经提出了几个含有IRT多肽的质控标准。这些标准大多在其能覆盖的LC梯度范围内略有不同，但有些标准具有更高级的特性。

三、质谱法

当肽从LC柱上洗出时，它们的质量超额电荷在质谱仪中被测量。在质量测量之前，多肽通过ESI电离。可以通过监测离子流中的液滴来检查喷雾稳定性，可以指示喷雾溅射。胰蛋白酶消化预计将主要产生包含+2电荷的肽，并且高比率的不同电荷的肽可以指示电离问题，并且可能影响识别率。除了不稳定的蛋白水解消化，部分胰蛋白酶多肽也可能来源于内源肽的碎裂。有可能区分起源于内源碎裂的部分胰蛋白酶多肽要测量高质量的光谱，必须有足够的信号。各种参数可以影响内部仪器的行为，并且这些参数应该被仔细地优化。例如，对于捕集仪器，最大离子注入时间和自动增益控制（AGC）是影响信噪比的相互关联的仪器参数，并且可以监视有效离子注入时间以检测样品负载的问题。通过比较已知化合物的测量质量，可以明确地添加参考标准或系统地观察污染物，可以评估质量准确度。如果选项可用，如果观察到质量偏差过大，这些已知质量可以进一步用作质量校准期间的锁定质量。如果肽存在不同浓度，则可以监测动态范围，质控样品可以包含不同浓度的不同多肽或相同多肽的不同比例的同位素标记变体。虽然浓度通常跨越两到四个数量级，但即使是最小浓度的检测能力也表明了在观察到的广泛蛋白质组动态范围内检测到低丰度多肽的能力。此外，只使用少量质控样品就可以评估MS仪器的灵敏度。

四、生物信息学数据分析

　　尽管实验室工作流程通常被认为对MS实验结果的可变性最大，而且多项研究的目的是改进和标准化现有的方案，但生物信息学数据解释同样会引入重大错误，这是不可重复性的原因。对于最基本的任务，将肽序列映射到谱，存在数十种不同的搜索引擎，每个搜索引擎都使用独特的方法、假设和特性。此外，即使经常使用相同的工具，不同的版本或参数组合也会产生非常不同的结果。尽管仔细的评估可以指示单个工具的最佳搜索设置，但是MS技术产生的大量数据和生物信息学工具的复杂性是共同客观评估的障碍。评价的"基本事实"通常是未知的，新工具的引入通常缺乏与最先进方法的充分比较。然而，为了激发人们对所获得结果的信心，在报告新的生物发现之前，应始终按照社区最佳做法进行强有力的计算和统计解释。在前面的部分中，已经提到了应该调查的几个评估标准，以检测特定的问题。经常监测的总体性能的基准是肽谱匹配（PSM）、已识别的肽和已识别的蛋白质的识别率。这可以快速洞察整个实验设置的性能，并可以指示是否需要进行更详细的质量评估。

　　然而，对于复杂的QC2样本，如整个细胞的裂解液，蛋白质的数量是一个经常报道的指标，而对于简单的QC1样本，只由一个到几个蛋白质组成，序列覆盖通常更相关。这些高级QC度量的吸引力在于，它们以单一的、易于解释的度量给出了整个系统的质量评估。然而，MS实验由多个相互关联的复杂步骤组成，可能无法仅基于单个指标来确定性能下降的原因。取而代之的是，可以计算多组详细的QC度量，突出显示色谱的各个性能方面、电荷状态分布、频谱获取等。这些高级QC度量的缺点在于，与通常值越高越好的标识数量或序列覆盖不同。因此，为了建立可接受性能的值区间，可以使用高质量的参考集。此外，同时分析多个度量需要多变量方法。虽然这增加了数据分析的复杂性，但一些基于高级QC度量的多变量集合进行知情和自动化决策的有前途的方法。此外，孤立地研究单个实验的QC度量是不够的，取而代之的是，应该检查纵向性能。通过随着时间的推移对操作进行广泛监控，可以建立质谱仪的技术通行证，并且基于这些高度详细和特定于仪器的见解，可以诊断实验结果的可靠性。虽然不一定与它们的生物学相关性有关，但这构成了激发人们对新的科学发现的坚定信心所需的基本要素。最后，目前的质量控制指标大多是在数据采集完成后进行事后分析。描述性指标应在实验过程中以实时方式进行监控，并且当观察到质量中间下降时，应自动停止频谱采集，以避免丢失宝贵的样品内容，这需要高级功能，以允许QC工具直接与MS仪器对接，而该功能目前在很大程度上是缺失的。进行LC-MS实验是一项高度复杂的活动，存在许多可能影响结果并影响重复性和再现性的潜在变异源。建立一套彻底的质量控制方法最初看起来似乎需要大量的努力，它占用了宝贵的工具时间而没有任何立竿见影的效果，但从长远来看，系统的质量评估是有回报的，是激发人们对所获得结果的信心的不可或缺的先决条件。特别是为了推动质谱技术的发展，并将其作为临床常规应用，一致的分析性能是一个基本要求。需要在实验和计算方面的发展来改进当前的质量控制方法，核心设施可以作为一个重要的驱动力。随着蛋白质组学技术的成熟，核心设施集中了获得高质量结果所需的尖端技术专长，它们形成了以负担得起的方式提供这一结果的基本手段。也许比研究实验室更多的是，核心设施有动力支持和开发强大的质量保证实践，以向客户和利益相关者展示生成的数据的质量，并通过它们展示广泛的多方面的专业知识。重要的生物信息学工作也是有必要的。通常情况下，实验室仍然只在怀疑故障时才以经验的方式监测详细的质量控制指标，而不是在系统的基础上。这在一定程度上可以归因于缺乏相对用户友好的工具和软件套件，这些工具和软件套件可以促进和鼓励质量控制工作流程有条不紊地进行。

尽管有一些工具可以计算高级质量控制指标，但这些工具仍未得到充分利用，部分原因是它们的易用性有限。然而，要取得进一步的进展，植根于坚实的生物信息学基础的客观指标是强制性的。最终目标不应该仅仅是回溯地了解质量控制问题，还应该通过及时提出解决方案来防止这些问题的发生。最终，QC工具理想情况下应该与MS仪器紧密结合，以动态作出自动化决策，避免主观和耗时的人工质量评估进而提高吞吐量。由于这些明显的优势，预计质量控制的重要性在不久的将来会更加凸显。目前，QC信息通常不包括在科学出版物中，这可能会导致所进行的方法学的不确定性。相反，在未来的报告中，这一信息可能会变得正式，类似于期刊授权的现有指南，质量控制指标可能成为向公共数据存储库提交数据的组成部分，目前正在进行的工作是为实现这一目标提供必要的技术基础。将全面的质量控制信息与实验数据相结合，将能够一目了然地评估实验的可靠性。特别是考虑到在一些历史情况下，声称被证明是夸大的以及最近关于各个科学领域普遍的再现性危机的报告，必须采取固有的质量控制方法，以激发人们对基于质谱的蛋白质组学领域的信心，并推动该领域的发展。

第二节　质谱与蛋白质分析

在过去的二十年里，质谱仪逐渐与许多蛋白质化学分析相连接，以创造出提供更好信息的检测器。随着仪器性能和通用性的提高，出现了以质谱为核心的新的蛋白质分析策略。例如，到20世纪90年代中期，各种基于质谱的方法基本上取代了埃德曼降解法，成为测定多肽氨基酸序列的主流方法。基因组计划加速了将质谱技术作为鉴定和探测蛋白质共价结构的首选技术的趋势，而基因组学则展示了对生物系统进行高通量、全面分析的力量，并且基因组学还提供了完整的基因组序列，这是通过肽的质谱测量与序列数据库的关联来快速而有力地识别蛋白质的关键资源。

一、MS仪器及其使用

对完整蛋白质组的分析是一项艰巨的任务，尽管最近的技术发展迅速，但对任何物种来说，仍有待实现。这项任务具有挑战性，是因为蛋白质组具有巨大的未知复杂性。长期以来，由于缺乏有效的技术来软电离并将电离分子从凝聚相转移到气相而不产生过多的碎裂，MS被限制在小而耐热的化合物上。电喷雾电离（ESI）和基质辅助激光解吸/电离（MALDI）两种常规和通用的完整生物分子离子形成技术的发展极大地改变了这一状况，使多肽能够用于MS分析，这促进了旨在应对蛋白质和蛋白质组分析挑战的新的质量分析仪和复杂的多级仪器的发展。质谱仪不仅可以用来简单地测量多肽的分子质量，还可以用来确定额外的结构特征，包括氨基酸序列或连接位置和PTM的类型。离子回旋共振和轨道诱捕质谱仪，具有外部离子源的傅里叶变换离子回旋共振（FT-ICR）质谱仪的开发和商业化代表着分辨率和质量精度方面的突破，可以实现低ppm-subppm范围的测量。与分辨率较低的仪器相比，该仪器的高分辨率不仅可以提供更好的数据质量，还可以增加峰值容量，从而可以检测到更多的信号。带有外部照明设备的混合FT-ICR仪器的开发增加了该平台的鲁棒性，并使常规生成具有准确前体离子质量的低分辨率MS/MS光谱成为可能。在LIT-ICR混合仪器上进行的FT-MS可以实现真正的并行全质谱（MS1）和串联质谱（MS2）采集（而不是顺序采集），并产生可用于量化的高质量MS1数据。该方法的唯一缺点是相对较慢的采集速率（每个周期几秒）和IT设备的有限动态范围。串联质谱法通常用于产物离子模式，以确定特定肽的氨基酸序列。该技术适用于所有配备MS/MS功能的仪器。然而，更专业的仪器允许进行其他类型的MS/MS实验，检测包含特定功能基团的多肽子集的实验需要前体离子扫描或中性损失扫描。

高选择性是通过监测单肽特有的一对前体碎片离子来实现的。此外，MRM实验中的两级质量选择大大提高了灵敏度，因为第一级质量过滤器只传输一小部分离子，从而最小化了整个化学背景。仪器性能的比较可能是一个有争议的主题，因为规格在很大程度上取决于应用类型、分析的样品和实验设置。个别多肽的检测限通常很低，然而，对于具有高基质背景的生物样品，实际限值往往会偏离几个数量级。在最佳条件下运行的仪器（通常高于制造商规格）和常规的高通量操作之间，经常会观察到性能上的差异。

二、经典的和新兴的蛋白质组学策略

（一）经典的蛋白质组学策略

虽然目前还没有蛋白质组学策略能够完全和常规地分析蛋白质组，但这些技术是强大的，它们进行完整蛋白质组分析的潜力正在迅速增加。此外，分析特定的亚蛋白质组，例如细胞器或亚细胞组分中包含的蛋白质，已经成为常规。蛋白质组学研究的目的也不同。许多研究都是描述性的，侧重于鉴定样本中的蛋白质及其PTM的特征。最近，对绝对蛋白质数量或样品之间蛋白质的定量变化进行了测量。实际上，每个基于质谱的蛋白质组工作流程都由三个不同的阶段组成：①蛋白质样本从其生物来源中分离出来，并选择性地进行分级，最后的蛋白质样品被消化，得到的多肽样品被进一步分馏；②对多肽进行定性和定量的质谱分析；③利用适当的软件工具分析产生的大量数据，以推断氨基酸序列，并在适用的情况下推断样本中蛋白质的数量。通过数据库搜索将肽同一性分配给MS/MS谱，这是根据建立的指南执行的，以产生一致的结果。对搜索结果的后续统计分析对于确保标识的置信度至关重要。

（二）新兴的蛋白质组学策略

对基本纯化的蛋白质进行质谱分析，这种方法以最初的蛋白质组学方法为例：二维（2D）凝胶电泳，然后对单个凝胶斑点中的蛋白质进行质谱鉴定。目标蛋白通过质谱进行消化和鉴定，通常是使用MALDIToF仪器进行肽质谱指纹图谱分析。最近，已经开发了该方法的变种，其中组合了顺序电泳或色谱分离方法的各种组合，以获得足够的峰容量来解析复杂的样品。通过比较不同样品中相同蛋白质的信号强度，在蛋白质水平上实现定量。这些方法的优势在于它们能够分解相关的蛋白质，如差异修饰形式，以及用于质谱分析的样品低复杂性。这些方法的缺点是动态范围有限，解析蛋白质组的能力不足，以及样品吞吐量有限。此外，重要的一类蛋白质，包括膜蛋白，很难用这些方法进行分析，这些方法最适合分析复杂性有限的蛋白质样品，以及需要对特定蛋白质进行广泛表征的研究。

复杂多肽混合物的质谱分析。在这种方法中，也被称为猎枪蛋白质组学，复杂的蛋白质样本被消化，得到的肽样本被广泛分离并由自动化MS/MS分析，通常使用快速扫描分析仪，如IT质谱仪。用这种方法分析的蛋白质样本包括完整的细胞裂解产物或组织提取物、亚细胞部分、分离的细胞器或其他亚蛋白质组。如果样品被稳定的同位素标记，不同标记但化学物质相同的分析物的信号强度之比可以用来准确地确定它们在不同样品中的相对丰度。使用串联质量标签可以同时进行多个分析。或者，在MS分析之前，可以通过在样品中加入校准数量的同位素标记的多肽来确定多肽的绝对数量。鸟枪法的优势在于它的概念和实验简单，与上述方法相比，蛋白质组覆盖范围更大，而且定量准确。鸟枪法存在动态范围有限、从大量获得的质谱中推断多肽和蛋白质序列同一性的信息学挑战、高冗余度以及生成的多肽样本的巨大复杂性，这些限制在一定程度上是通过分级来降低多肽样品的复杂性来解决的。流行的分级方法有针对蛋白质组的信息丰富的子集，例如含半胱氨酸的肽、磷酸化肽或糖化肽。鸟枪式蛋白质组学最适合于复杂样品混合物成分的快速鉴定和不同样品中所含蛋白质的比较定量分析。由于在质谱仪中分析的多肽与多肽来源的蛋白质之间的连接在蛋白水解过程中丢失，这种方法不太适合对具有多种修饰的蛋白质进行广泛的表征。

比较肽谱分析在概念上类似于2D凝胶电泳法，即为每个样本生成2D特征模式，并将这些模式进行比较以识别定量或定性变化。然后，例如通过测序或通过确定它们的翻译后修饰状态来进一步表征这些特征。然而，在基于MS的模式分析方法中，蛋白质样品被蛋白质水解、分级，得到的多肽被LC/MS分析。描述多肽离子的两个维度是色谱洗脱时间和质量，通过对每个信号的离子计数进行积分来实现检测特征的量化，这种方法的主要优点是可以量化MS能检测到的所有特征。这与鸟枪法形成鲜明对比，在鸟枪法中，只对已识别的多肽进行量化。然而，在实践中，生成高度可重复性的图案并开发与相关图案可靠匹配的软件工具是非常具有挑战性的。这样的分析产生了一系列代表可能的肽离子的特征，具有以下属性：质量电荷比（m/z）、电荷状态、洗脱时间和离子强度。需要测序的多肽（例如，指示两个样本之间表达不同的特征）被包括在列表中，然后提交给新的定向质谱实验，以专门收集这些特征的MS/MS光谱。这种类型的分析也非常适用于MALDI/MS/MS平台，因为样品被"固定"在样本板上，因此，可以按顺序进行询问，没有任何时间限制。假设驱动的策略。可以预期，仪器性能的逐步改进将继续转化为更灵敏、更快速和更可靠的蛋白质组分析。然而，目前还不清楚这些进展是否足以消除目前蛋白质组学方法中遇到的主要瓶颈。蛋白质组学需要经历范式的转变，以达到对蛋白质组进行强有力的全球分析的目标。这种转变的实质是蛋白质组学从每次实验都会重新发现蛋白质组的模式，转变为使用先前蛋白质组学实验的信息来指导本实验的模式。具体地说，可以预见的是，将产生包含一个物种的所有可通过质谱观察到的肽的完整蛋白质组图，并且未来的策略将以对信息丰富的肽进行有针对性的、无冗余的分析为目标。对于质谱仪器和策略，这种范式的转变需要开发支持对先前生成的靶肽列表进行快速、灵敏和稳健分析的仪器和数据采集协议。允许提取能够唯一识别特定蛋白质或特定修饰形式的蛋白质且易于通过质谱检测的多肽的数据库刚刚出现。可以预见，生物学假说将生成在特定研究中需要表征和量化的蛋白质列表，然后，这样的蛋白质列表可以提交给数据库，以产生检验该假设所需的最小肽集，通过目标方法可以测量这组肽，包括MRM。这种方法的定向性质允许质谱仪聚焦在一组非冗余的目标上，因此，在吞吐量和灵敏度方面有很大的提高。通过添加校准的、同位素标记的参考肽，可以获得精确的定量信息。这样的策略最好在具有Q–Q–LIT几何结构的质谱仪上实施，这种质谱仪与用于量化血清中小分子药物及其代谢物的三重四极杆仪器相关，已有数十年的历史。同样类型的方案也可以应用于蛋白质组学研究。作为这种方法的一种变体，研究人员提出了使用准确的质量标签来识别肽的概念，方法是将精确测量的肽质量与数据库中存在的肽质量进行匹配，从而消除了对每个样本中的每个肽进行排序的需要。随着以前蛋白质组学实验中可获得的数据的迅速增加，以及支持用于靶向分析的大型包含列表的质谱仪控制软件的开发，假设驱动策略的使用有望增加。

蛋白质分析，更具体地说，蛋白质组学在过去十年里推动了MS的发展。技术的进步已经转化为质量精确度、分辨率、LOD和定量准确性的重大改进，以及旨在对整个蛋白质组进行常规和全面分析的新的实验策略。分析完整蛋白质、蛋白质复合体和低冗余目标工作流程的新MS策略正在出现，虽然这些质谱技术是由蛋白质研究推动的，但一旦开发出来，它们将同样影响其他类型的生物分子的分析，包括代谢物、脂质和碳水化合物。因此，可以预见，MS在生命科学中的应用将变得更加普遍和多样化。

第三节　质谱的应用

鉴定蛋白质和确定其共价结构的能力一直是生命科学的核心。在过去的二十年里，质谱仪逐渐与许多蛋白质化学分析相连接，以创造出提供更好信息的检测器。基因组计划加速了将MS技术作为鉴定和探测蛋白质共价结构的首选技术的趋势。基因组学对生物系统进行高通量、全面分析，提供了完整的基因组序列，这是通过肽的质谱测量与序列数据库的关联来快速而有力地识别蛋白质的关键资源。对完整蛋白质组的分析是一项艰巨的任务，尽管最近的技术发展迅速，但对任何物种来说，仍有待实现。

利用传统的生物学技术不能对其进行大规模的深入研究。蛋白质组学的突起，特别是质谱仪灵敏度、速度和自动化的提升，成了PTM大规模化研究的强有力工具。第一，通过去除甲基化富集过程中糖基化的干扰，并结合多个酶切位点以及多维分离的手段，DOMAN（De-glyco-assisted Methyl Ation site Identification），是一种重现性高、成本低、耗时少的非抗体富集的甲基化方法，可以对样品进行全蛋白质组学的甲基化大规模鉴定。并且可以有效地应用于临床样本的研究中。第二，结合同位素细胞培养技术，应用DOMAIN方法，对精氨酸甲基转移酶3的底物进行了筛查。第三，利用"鸟枪法"质谱技术，对Ack1磷酸化底物，激活底物酶活性进行了初步的研究。从组蛋白到非组蛋白，最后到细胞全蛋白质水平，以希望能发现一些新的酪氨酸磷酸激酶调控机制。

蛋白质组学在过去十年里推动了MS的发展，技术的进步已经转化为质量精确度、分辨率、LOD和定量准确性的重大改进，以及旨在对整个蛋白质组进行常规和全面分析的新的实验策略。分析完整蛋白质、蛋白质复合体和低冗余目标工作流程的新MS策略正在出现。虽然这些MS技术是由蛋白质研究推动的，但一旦开发出来，它们将同样影响其他类型的生物分子的分析，因此可以预见，MS在生命科学中的应用将变得更加普遍和多样化。

第三章

色　谱

　　20世纪初色谱出世，1906年科学家用碳酸钙填充竖立的玻璃管，以石油醚洗脱植物色素的提取液，洗脱了一段时间后，会出现色带。由于这一实验将混合的植物色素分离为不同的色带，所以将此方法命名为chromatography，成为色谱法的名称。后来因为第一次世界大战爆发，欧洲各种研究被叫停，所以就算当时色谱法出现了也鲜为人知，直到1931年，色谱法应用于叶红素和叶黄素的研究，才让科学界接受了色谱法，后来以氧化铝为固定相的色谱法在有色物质的分离中取得了广泛的应用，这就是今天的吸附色谱。后来气相色谱的出现使色谱技术从最初的定性分离手段演化为具有分离功能的定量测定手段，并且极大地刺激了色谱技术和理论的发展。20世纪60年代，为了分离蛋白质、核酸等不易汽化的大分子物质，气相色谱的理论和方法被重新引入经典液相色谱。1960年开发了世界上第一台高效液相色谱仪，开启了高效液相色谱的时代。1971年，《液相色谱的现代实践》的出版标志着高效液相色谱法（HPLC）正式建立。在此后的时间里，高效液相色谱成为最为常用的分离和检测手段，在生物化学、医学、食品科学和法检等方面都有广泛的应用。

第一节 色谱的概念

想要获得好的科研成果，就要学会好的试验方法，色谱是当代科研人员经常需要运用的重要实验，学会色谱有利于实验的高质高效。色谱法（chromatography）又称"色谱分析""色谱分析法""层析法"，是一种分离和分析方法，在分析化学、有机化学、生物化学等领域有着非常广泛的应用。色谱过程的本质是待分离物质分子在固定相和流动相之间分配平衡的过程，不同的物质在两相之间的分配会不同，这使其随流动相运动速度各不相同，随着流动相的运动，混合物中的不同组分在固定相上相互分离。根据物质的分离机制，又可以分为吸附色谱、分配色谱、离子交换色谱、凝胶色谱、亲和色谱等类别。

在基于色谱的生物技术中，寻找色谱峰并确定它们的起点和终点是一项核心任务。然而，由于实际色谱图中重叠峰的确切起始点和终点往往不清楚，通过深度学习构建的神经网络在制备准确的峰或"标记"色谱图时受到了阻碍。目前，提出了一种伪色谱发生器的设计方案，并给出了一种神经网络的深度学习方法。通过产生伪峰，从特征分布中随机抽样峰位，并与真实空白样品色谱图合并来生成伪色谱图。伪色谱图上标注的准确起点和终点信息，对于训练和评估神经网络是有效的。在此构建的峰值选择神经网络的性能优于传统的峰值选择软件，并且在处理广泛靶向的代谢组数据方面表现出与经验丰富的操作员相当的性能。

标有峰的准确起点和终点的伪色谱图对于训练和评估神经网络是有效的。通过对真实色谱数据进行预处理，以准备五个色谱特征，包括色谱图中的峰数、中心峰附近的峰位置、相邻峰之间的距离、信噪比（S/N）和峰的半高全宽（FWHM）和GaN的频率分布以生成峰形，可以构建专门用于其他分析方法的伪色谱生成器。由两个有经验的人类操作员进行的大约20%的峰结果彼此不匹配，表明由人类操作员手动标记的真实色谱图不适合作为深度学习的训练数据集。伪色谱图的生成还使得使用大量的伪色谱图来训练神经网络以及使用峰的准确起点和终点信息来评估不同方法的性能成为可能。峰值选取神经网络的性能优于传统的峰值选取软件，并且表现出与经验丰富的操作员相当的性能。伪色谱图的生成是发展神经网络的关键，也是进一步完善神经网络的关键技术。

第二节　平面色谱

一、平面色谱的概念

平面色谱（薄层色谱，TLC）是一种固定相层位于平板载体上，流动相穿过平板的色谱技术。在传统的薄层色谱显影方法中，流动相与色谱板的吸附层直接接触，例如将色谱板的边缘浸泡在溶剂中。流动相进入色谱板的另一种方式是通过一根多孔芯输送流动相，多孔芯的一侧浸泡在溶剂中，另一侧与吸附层直接接触。不同类型的烧结玻璃棒、玻璃条或小玻璃罩/玻璃分配器使流动相与吸附层接触。在色谱显影过程中，流动相在毛细管力的作用下向吸附层运动。从溶剂进入位置测得的溶剂前沿的迁移距离与时间的关系为：$(Z_F)^2 = \kappa t$，式中的 Z_F 是溶剂前沿的迁移距离，κ 是速度常数，t 是溶剂与吸附层接触的时间。根据公式，溶剂前沿速度 μ_f 随着迁移距离的增加而减小：$\mu_f = \kappa/2Z_F$，在传统的薄层色谱中没有实现最大效率所需的最佳速度。相反，在强制流动平面技术中，流动相在离心力、压降力、电场力、剪切驱动力的推动下运动，流动相速度是恒定的，在开发开始后的任何时候溶剂前沿的位置都用线性方程来描述：$Z_f = \mu_f \cdot t$，因此，在流动相强制流动的平面技术中，其流速可以调整为产生最高分离系统效率的最佳值。另一方面，强制流动技术也有一些缺点，如流动相难以将空气从干层中置换出来，以及与溶剂分离相关的问题。尽管用于薄层色谱的强制流动仪器在商业上是可用的，但它并不常用。

薄层色谱主要是毛细管控制流动技术。在传统的色谱显影中遇到的另一个现象是在吸附层的表面上形成过多的洗脱液薄膜。吸附层表面的这种洗脱剂过剩导致分离系统性能的额外降低。上述效应在反相梯度薄层色谱中尤其明显，可能是由于洗脱液后续组分的表面张力存在显著差异。当限制将流动相输送到吸附层时，这种影响已被消除或显著降低。所获得的结果进一步指导了开展流动相控制输送到色谱板吸附层的实验。3D打印机在生物技术和化学领域有巨大的潜力，在分离科学领域也是如此。在平面色谱领域，它主要用于印刷吸附层。通过这种方法，可以根据吸附层对溶剂的吸收速率来调整最佳流动相速度，从而得到色谱图。此外，移液器和注射泵的运动都是由计算机控制的，因此在不久的将来就可以实现该设备的自动化。这意味着为平面色谱的发展提供了新的思路。

二、仪器薄层色谱

仪器薄层色谱一直与电子和机械制造技术同步发展，但到目前为止，高效薄层色谱法（HPTLC）仍然是一种主要的人工技术。另一方面，分离系统的小型化是分离科学几十年来共同关注的问题，利用小型层的平面色谱分离可能是分离方法小型化的首选途径。因此，自动化和小型化是薄层色谱发展的最新趋势。

短距离色谱图的显影，对微细HPTLC尤其有利。常规薄层色谱在短距离显影时，流动相速度高于最佳值。利用该原型装置，可以在最佳流动相速度下显影色谱图。初步结果表明，特别是在较短的显影距离（如2~3 cm）下显影时，色谱系统的性能改善是可以观察到的。对于较短的显影距离，起始点方差在峰的总方差中的份额是相当大的，并且起始点宽度的减小还提高了薄层色谱系统的性能。值得注意的是，有了原型装置，流动相可以被输送到色谱板上的任何位置。因此，可以用任何溶剂自动缩小起始点，该方法可应用于仪器技术从样品制备到定量分析。此外，还应强调溶剂的极低消耗，这对所谓的绿色化学是有价值的。

综上所述，值得注意的是，这种新的色谱图开发方法在未来的实验室实践中具有很好的应用前景。新设备可以在几个领域找到应用。其中，短迁移距离色谱（微型HPTLC、超薄层色谱、UTLC）、梯度薄层色谱和自动化的发展尤为重要。

第三节　色谱的分离技术

色谱是最重要的分离技术。随着色谱技术和化学计量学分析技术的进步，利用整个色谱图来检测预先分类的样品集之间的差异越来越受到人们的关注。指纹分析和代谢组学是两个发展迅速的研究领域，它们使用整个色谱来鉴定草药、临床诊断和评估药物毒性或有效性。大多数用于指纹分析和代谢组学的样品都是由大量不同的成分组成的，稍有保留时间的偏移就会导致对预先分类的样品之间的差异的错误检测。色谱图中的保留时间漂移可能源于色谱系统的流速、温度和色谱柱老化的变化。在对色谱数据进行化学计量学分析之前，校正保留时间是很重要的。为了对色谱图进行合理的化学计量学分析，特别是植物提取物的指纹分析或代谢组学分析，在进行任何统计处理之前，应将某些已知的峰作为关键的色谱图特征对齐。

目前公开可用的色谱对齐工具，如Chroma、Viper和Metign都是为与质谱仪耦合的色谱技术而设计的。由于质谱仪器成本较高，许多实验室使用紫外和荧光检测器进行信号检测。但是，当前的对齐工具不能应用于这样的数据集。目前，两种最常用的比对算法是相关优化翘曲（CoW）和动态时间翘曲（DTW），这两种算法只关注综合最优解决方案，而不适用于毛细管电泳（CE）中常见的具有大峰位移色谱图。大多数比对方法都是在MATLAB代码中实现的，还有一些算法被实现为网络服务器。

通过使用COW和DTW函数进行色谱比对的方法，用户一次只能比较两个长度准确、数据点少于2 000个的色谱图，这一限制使得通过高效液相色谱或毛细管电泳产生的30 min或更长时间的普通色谱图很难对齐。我们的目标是使用一种有约束的色谱图比对算法来解决这些问题。在这里，提供了一个Web界面：Chromaligner，用于使用COW进行带约束的色谱比对算法。它可用于校正与分光光度计耦合的色谱方法的保留时间。

在当前的比对方法中，COW具有匹配小峰和大峰的优点，同时保持它们的形状，但处理通常很慢。Chromaligner使用基于COW的约束色谱图对齐，以降低复杂度和处理时间。在对准色谱图之前，Chromaligner会校正基线并选择峰。色谱图被分成25 s的步行窗口。要确定一个点是否为峰，该点必须首先是窗口中的最大值。然后，对每个行走窗口的强度的标准差进行排序，并选择标准差的第三个四分位数。如果该步行窗口中的最大强度和最小强度之差超过第三个四分位数，则该点被认为是峰值。

为了缩短处理时间和提高准确度，Chromaligner使用用户定义的峰。或者它通过匹配来自二极管阵列检测器（DAD）的UV光谱来自动选择峰值。如果测试色谱图和目标色谱图之间的紫外光谱峰的皮尔逊相关系数>0.98，则在1 min内选择相应的峰。Chromaligner进一步根据这些峰将色谱图划分为多个部分，然后在每个部分上执行COW。

第四章

分子荧光标记法

在过去的十年里，荧光成像一直在稳步发展，突破了实验和概念上的限制，揭示了以前无法观察到的生物现象。随着探针的特性和标记生物分子的能力的提高，生物界寻求解决的问题的复杂性也随之提高。这就建立了一个迭代循环，在这个循环中，当突破荧光成像所能测量的范围时，就需要具有越来越严格或专门化特性的探针和技术。分子荧光标记法作为一个很重要的实验方法，应用范围也相当广泛，学会分子荧光标记法能给科研带来意想不到的便利。

第一节 概 述

细胞是一种复杂的机器，它通过蛋白质、脂质、代谢物、核酸和多糖的耦合时空动力学来整合细胞内和细胞外的信号。细胞是异质性的，表现出表型可塑性，需要进行纵向单细胞分析，破译这种复杂且往往相互依赖的细胞成分交响乐是如何定义健康和患病状态的，以及这些动态是如何从细胞水平传播到有机体水平的，这是现代生物学中的重大挑战之一。今天，比起非侵入性的、实时的、特异的、灵敏的和多路复用的分子成像，很少有方法能够更深入地洞察亚细胞时空动力学。应用最广泛的活细胞分子成像技术是使用荧光蛋白（FP）来照亮细胞结构（如细胞器）或生物分子（如蛋白质）。为了在复杂的细胞环境中识别和追踪生物分子，分子特异性是必不可少的。FP自动催化产生荧光部分，当基因融合到感兴趣的蛋白质上时，提供精致的标记特异性。FP融合可以以异位、病毒方式表达，也可以根据基因组工程的最新研究进展，在蛋白质的天然启动子（例如TALENS和CRISPR）的作用下内源性表达，从而促进整个生物发育过程中的长期成像，并具有常规到达单分子的敏感性。这一领域的耐人寻味之处之一是，工程技术不仅成功地瞄准了某些特性，如亮度，而且还揭示了光物理特性的复杂性（例如，光开关、点火和暗态转换），这些特性往往令人困惑。虽然这些特性可用于特殊的显微镜应用，但对于传统成像，它们通常会限制光子输出。这些努力强调需要更好地了解FP的光物理性质以及这些性质如何影响成像应用。在FP为细胞成像提供明显好处的推动下，人们还专注于开发用小分子探针标记生物分子的方法，实现更高的标记复杂性，并将荧光标记扩展到更多种类的生物分子，如RNA。其中一项工作包括生物正交标记，这是使用不同的方法通过独特的化学探针（例如荧光团、交联剂、生物素等）在体外和体内标记细胞成分。这种化学物质必须与细胞环境相容，荧光团必须明亮、光稳定性好、无毒且能透过细胞和细胞器的膜。为了消除非特异性背景，荧光团最好是非荧光的（例如，通过光致电子转移、PKA调制、静态猝灭等），直到标记发生，并在低介电性环境（例如，生物膜）中保持非荧光。或者，如果有足够的渗透性，可以通过迭代漂洗去除未标记的荧光团，以获得高成像对比度。重要的是，许多生物正交标记系统的模块化特性使化学探针的替代或改变成为可能，从而允许利用现代有机合成提供的分子多样性来解决生物学问题。

一、基因编码的荧光蛋白

荧光探针可以说是细胞生物学中使用最广泛的探针。越来越多的FP具有令人眼花缭乱的一系列特性，这使得细胞生物学家很难确定适合特定应用的最佳FP。正如在许多其他评论中所建议的那样，关键是将FP与特定的应用配对。需要考虑的核心特性包括：①光谱特性（即激发和发射波长）；②背景荧光可以获得的亮度和对比度；③光稳定性，特别是对于长期时间推移成像；④热力学稳定性和低聚残留倾向；⑤具有特殊光物理特性的为应用量身定做的FP。随着显微镜技术的日益成熟，具有特殊性能的新型FP不断被开发出来，例如用于随机光学重建显微镜（STORM）和可逆饱和光学荧光跃迁（RESOLFT）成像的可逆光开关FP、用于光活化定位显微镜（Palm）的可光激活FP、用于超分辨率光学涨落成像（SOFI）的快速闪烁FP和用于活体成像的近红外FP。此外，来自无关生物的荧光蛋白已经被开发出来，它们依赖于内源性辅助因子（例如黄素单核苷酸、胆绿素和胆红素）的隔离，从而扩展了荧光蛋白工程的光谱和化学性质。

二、荧光蛋白的光谱特性

生色团的化学成分在调节FP的光谱属性方面起着重要作用。生色团形成三肽可以耐受前两个位置的取代，但不能耐受第三个位置的取代，因为它在骨架环化中发挥重要作用。激发和发射波长的主要决定因素是三肽中的第二个氨基酸，它在UV可激发的FP中含有苯丙氨酸，在蓝色FP中含有组氨酸，在青色FP中含有色氨酸，在绿色和黄色FP中含有酪氨酸。通过形成酰亚胺部分延长生色团共轭得到红色荧光，分子内环化和酰亚胺羰基的还原产生橙色荧光。具有特殊光谱特性的FPS包括那些具有较大斯托克斯位移（>100 nm）的FPS。这种FP对于光谱复用特别有用，在光谱复用中，单个激发波长可以激发多个FP。例如，LSSmOrange、T-蓝宝石和mTagBFP2可以用单一激发激光（例如，405 nm）成像。此外，使用mTagBFP2、TSapphire、LSSmKate1和LSSmOrange的四色荧光互相关光谱可能被用于检测细胞内的瞬时大分子复合物的形成。

三、荧光蛋白的亮度和对比度

FP的整体亮度通常是高质量成像的最重要标准之一。长期以来，绿色荧光蛋白一直是与其他蛋白质进行比较的金标准，多年来，其他颜色变体远远达不到绿色荧光蛋白的标准。最近的进展改变了竞争环境，因为分子进化产生了一种新的黄金标准，取代了绿色荧光蛋白，蓝色、青色和红色FP变体的改进使它们更具可行性。最亮的BFP是TagBFP2，相对于其前体TagBFP，它表现出对酰亚胺水解的抗性和更高的亮度。TagBFP2已被用作近紫外光激发的融合蛋白、绿色荧光蛋白的FRET供体和光谱复用荧光互相关光谱测量。青色FPs经常被用作黄色FPs的"烦恼伴侣"，但长期以来一直存在亮度不高的问题。最近开发的mTurquoise2的亮度是ECFP的两倍，具有几乎相同的光谱特性，使其成为FRET传感器中ECFP的有吸引力的替代品。MTurquoise2是利用荧光寿命屏开发的，它提供了关于辐射和非辐射激发态衰减率的信息，并通过X射线结晶学和分子建模来鉴定构象动态氨基酸侧链。mTurquoise2是光稳定性的，表现出单指数荧光衰减，便于在定量荧光寿命成像中使用。光物理性能的改善可能归因于发色团的整体强韧化、生色团平面性的增加和β链间氢键的改善。最近设计的绿色变种现在在亮度上大大超过了绿色荧光蛋白，使它们成为新的绿色荧光蛋白黄金标准。三叶草和mNeonGreen分别来自维多利亚红杉和轮叶海棠，其亮度分别是EGFP的2.5倍。三叶草是专为FRET分析而进化的mRuby2，是一种改良的红色荧光蛋白。相对于光谱和化学上相似的FP，mNeonGreen和Coverer获得如此大的消光系数的机制尚不清楚。单体RFP一直在遭受亮度下降的困扰，但最近开发的mRuby2，它的亮度是mCherry的2.7倍，这是一个进步。虽然改进的消光系数的分子来源尚不清楚，但对该变体进行更深入的生物物理研究可能会为未来的蛋白质工程工作提供信息。

四、荧光蛋白的光稳定性

随着低丰度分子靶标成像速度的加快和成像时间的延长，FP的光稳定性成为FP性能中一个越来越重要的参数。然而，光稳定性高度依赖于激发强度、激发源（激光或灯）、激发占空比（激光扫描或广场）和激发持续时间（共焦时为微秒，广场时为数十至数百毫秒）。此外，FPs会转换成暗态，包括三重态和异构化态，这些态既可以是光保护的，也可以是光反应的。这些实验的困难性，以及分析上的差异，使得实验室间对光稳定性的比较具有挑战性。尽管如此，还是取得了一些进展。以光漂白为唯一选择标准，mOrange2和TagRFP-T在广场和共聚焦条件下均比相应的亲本蛋白（Morange和TagRFP）更稳定。同样，微流控平台已被开发用于快速测量不可逆光漂白的速率，并随后对单个哺乳动物细胞进行分选。从机理上讲，FPS的光漂白可能部分是由于蛋白质内部的低介电环境和大电场造成的。强电场可以促进发色团的光致电离，电子转移是小分子荧光团光漂白的主要途径。此外，电子转移被用来解释PA-GFP和DsRed中的脱羧以及X射线照射后IrisFP中的接合破坏。更好地理解突变如何调节FP中的电子传递以及如何抑制它们可以提供理想的FP光子输出的增加。发色团周围的邻近区域也改变了FP的光物理特性。在没有蛋白质基质的情况下，发色团的亚甲基桥经历了快速的顺反异构化，因此是非荧光的。蛋白质基质和发色团之间的动态氢键可以稳定激发态，导致斯托克斯位移增加。通过理想的发色团堆积和强韧化，通过范德华作用和静电相互作用，FP可以获得接近统一的荧光量子产率。此外，蛋白质内部的局部电场似乎通过二次斯塔克效应调节了RFP的激发波长，电场与跃迁偶极矩的不对准可能解释了它们双光子激发截面的减小。

五、荧光蛋白的应用

近年来，具有特殊光物理特性的FP得到了广泛的发展，可用于先进的成像技术。存在多种类型的可光调节FP。不可逆光激活的FP在被高能光激活之前是非荧光的，并且在光激活之后，在生色团不可逆光漂白之前是结构性荧光的。PAGFP和PAMCherry经常用于超分辨率成像，它们都通过光诱导的自由基反应和分子内脱羧反应形成"明亮"状态。不可逆光开关FP在高能光激发下将荧光从一个波长切换到另一个波长。最近加入不可逆光开关FP的是PSmOrange，它被开发用于光转换为远红FP，其最大激发值与HeNE激光器非常吻合。不可逆光开关的一种常见机制是含有组氨酸的发色团三肽，当被紫外光激发时，它会触发蛋白质骨架的β消除和谷氨酸脱羧。可光激活和不可逆光开关FP都突出了FP中电子转移的盛行，产生了与不可逆光漂白相反的功能性发色团种类。这类探针在超分辨率成像和脉冲相实验以及选择性标记蛋白质亚群方面发挥了重要作用。最后一类可光调节FP是可逆光开关的。这些荧光蛋白在激发后迅速转变为非荧光状态。回到明亮状态的平衡可以自发发生，也可以通过高能激光照射激发来加速。例如Dronpa，Dreiklang，rsFastLime，rsGFP和mIrisFP。重要的属性包括两个分子态之间的高对比度，明亮状态下的大消光系数和荧光量子产率，光漂白前的高光子输出，以及承受大量光开关周期的能力。与大多数成像实验一样，没有一种单一的光可调FP适用于每种应用（单粒子跟踪、超分辨率结构测定、化学计量测定等），需要仔细分析以确定哪个探针最适合于实验。依赖于内源性辅因子隔离的非规范FP的识别和随后的工程对于将FP的波长范围扩展到红外起到了重要作用。例如，一种基于胆绿素Ⅸα的工程菌光敏色素IFP1.4的最大激发和发射峰值分别为684 nm和708 nm。后来的突变体改善了解离常数，不再需要外源胆绿素的添加，并且可以被设计成进行光激活以进行光学锁定成像以及双分子荧光互补。近红外荧光蛋白具有广阔的发展前景，特别是在提高其荧光量子产率和光稳定性、减少齐聚、提高对基因融合的耐受性等方面值得关注。另一种辅因子Fp称为UnAG，是最近在脊椎动物鳗鱼中发现的，它能隔离胆红素而变成明亮的绿色荧光。将胆红素加入apoUnaG可立即产生可滴定的荧光，可用于测定人血清中的胆红素浓度，并可用于核黄疸和黄疸的诊断。

第二节　分子荧光的选择

一、荧光蛋白的颜色

FP标记法是一种对研究对象进行标记的分析方法，通常利用荧光蛋白或荧光蛋白基因作为标志物。由于基因操作的出现和发展，涌现出了大量覆盖了蓝色到红色的光谱区域的FP。每个FP的光物理性质都是不一样的，因此，不存在适用于各个情况的单一的"最佳"荧光蛋白，并且每种FP都有其各自的优点和缺点。尽管EGFP是第一个通用的FP，mEGFP仍然是可用的最好和最通用的FP之一。

在选择FP时，如果当前使用的FP能够产生可靠的数据，那么切换到改进的FP就不值得了。然而，除非出于特殊原因需要这些颜色，否则通常最好使用更多的红移FP，以避免这些光谱区域出现更强的自发荧光。蓝色FPs已被证明难以使用，应谨慎使用。在绿色领域，EGFP是第一个普遍可靠的FP，由于其结合了积极的属性，mEGFP仍然是比较其他FP性能的标准。对于黄色光谱，mVenus和mCitine已被证明是可靠的，但由于mCitine是更强的单体，它可能更适合于要求最苛刻的场合。橙色FP是最亮的，因为它们结合了大的消光系数和相对较高的量子产额，但选择"最好的"橙色FP并非易事。最亮的橙色FP、MKO和MKO2，表现出齐聚倾向，容易加速光漂白。MOrange不像其他橙色FP那样明亮，但它表现出极好的光稳定性，是强烈的单体，因此可能是最佳选择，尽管它也表现出加速光漂白。在红光区，MCherry被广泛用于许多应用，但据报道，尽管MCherry在oser分析中作为单体表现优异，但在某些融合中表达时会聚集。在大多数情况下，MApple可以有效地作为MCherry的一种更明亮的替代品。MApple是强烈的单体，没有表现出太多的加速光漂白。然而，MApple的发射比MCherry的蓝移了大约18 nm，这增加了与橙色FP变体的光谱重叠。在远红区，MKate2是目前最亮、单体最多的FP。MCardinal可能是更好的选择，因为它的红移激发轮廓允许它用于635 nm（或Cy5立方体）激发，这在当前的自动荧光FP中是独一无二的。MCardinal是光稳定的，但它确实表现出加速的光漂白，并且不是很强的单体。蓝色、绿色和黄色的FP已经达到了近乎最高的性能，因为许多FP具有非常高的量子产率，并且是强烈的单体。虽然这些FP中的许多已经足够稳定，可以进行长期的活细胞成像，但在光稳定性方面的一些改进可能仍然存在。展望未来，橙色、红色，特别是远红光的FP可能会有显著的改善，因为它们的量子产额较低，所以亮度较低。因为组织对光的吸收和自发荧光在红色光谱区域是最小的，所以这些FP对于动物和组织成像特别重要。目前FP的发展集中在发现和创造改进的红色和远红光FP上。

二、荧光成像

荧光成像已经成为分析细胞过程中各种分子事件的主要途径之一。尽管许多荧光团可以用作分子标记，但由于光的衍射，在分子长度尺度上的直接观察受到阻碍。为了提供细胞内分子事件的更详细的图像，最近开发了许多技术，使远场荧光显微镜具有基本上无限的空间分辨率。这些技术或者基于图案化照明或者基于重复单分子定位，然而，这些方法仍然面临着局限性。STED、RESOLFT和SSIM显微镜需要专门的设备，不太容易受到基因标记样本重复成像的影响。另一方面，基于单分子局域化的技术在时间上要求很高，需要高信噪比，这往往将该技术限制在全内反射（TIRF）激发。这些并发症阻碍了许多潜在用户的应用，而重复、快速和3D成像仍然具有挑战性，特别是在生活系统中。

基于时间荧光涨落统计分析的超分辨率光学涨落成像（SOFI）是最近加入这一领域的一个新领域。SOFI不需要专门的设备，可以在广泛的成像条件下产生亚衍射图像，包括低信号色调和高背景。在SOFI中，使用可以在荧光状态和非荧光状态之间重复切换的荧光团，高速采集数十或数百张图像的数据集。由于荧光团在这些状态之间的连续循环，记录的图像是高度动态的，没有两个完全相同的图像。然后，通过记录作为时间函数的每个像素中的荧光波动并计算结果分布的累积量，从该数据集中提取超分辨率图像。除了强大的空间分辨率改进之外，SOFI还可以改善对比度、背景抑制和良好的时间分辨率。尽管SOFI可以在任何足够灵敏的成像系统上执行，包括共焦系统，但实际上它最方便地应用于广域成像系统，因为多个像素的并行读出提供了更高的效率。

超分辨率荧光显微镜克服了衍射分辨率的障碍，使生命的分子错综复杂的细节得以极大地增强。然而，许多当前的超分辨率技术仍然面临限制，它们的实现通常与陡峭的学习曲线相关。基于图案化照明的超分辨技术需要专门的设备，而基于单分子的方法涉及重复的单分子定位，这需要它自己的一套专业知识，而且在时间上也是要求很高的。光致变色随机光学涨落成像（PCSOFI）是一种超分辨荧光成像方法。在该方法中，在适当波长照射可逆光开关荧光蛋白产生强健的单分子强度波动，通过对每个像素中的波动随时间的变化进行统计分析，可以从中提取超分辨率图像。这种方法使用现成的设备、基因可编码的标记和简单快速的数据采集，能够在活细胞中提供两到三倍增强的空间分辨率、显著的背景抑制、显著的对比度和良好的时间分辨率。此外，3D和多色成像都很容易实现。由于其易用性和高性能，预计PCSOFI将被证明是一种有吸引力的超分辨率成像方法。

可逆光致变色标记在生命系统中产生高度强健的强度波动，而不需要特殊的样品制备。使用商用的"现成"成像系统，所得到的数据提供了两到三倍增强的空间分辨率，显著改善的对比度，以及几秒的活细胞时间分辨率。由此发现，同样的概念很容易扩展到双色和3D成像。

第三节　展　望

一、改进成像

FP的发现已经导致了基因可编码的荧光探针的广泛调色板。展望未来，必须问一问，进一步的成像进步需要什么性能指标，这些探头改进的根本途径是什么？在这里，强调了三个潜在的方向，可以实质性地改进基于FP的成像实验。第一，随着研究人员采用低拷贝表达平台，更明亮的探针将变得越来越重要，例如利用基因组编辑技术从内源位点表达标记蛋白。最好的蓝色、黄色和红色FP的亮度大约是最好的绿色FP的一半，这表明有很大的改进空间。然而，除非科学界机械地理解是什么控制了改进的性能，否则仅开发改进的系统是不够的。例如，详细说明三叶草和mNeonGreen如何实现高消光系数，以及如何进一步改进这些特性并将其转化为其他FP的光谱研究，可能有助于指导改进蓝色、黄色和红色变体的努力。第二，需要更深入地理解复杂的光物理性质，如暗态转换和光漂白。很明显，当结构和光谱研究与蛋白质工程工作相结合时，就有可能从分子上洞察影响基本特性的因素，如亮度和光开关。尽管对某些性质（例如量子产额）的了解正在增加，针对这些性质的工程努力也取得了成功，但对其他性质（如暗态转换和光漂白）的了解仍然非常有限。由于生物界需要越来越稳定的蛋白质，如用于低拷贝蛋白质的单粒子示踪，或日益复杂的性质，如调节SOFI的暗态转换率的蛋白质，深入了解这些过程的机制以及这些机制如何受到蛋白质结构的影响，将大大有助于工程工作。第三，FP工程师应该继续识别和突变新的自体荧光蛋白，特别是那些具有非规范折叠的蛋白，这种折叠可能会改善蓝色和近红外光谱区域的对比度。一种在640 nm处可激发、具有足够对比度以进行亚细胞成像的明亮且光稳定的FP将特别有用。所有的工程工作都将得到高通量选择平台的极大帮助，用于定向进化新的FP突变体或鉴定具有改进的光物理特性的小分子支架。

二、开发系统

在过去的十年里，生物正交标记方法取得了长足的进步，可以用更小的标记标记蛋白质，可以进行内部标记（而不只是N端和C端的融合），可以用化学探针标记蛋白质以获得更广泛的应用，并将成像技术扩展到非蛋白质细胞成分（例如核苷酸、多糖和代谢物）。一些技术，如SNAP–Tag，相对先进并已得到广泛应用，而另一些技术，如Prime，显示出巨大的前景，但尚未经过广泛的测试。这些技术在未来可能会如何发展？基于蛋白质的系统（SNAP–Tag、CLIP–Tag、HaloTag和TMP–Tag）在大小上与FP相当，因此与简单的FP系统相比，它们的主要优势是能够结合特殊的小分子，允许进行使用FP技术无法完成的实验。SNAP–Tag系统已经被越来越多地用于复杂的应用，并为这些系统的进一步发展提供了巨大的机会。

开发这些系统的可能方法包括使用它们来连接细胞分析物、代谢物或信号分子的荧光探针，以便可以在指定的位置（如通道或孔口）跟踪这些物种，耦合比超分辨率显微镜中的FP更亮、更光稳定的化学探针，以及最后使用可用于多模式成像的探针标记生物分子，如相关荧光和电子显微镜。基于多肽的标记系统能够附着一个小得多的标签，因此将有助于标记容易被融合部分的大小干扰的棘手的蛋白质。然而，这些系统通常只接受有限数量的底物，因此，努力扩大底物，特别是开发使用明亮的、光稳定的、红移的荧光团的荧光团靶向方案将是有价值的。

除了探测器本身的要求之外，推测成像能带走多远是一件有趣的事情。考虑到细胞内信号动力学和组织结构的复杂性，显微镜通常被引用的一个限制是它只能同时分析一到四个荧光标记的目标。因此，为了揭示生物系统的真正复杂性，增加目标数量的方法将是必要的。已经开发了几种方法来解决这一问题，包括光谱解混合、光谱去卷积和光谱绘制（例如，Brianbow）。如果应用于固定样本，特定表位的迭代标记和成像可以增加数据的维度。例如，在阵列断层扫描中，薄样本被脱水、保存，并经过多轮免疫荧光标记、成像和抗体去除。在一个演示中，17个神经元标记用单突触分辨率进行了成像，这种方法理论上可以应用于约100个抗原。该方法也与EM兼容，为具有广谱或遗传编码（例如，Mini-SOG）EM对比机制的三维相关成像提供了独特的机会，并且可能受到提供次衍射分辨率的去卷积方法的影响（例如，Mini-SOG）。同样，基于高分辨率图像的MS的进步可以完全绕过光的衍射限制，同时还可以提供基于约100个抗原的图像。尽管如此，光学显微镜的一个重要特征是它与活体标本的兼容性，生物界将从活细胞多路复用的创新中获益良多。

第五章

凝集素标记法

凝集素标记法是寻找糖蛋白生物标记物的一项重要手段，由于凝集素具有特异功能，能主动吸附糖蛋白，且操作原理简单易懂，因此得到广泛的认可。

第一节　凝集素的概念

一、凝集素的简介

凝集素已被证明是在光镜和电子显微镜下对细胞和组织中的多糖进行组织化学检测的非常有价值的试剂。由于凝集素的来源不同，它们对细胞糖蛋白和糖脂的不同糖链的反应也是多种多样的。20世纪60年代末，刀豆蛋白A和小麦胚芽凝集素用于碳水化合物的组织化学检测，在特异性方面代表了一个巨大的飞跃。即使是具有广泛碳水化合物反应性的刀豆蛋白A，与传统的碳水化合物组织化学染色相比，也提供了更好的特异性。例如，钌红、阿尔新蓝或黑尔的胶体铁通过与不同多糖的阴离子基团相互作用而发生反应，而其他染料是基于碳水化合物的反应性基团被高碘酸氧化而产生的。目前，已有大量的凝集素可与特定的多糖发生反应，它们已被用于揭示其在正常和疾病状态下在细胞和组织中的存在和分布。与用抗体检测蛋白质抗原的免疫组织化学不同，凝集素与多糖或多糖的相互作用对醛的固定不那么敏感。缓冲甲醛和戊二醛单独或联合使用不仅提供了良好的组织保存性，而且各种凝集素与细胞和细胞外的多糖都有很高的反应性。这也适用于具有抗体的多糖的检测，以及神经细胞黏附分子NCAM上存在的与聚唾液酸一样复杂的多糖。

凝集素可被许多物质标记，例如荧光素、酶和生物素等，对其进行的染色法包括直接法和间接法，直接法就是把标记物直接标记在凝集素上，使之直接与切片中的相应糖蛋白或糖脂相结合。直接法的优点是简便，但灵敏性不够高，目前商品用的凝集素药盒已能购得。间接法和直接法不同，直接法是把标记物直接标记在凝集素上，而间接法是将标记物结合在抗凝集素抗体上，将凝集素直接与切片中的相应糖基结合。

二、凝集素的操作流程

（一）操作步骤

（1）组织切片经脱蜡处理，若是Bouin液固定的组织，用70%乙醇洗3次除去组织切片内的黄色后，再用蒸馏水漂洗。

（2）PBS漂洗（含1%牛血清白蛋白）2次，每次5 min。

（3）加入FITC-凝集素（PBS适当稀释），放置在湿盒内室温孵育1 h。

（4）PBS漂洗3次，每次5 min。

（5）水溶性封片剂封片，荧光显微镜观察。

（6）结果分析：FITC标记的凝集素能直接与组织细胞内的糖基结合，从而显示糖基的位置，可用于检测组织细胞中的糖成分，阳性部位呈黄绿色荧光。

（二）注意事项

（1）固定液的选择：以Bouin固定液为佳，也可用70%乙醇固定。

（2）与其他组织化学方法一样，染色过程中，应始终保持一定湿度，使切片保持湿润状态。

（3）需经预实验确定FITC-凝集素的最佳工作浓度。

（4）凝集素的活性部位需重金属离子维持，故可用TBS作为缓冲液，加微量的金属（$CaCl_2$、$MgCl_2$、$MnCl_2$各1 mmol/L），可增强凝集素的结合能力。

第二节　凝集素微阵列

一、凝集素微阵列的概述

凝集素微阵列是一种新兴的技术，它能以一种不同的方式快速和高灵敏地分析糖共轭物（例如凝集素）。由于糖链在很大程度上取决于每一类生物等级，不仅取决于生物种类，还取决于细胞类型和状态，与那些没有注意糖基化变化的糖蛋白相比，某些发育和恶性肿瘤细胞中特异表达的糖蛋白可能是潜在的更好的生物标志物。为了发现这样的糖蛋白生物标记物，凝集素微阵列应该在前面描述的各个步骤中发挥多种作用。

在21世纪初，也就是在糖的概念诞生之后，以色列的一家公司于21世纪初开发了凝集素微阵列的概念和平台。凝集素微阵列是蛋白质微阵列的一种应用，但它侧重于糖链图谱的研究。显然，类似的想法来自前面的"顺序凝集素亲和层析"。通过使用增强的额部亲和层析（FAC）对凝集素进行高通量特异性分析，得到了非常相似的结果。由于许多原因，抗体不能达到这个目的，首先是因为大多数N-聚糖在进化相关的生物体中是常见的，因此它们对动物（例如老鼠和兔子）的抗原性很差，应该在这些动物中提高抗体。此外，从经济的角度来看，抗体也有成本上的困难，而凝集素一般都是便宜和稳定的。然而，使用凝集素而不是抗体的最重要原因是，前者在"侧写"方面表现得更好，而不是为了识别。因此，不同来源（即生物体和蛋白质家族）的碳水化合物结合蛋白的各种成员的实际设置显示出广泛的特异性是至关重要的。否则，多糖的覆盖率将得不到保证。在某些情况下，很可能需要加入高度特异的凝集素或多糖结合抗体。它可以直接接近糖蛋白甚至细胞等糖偶联物，而不需要从核心底物中释放多糖，因此可以有效地应用于各种领域的差异分析。

二、凝集素微阵列的制作原理

特别要注意的是，凝集素微阵列（芯片）和专用仪器已经在日本横滨的GP Biosciences（http://www.gpbio.jp/）生产，商标名分别为LecChipTM和GlycoStationTM Reader1200。这45种凝集素，其中寡糖特异性是由正面亲和层析确定的，被选择以期望最大的覆盖率，并被固定在环氧涂层玻璃片上。一个适当的探针（通常是Cy3标记的糖蛋白）被应用到通过覆盖一片黑色硅橡胶制成的每一孔反应室。激发光（例如，在Cy3标记的情况下为531 nm）以最佳的注入角度从载玻片玻璃（厚度为1 mm）的两侧注入，以在固相（载玻片）和液相。结果，在距离表面极其有限的空间内（在Cy3标记的情况下，大约250 nm）产生了逝去波。实质上，有效场要窄得多（最多200 nm），因为逝去波的强度从表面呈指数级减小。这就是为什么这个消逝光场被称为"近光场"的原因。该系统无须任何洗涤过程即可对荧光标记的多糖（例如Cy3、Cy5和四甲基-6-羧基罗丹明）进行特异性检测。这种检测原理的优点包括以下几点。

（1）处理时间缩短。

（2）获得高度可重复性的数据。

（3）相对较弱的相互作用，例如，释放的和荧光标记的寡糖可以在平衡状态下进行分析。

（4）可以观察到正在进行的相互作用（即动力学）。

因此，逝去波荧光检测该系统使液相观察能够保持给定的平衡状态，这是使用共焦检测原理的传统方法所无法达到的。在的标准方案中，将0.1 mL的探针液（例如，Cy3标记的糖蛋白）应用于LecChipTM，使每个反应室的深度达到1 mm。由于在200 nm范围内产生了逝去场，理论上这只相当于腔内总深度的0.02%。因此，在优化的条件下，背景电平极低。事实上，消失场激活荧光检测系统在迄今报道的相关系统中显示出最高级别的灵敏度，即检测下限（LOD）分别为100 pg/mL的糖蛋白（Asialofetuin）和100 pm的糖聚糖（asialo-biannary N-lycan）探针。

三、标准程序

含有糖蛋白的样本可以是像糖蛋白药物那样的纯化样本，也可以是像细胞/组织匀浆和血清这样的粗制样本。当对培养细胞进行分析时，既可以是洗涤剂溶解的膜组分，也可以是内部标记的活细胞。

（1）含糖蛋白样品（纯或粗制）的制备：含糖蛋白样品是通过从目标生物材料中提取制备的。

（2）蛋白质定量：确定每个样品的蛋白质浓度，以确保精确比较多糖图谱。否则，用不同数量的糖蛋白获得的数据会导致不恰当的解释。

（3）Cy3标记：Cy3通常用于将荧光基团引入糖蛋白，但其他合适的试剂也可用于此目的。

（4）Cy3标记糖蛋白的纯化：对上述标记的糖蛋白样品进行凝胶过滤，除去多余的荧光试剂。

（5）向LecChipTM井施加样品：在LecChipTM井中施加适当体积的每个样品。

（6）在阵列上孵育多个凝集素–多糖相互作用：相互作用反应通常在LecChipTM井中进行，通常在室温下进行，直到反应达到平衡（1～16 h）。

（7）用GlycoStationTM Reader1200扫描LecChipTM：利用逝去波激活的荧光检测原理，可以用GlycoStationTM Reader1200直接分析LecChipTM，而无须洗涤。

（8）数据分析/统计：扫描后，根据供货商的指示对获取的信号数据进行适当处理，并利用各种工具进行进一步分析，如统计。还需要注意的是，消逝场检测系统可以直接应用于其他生物分子微阵列系统，例如糖共轭微阵列。

第六章

免疫沉淀法

免疫沉淀是一种通过与附着在可沉淀基质上的特定抗体结合来分离抗原的技术。

第一节　免疫沉淀技术

免疫沉淀的抗原来源可以是未标记的细胞或组织、代谢性或外源性标记的细胞、来自未标记或标记细胞的亚细胞部分、或体外翻译的蛋白质。免疫沉淀也用于分析通过其他生化技术（如凝胶过滤或密度梯度沉淀）分离的蛋白质组分。来自不同动物物种的多克隆或单克隆抗体均可用于免疫沉淀方案。抗体可以非共价结合到免疫吸附剂上，如蛋白A或蛋白G琼脂糖，或者可以共价偶联到固相基质上。免疫沉淀方案由几个阶段组成。在第一阶段，抗原通过几种溶解细胞的技术中的一种来溶解。可溶性和膜相关抗原可以从悬浮培养的细胞中释放，也可以在含有非变性洗涤剂的组织培养皿上作为单层释放。细胞也可以在变性条件下裂解。在没有洗涤剂的情况下，也可以通过机械破碎细胞来提取可溶性抗原。所有这些裂解程序都适用于从动物细胞中提取抗原。酵母细胞需要破坏细胞壁才能提取抗原。在第二阶段，将一种特定的抗体以非共价或共价方式连接到可沉淀的固相基质上，以便通过低速离心进行分离。本单位展示了抗体与蛋白A或蛋白G琼脂糖珠的非共价连接。阶段3包括将阶段1的溶解抗原与阶段2的固定化抗体孵育，然后广泛洗涤以去除游离蛋白。免疫沉淀抗原可以从抗体中分离出来，并通过一种称为"免疫沉淀–再捕获"的方案重新沉淀。该方法可与同一抗体一起用于进一步纯化抗原，或与第二抗体一起用于鉴定多亚单位复合物的成分或研究蛋白质–蛋白质相互作用。免疫沉淀抗原可以通过一维电泳、双向电泳或免疫印迹进行分析。在某些情况下，免疫沉淀物可用于分离抗原的结构或功能分析。免疫沉淀物也可用作生产单克隆或多克隆抗体的免疫原来源。

最早的免疫沉淀（immunoprecipitation，IP）概念被用来追踪蛋白质周转，通过在细胞培养中添加放射性氨基酸对翻译过程中的总蛋白质进行脉冲标记。IP抗体的使用可引起某些多克隆抗体与其抗原相互作用而形成的抗原–抗体复合物的自发沉淀。因此，在这里讨论的研究中，抗原是用直接固定在小球上的特异性抗体或由蛋白A/G偶联的亲和小球沉淀的结合抗体保守区的亲和小球从蛋白质混合物中纯化出来的。纯化的抗原（蛋白）用十二烷基硫酸钠（SDS）–聚丙烯酰胺凝胶电泳（PAGE）和放射自显影来显影。免疫共沉淀（Co–IP）是利用IP的概念来识别相互作用的伙伴，近年来已成为蛋白质–蛋白质相互作用研究中最流行的方法之一。

在一个典型的实验中，Co–IP由几个步骤组成，包括制备蛋白质提取物（通常是细胞裂解物），将特定的抗体偶联到珠子，纯化特定的蛋白质复合物，以及分析Co–IP复合物。当抗体、诱饵蛋白和与诱饵相关的蛋白被洗脱时，游离蛋白被洗脱。纯化的蛋白质复合物可以通过质谱或蛋白质印迹分析进行鉴定。根据抗体的特异性和质量以及实验条件，Co–IP实验可能会由于抗体或珠子的非特异性结合而产生显著的背景噪声。因此，没有诱饵蛋白或抗体平行运行的样本的阴性对照对于鉴定特定的相互作用蛋白至关重要。

第二节 染色质免疫沉淀

染色质免疫沉淀（chromatin immunoprecipitation，Ch–IP）被用来研究细胞内DNA与蛋白质相互作用。蛋白质和DNA之间的结合对许多重要的细胞功能至关重要，如基因转录、DNA复制和重组、修复、分离、染色体稳定性、细胞周期进展和表观遗传沉默。了解DNA结合蛋白的基因组靶点以及它们控制和引导基因调控途径和细胞增殖的机制是非常重要的。Ch-IP是研究蛋白质-基因相互作用的重要技术。利用芯片，在细胞范围内研究DNA与蛋白质的相互作用。这项技术的基本步骤是固定、超声、免疫沉淀和分析免疫沉淀的DNA。虽然芯片是一种非常通用的工具，但该过程需要对反应条件进行优化。对原有芯片技术的几项修改已经公布，以提高成功率并增强该程序的实用性。染色质的三维结构是通过组蛋白和其他调节蛋白与DNA的结合来维持的。了解DNA结合蛋白如何影响任何特定基因的功能，并在体内确定哪种特定蛋白与特定DNA序列结合是至关重要的。早期设计的研究DNA-蛋白质相互作用的方法涉及体外方法，这些方法不在细胞范围内，因此实用性有限。染色质免疫沉淀已成为一种广泛使用的技术，用于确定各种转录因子、组蛋白和其他蛋白质的结合位点。因为蛋白质是在它们与DNA结合的位置被捕获的，芯片有助于检测发生在活细胞中的DNA-蛋白质相互作用。更重要的是，芯片可以与许多常用的分子生物学技术相结合，如PCR和实时PCR、单链构象多态性PCR、Southern blot分析、Western blot分析、克隆和微阵列。由此产生的多功能性增加了这项技术的潜力。

Ch-IP通常包括用甲醛使染色质结合蛋白交联，然后超声或核酸酶处理以获得小的DNA片段。然后使用感兴趣的DNA结合蛋白的特异性抗体进行免疫沉淀。然后将DNA从蛋白质中释放出来，并用各种方法进行分析。芯片也被用来研究RNA与蛋白质的相互作用。芯片分析主要有两种类型：X芯片和N芯片。X-晶片方法使用超声破碎的固定染色质，而N-晶片使用天然染色质，天然染色质是不固定的，并且核酸酶消化。

在N-芯片分析中，免疫沉淀是非常有效的，无须进一步的PCR扩增就可以研究沉淀的DNA。抗体与未固定蛋白的结合一般强于与固定蛋白的结合，因此N-CHIP免疫沉淀的特异性高于X-CHIP。N-芯片最适合研究紧密结合的蛋白质，如组蛋白，因此不适合研究在加工过程中可能会重新排列的非组蛋白。N-CHIP方案的另一个缺点是并不是所有的核酶消化的染色质都是增溶的，因此染色质的子集保留在核小球中，因此被排除在芯片分析之外。另一方面，X-CHIP是研究包括非组蛋白蛋白在内的所有类型蛋白质的理想选择。因为X芯片检测比N芯片更灵敏，它需要更少的细胞和更少的抗体。此外，甲醛固定降低了蛋白质重排的可能性。X芯片的缺点是过多的交联导致难以将DNA碎裂成所需的大小。这会导致较少的DNA提取，需要对回收的DNA进行芯片后放大。还有一种风险是，甲醛可能也会修复瞬时DNA蛋白质之间的相互作用，从而干扰稳定相互作用的检测（见表4-1）。

表4-1　免疫沉淀技术的不同点

实验名称	研究目的	研究用途	备　注
免疫共沉淀	研究蛋白与蛋白的相互作用	寻找新的相互作用蛋白	经由免疫共沉淀然后通过质谱或Western blot鉴定新的相互作用蛋白
		验证目的蛋白和待测蛋白是否有相互作用	经由免疫共沉淀然后通过试用待测蛋白的抗体进行Western blot确定目的蛋白和待测蛋白是否有相互作用
染色质免疫沉淀	研究蛋白与DNA的相互作用	研究蛋白与DNA的动态作用	通过对经由免疫共沉淀而得到的DNA片段进行PCR实验可以获得DNA片段的序列信息以及目的蛋白与DNA之间的动态作用信息
		研究组蛋白的各种共价修饰与基因表达之间的关系	通过使用针对组蛋白不同修饰位点的抗体进行染色质免疫共沉淀去检测组蛋白的不同修饰状态和目的基因启动子之间的动态相互作用，从而研究组蛋白修饰与目的基因表达之间的关系
		研究蛋白与DNA的相互作用	基于ChIP的原理发展出来的RIP（RNA-IP）技术可以用来研究目的蛋白与RNA之间的相互作用信息

参考文献

[1]　DOMON B，AEBERSOLD R. Mass spectrometry and protein analysis[J]. Science，2006，312(5771): 212–217.

[2]　SATPATHY R，KONKIMALLA VB，RATHA J. Application of bioinformatics tools and databases in microbial dehalogenation research (a review) [J]. Prikl Biokhim Mikrobiol，2015，51: 15–23.

[3]　SILVA LRD，MARIA RN，CRISTINA HFA，et al. Application of bioinformatics in chronobiology research[J]. Scientific World Journal，2013，2013: 153839.

[4]　PU F，CHIANG S，ZHANG WP，et al. Direct sampling mass spectrometry for clinical analysis[J]. Analyst，2019，144(4): 1034–1051.

[5]　CRANFILL PAULA J，SELL BRITTNEY R，BAIRD MICHELLE A，et al. Quantitative assessment of fluorescent proteins[J]. Nat Methods，2016，13(7): 557–562.

[6]　DEDECKER P，MO GCH，DERTINGER T，et al. Widely accessible method for superresolution fluorescence imaging of living systems[J]. Proc Natl Acad Sci U S A，2012，109(27): 10909–10914.

[7]　ROTH J. Lectins for histochemical demonstration of glycans[J]. Histochem Cell Biol，2011，136(2): 117–130.

[8]　HIRABAYASHI J，KUNO A，TATENO H. Lectin–based structural glycomics: a practical approach to complex glycans[J]. Electrophoresis，2011，32(10): 1118–1128.

[9]　DAS PARTHA M，RAMACHANDRAN K，VANWERT J，et al. Chromatin immunoprecipitation assay[J]. Biotechniques，2004，37(6): 961–969.

[10]　GUTIERREZ M，HANDY K，SMITH R. XNet: A bayesian approach to extracted ion chromatogram clustering for precursor mass spectrometry data[J]. J Proteome Res，2019，18(7): 2771–2778.

[11] CHEN CM, HUANG HZ, WU CATHY H. Protein bioinformatics databases and resources[J]. Methods Mol Biol, 2017, 1558: 3–39.

[12] BITTREMIEUX W, TABB DL, IMPENS F, et al. Quality control in mass spectrometry–based proteomics[J]. Mass Spectrom Rev, 2018, 37(5): 697–711.

[13] KAMIYAMA D, SEKINE S, BARSI–RHYNE B, et al. Versatile protein tagging in cells with split fluorescent protein[J]. Nat Commun, 2016, 7: 11046.

[14] DEAN KEVIN M, PALMER AMY E. Advances in fluorescence labeling strategies for dynamic cellular imaging[J]. Nat Chem Biol, 2014, 10(7): 512–523.

[15] LIN JS, LAI EM. Protein–protein interactions: Co–immunoprecipitation [J]. Methods Mol Biol, 2017, 1615: 211–219.

[16] BONIFACINO J S, DELL' ANGELICA E C. Immunoprecipitation[J]. Curr Protoc Cell Biol, 2001, null: Unit 7.2.

[17] 齐鑫, 陈佳佳. 基于课程思政视角的生物信息学教学改革探索[J]. 现代职业教育, 2021(33): 40–41.

[18] 马骏骏, 王旭初, 聂小军. 生物信息学在蛋白质组学研究中的应用进展[J]. 生物信息学, 2021, 19(02): 85–91.

[19] 张凯林, 周敏, 石莹莹, 等. 基于FT-ICR质谱仪的光解离光谱自动化谱图采集程序的开发与应用[J]. 光谱学与光谱分析, 2021, 41(08): 2325–2331.

[20] 高静, 刘晓景, 陈永兴, 等. 探讨极长链酰基辅酶A脱氢酶缺乏症新生儿的临床特征、基因变异及其基因型—表型的关系[J]. 医学理论与实践, 2021, 34(15): 2694–2695+2675.

[21] 杜菡, 吴天骄, 谷冠军, 等. 气相色谱-质谱法测定芹菜中毒死蜱的不确定度分析[J]. 实用预防医学, 2021, 28(08): 1010–1012.

[22] 刘军, 程运斌, 沈菁, 等. 高效液相色谱串联质谱法测定大米中甲氧虫酰肼、茚虫威、嘧菌酯、戊唑醇和仲丁灵残留量[J]. 农药, 2021, 60(08): 596–600.

[23] 张嘉俊, 邓伟恒, 区硕俊, 等. 高效液相色谱-四极杆/飞行时间质谱法测定粮谷中茚嗪氟草胺及其代谢物[J]. 分析化学, 2021, 49(08): 1366–1374.

[24] 张力群, 刘少颖, 任韧, 等. 超高效液相色谱-串联质谱法检测生活饮用水8种N-亚硝胺类化合物[J]. 预防医学, 2021, 33(08): 855–858.

[25] 张宇, 包小兵, 王冬梅, 等. 超高效液相色谱串联质谱法同时测定小麦及其

制品中玉米赤霉烯酮和伏马毒素的方法优化[J]. 河南预防医学杂志，2021，32(08)：612-615.

[26] 杜菡，吴天骄，谷冠军，等. 气相色谱-质谱法测定芹菜中毒死蜱的不确定度分析[J]. 实用预防医学，2021，28(08)：1010-1012.

[27] 刘军，程运斌，沈菁，等. 高效液相色谱串联质谱法测定大米中甲氧虫酰肼、茚虫威、嘧菌酯、戊唑醇和仲丁灵残留量[J].农药，2021，60(08)：596-600.

[28] 陈敏，尹全，刘茜，等. 气相色谱-串联质谱法测定水果中的溴菌腈农药残留[J]. 中国卫生检验杂志，2021，31(15)：1801-1803+1810.

[29] 邢晶晶，林金星. 活细胞单分子荧光标记——点亮生命微观世界的繁星[J]. 生命世界，2015，12：48-53.

[30] 陈介南，王琼，卢孟柱，等. 量子点在植物分子荧光标记中的应用[J]. 林业科学，2010，46(10)：153-161.

[31] 帅鸣，张涛，马鹏程. 半乳糖凝集素-8的研究进展[J]. 医学研究生学报，2021，34(07)：765-769.

[32] 张延涛，田洪森，马美芳. 可溶性致癌抑制因子2、半乳糖凝集素3联合磁共振多模态对心肌纤维化的临床研究[J]. 中国医师进修杂志，2021，44(07)：655-660.

[33] 刘晓明，林熙然，孙亦新，等. 常见深部真菌凝集素标记病原学诊断的实验研究[J]. 中国皮肤性病学杂志，1999(02)：12-13.

[34] 庄兴俊，常德安，高志田.尖锐湿疣凝集素标记免疫组化研究[J]. 中国皮肤性病学杂志，1998(06)：19-20.

[35] 周占祥，邓泽沛. 羊精子表面的凝集素标记特征[J]. 中国组织化学与细胞化学杂志，1994(03)：256-260+320.

[36] 唐建武.凝集素标记与妇科肿瘤[J]. 国外医学.妇产科学分册，1993(04)：198-200.

[37] 杜兴贵，侯襄河，唐慕湘，等.慢性萎缩性胃炎与胃癌关系的凝集素标记研究[J]. 中华病理学杂志，1993(01)：49-50+72.

[38] Charlotte Schubert，李楠. 推陈出新：染色质免疫沉淀技术的新发展[J]. 科学新闻，2020，22(06)：56-59.

[39] 田素雯，朱如萍.运用紫外交联免疫沉淀技术构建RNA结合蛋白的靶基因文库[J].基因组学与应用生物学，2017，36(06)：2152-2156.

[40] 张婉，陈健，陈恒玲.一种新型的利用DSS交联剂避免重链轻链干扰的免疫沉淀技术[J]. 科教导刊(上旬刊)，2017(10)：26-27+31.

[41] 刘洋，傅瑜，王甡民，等.染色质免疫沉淀技术及其在结核病免疫调控研究中的进展[J]. 中华微生物学和免疫学杂志，2010(08)：781-784.

[42] 翟曜耀，刘晓霞，魏秀芳.免疫沉淀技术的最新进展[J]. 现代生物医学进展，2010，10(10)：1997-2000.